Elisabeth Geisel

Tränen nach der Geburt

Elisabeth Geisel

Tränen nach der Geburt

Wie depressive Stimmungen
bewältigt werden können

Kösel

ISBN 3-466-34369-0
© 1997 by Kösel-Verlag GmbH & Co., München.
Printed in Germany. Alle Rechte vorbehalten.
Druck und Bindung: Kösel, Kempten.
Umschlag: Elisabeth Petersen, München.
Umschlagmotiv: Bildagentur Schuster, Oberursel.

1 2 3 4 · 00 99 98 97

Gedruckt auf umweltfreundlich hergestelltem Werkdruckpapier
(säurefrei und chlorfrei gebleicht)

Für meine Mutter,
die mich von Anfang an
zur Liebe erweckt hat,
zu ihrem 70. Geburtstag;
und für meine Enkelin Noelle,
die mit Liebe genährt wird.

Inhalt

Zweiter Teil

Anhang

Dank

Mein erstes Buch ist ein persönliches Ereignis. Und ich empfinde große Dankbarkeit für all jene Menschen, die mich dabei unterstützt haben.

Zuerst möchte ich den Frauen danken, die mir schriftlich oder mündlich ihr Leid und ihre Freude mitteilten, den Kolleginnen der Gesellschaft für Geburtsvorbereitung, die mich dazu ermunterten, und den Workshop-Teilnehmerinnen, die immer wieder nach dem Erscheinungstermin dieses Buches fragten und mich auf diese Weise weiter motivierten.

Für Fachdiskussionen, Hinweise und konstruktive Kritik danke ich Dr. Marsden Wagner (Kopenhagen), Dr. Michael Adam (Wien/Nußdorf) und Jane Honigmann vom Postpartum Support International in Santa Barbara, Kalifornien.

Ganz besonders möchte ich Dr. Michel Odent vom Primal Health Research Centre in London danken. Während ich anfänglich noch zögerte, gelang es ihm, mir die Gewissheit zu geben, dass ich diesem Unternehmen gewachsen bin. Seine hilfreichen Bemerkungen und Vorschläge habe ich gerne beherzigt. In ihm fand ich den aufmerksamen Zuhörer, den kühnen Denker und den anregenden Forscher. Unsere Unterhaltungen auf französisch über Artikel der englischen Fachpresse für ein deutsches Buch hatten etwas Besonderes, das ich vermissen werde!

Nico, meinem Sohn, danke ich für seine Fachkenntnisse und seine spontane Hilfe im Umgang mit dem Computer. Er stand mir jederzeit zur Seite, und ich konnte mich auf ihn verlassen.

Ich danke Natalie, meiner Tochter, die mein Manuskript während ihrer ersten Schwangerschaft gelesen und korrigiert hat. Die Geburt ihrer wundervollen Tochter Noelle fiel mit dem Fertigstellen des Manuskripts zusammen.

Vorwort

Ein Ereignis bisher ungeahnter Tragweite hat das 20. Jahrhundert gekennzeichnet: Die Liebe ist ein Thema für die Wissenschaft geworden.

Die Bedeutung dieses Ereignisses wurde von Teilhard de Chardin (frz. Paläontologe, Philosoph und Theologe, A.d.R.) vorausgesehen. De Chardin hatte sich vorgestellt, dass der Mensch eines Tages in der Lage sein würde, sich die Liebesenergien nutzbar zu machen, so wie er gelernt hat, mit der Windenergie, der Wellenenergie und der Energie der Gezeiten umzugehen. Dieser Schritt, dachte er, könnte für die Geschichte der Menschheit eine ähnliche Bedeutung erlangen wie seinerzeit die Entdeckung des Feuers. Seine Vision gehörte damals noch in den Bereich der Utopie und hätte vor einem halben Jahrhundert leicht übersehen werden können.

Dem ist heute nicht mehr so.

Elisabeth Geisel hat die Aktualität der Liebe erfasst. Sie hat verstanden, dass die Entwicklung der Liebesfähigkeit das wichtigste Thema ist, das wir an der Schwelle zum dritten Jahrtausend in der Lage sind zu untersuchen. Sie hat die Essenz dessen verstanden, was die Wissenschaftler, von welchem Ansatz auch immer, uns über die Liebe zu vermitteln versuchen, nämlich, dass die Zeitspanne um die Geburt die kritische Phase für die Entwicklung der Liebesfähigkeit ist.

Elisabeth Geisel hat auch verstanden, dass unter den vielen Facetten der Liebe die Liebe zur Natur an erster Stelle rangiert, das heißt die Liebe zur Muttererde.

Um ein Thema solchen Ausmaßes anzuschneiden, war es notwendig, einen Ansatz zu finden. Elisabeth Geisels Ansatz ist fruchtbar; sie hat es sich zur Aufgabe gemacht, Postpartale Depression, die allem Anschein nach zunimmt, als Warnruf zu interpretieren.

Es reicht nicht aus, dieses Buch zu lesen, man muss es im eigenen Bücherregal aufbewahren – seiner historischen Bedeutung wegen und wegen seines Wertes als Nachschlagewerk an der Schwelle zu einer neuen Ära.

Dr. Michel Odent

Einleitung

Immer weniger Leute wagen es, die Geburt eines Kindes als »glückliches Ereignis« zu bezeichnen, denn es hat sich herumgesprochen, dass viele Mütter an Postpartaler Depression (PPD) leiden. Ab und zu wird der Begriff Postnatale Depression (PND) gebraucht. Streng genommen ist PPD zutreffender, denn *post partum* heißt: nach der Niederkunft, also die Mutter betreffend, wogegen *post natal* bedeutet: nach der Geburt, das Kind betreffend.

Es ist, als ob ein böser Geist umgehen würde, um die junge Mutter ins Unglück zu stürzen. Woher er kommt, was er genau macht und warum, wieso nicht alle Mütter in den Monaten nach der Geburt von ihm heimgesucht werden, diesen Fragen soll hier nachgegangen werden. Fest steht jedoch, dass in den industrialisierten Ländern die seelische Not der Mütter immer häufiger Anlass zur Sorge bereitet. Schon während der Schwangerschaft häufen sich die Gründe dafür, an einem guten Ausgang zu zweifeln. Durch übersteigerte Sicherheitsbedürfnisse und Perfektionsansprüche geschürt, werden bei den Schwangeren Ängste verursacht, die es zunehmend erschweren, die Schwangerschaft in einem emotional ausgeglichenen Zustand zu verbringen. Die alleinige Auseinandersetzung mit medizinischen Gegebenheiten verdrängt das Hauptthema: Ein Kind kommt, und es wird mich verändern.

Bis vor kurzem wurden bei uns, wie heute noch bei verschiedenen Völkern, in der ersten Zeit nach der Geburt Rituale zum Schutz von Mutter und Kind eingehalten. Damit sollten die bösen Geister vertrieben werden. Der moderne Mensch in den Industrienationen hat diese Rituale jedoch abgelehnt und dafür technokratische Übergangsriten gewählt, die den Grundbedürfnissen der Mütter jedoch nicht entsprechen. So schwächt die Exportware »Fortschritt« in den sogenannten Entwicklungsländern vielfach die Position der Frauen; er bricht ein in die gewachsenen Traditionen. PPD tritt immer öfter auf.

Große Schranken wurden in der Gesellschaft durch Ignoranz und das Nicht-wahr-haben-Wollen dieser Krankheit aufgebaut. Das Erkennen und Eingestehen dieser Krankheit und ihrer Symptome wurden erschwert, und die Frauen verzweifelten. Nun fängt die Fachwelt an, sich dafür zu interessieren. Studien und deren Ergebnisse werden veröffentlicht, Bücher für Betroffene, Frauen und deren Familien, kommen auf den Markt. Es wird versucht, PPD und deren Vorzeichen zu enttabuisieren, zu erkennen, zu erklären, um gezielt Abhilfe leisten zu können. Die Bücher zu diesem Thema, die das breite Publikum ansprechen sollen, kamen ursprünglich aus den USA, Großbritannien und Australien. Sowohl für diese Länder als auch für Deutschland ist das völlige Verschwinden der Kultur des Postpartums charakteristisch. Damit geht der Anspruch der Frauen einher, möglichst schnell »wieder wie vorher zu sein« – so als ob nichts passiert wäre. In einem System, das die Mutterschaft nicht wertschätzt, kann diese Erwartung nicht weiter verwundern.

Die Symptome der PPD werden in Büchern beschrieben, in Stufen unterteilt, differenziert und psychologisch hinterfragt. Messmethoden wurden angewandt und daraufhin neue Therapien entwickelt. Heute werden im Allgemeinen die Unglücksgefühle der Frauen nach der Geburt in drei Kategorien eingeteilt:

○ *Der »Baby blues«:* Beinahe 80 Prozent der Frauen erleben nach der Geburt, meistens am dritten oder vierten Tag, eine Phase, in der sie große Gefühlsschwankungen erleben, von freudiger Erregung bis hin zu Ärger. Manchmal erleben sie sich als »dünnhäutig«, sind »nah am Wasser gebaut«, und ihre Tränen sind oft mit einem gewissen Gerührtsein verbunden, das nicht unbedingt mit Traurigkeit einhergeht. »Baby blues passt gut zu meinem Gefühl, es schwingt etwas Erotisches mit wie bei Verliebtheit«, meinte eine junge Mutter.

○ *Postpartale Depression (PPD):* Frauen, die darunter leiden, sind negativen Empfindungen ausgesetzt. Gefühle der Unfähigkeit und der Scham, Selbstzweifel, Ärger und Überforderung plagen sie. Wie bei allen Formen der Depression kommt noch Schlaflosigkeit

16

hinzu, was den gesamten Zustand der Mutter noch verschlimmert. Die Fachliteratur zeigt auf, dass 10 bis 20 Prozent der Mütter in den Monaten nach einer Geburt darunter leiden. PPD ist eine Erkrankung, die heilbar ist.

○ *Postpartale Psychose:* Von 1000 Müttern erkrankt im Durchschnitt eine an dieser schweren Krankheit. Kennzeichnend dafür sind Erschöpfungszustände, Halluzinationen, Wutanfälle, Kontaktverlust mit der Realität, Selbstmordgedanken und Mordgedanken dem Baby gegenüber. In diesen Fällen erfolgt die Behandlung in einer Klinik.

Man hat bereits angeregt, auf den Geburtsstationen der Krankenhäuser Abteilungen für die Psychotherapie des Postpartums zu eröffnen! Viele Frauen wählen heute eine Geburtsklinik mit neonatologischer Abteilung aus, für den Fall, dass ihr Kind eine spezielle Behandlung braucht. Wann wird eine, die Wochenbettstation ergänzende, Psychotherapieabteilung ein Auswahlkriterium für die Geburtsklinik sein? Ist Gebären eine Krankheit, und bedarf die Zeit danach einer psychologischen Behandlung?

Der Versuch, Gefühle des Unglücklichseins mit Medikamenten zu beheben, kann katastrophale Folgen haben und passt gut in unsere heutige Zeit. Die Schlussfolgerung, dass mit den Müttern grundsätzlich etwas nicht stimmt, kann leicht an der wirklichen Frage vorbeigehen: Sollten die Verantwortlichen in unmittelbarer Zukunft nicht lieber die Bedürfnisse der Mütter vor, während und nach der Geburt besser erkennen und berücksichtigen und mit entsprechenden Maßnahmen schützen und begleiten, um die Härte vieler Situationen gar nicht erst aufkommen zu lassen?

Die Akzeptanz von PPD und die Bemühungen, sie zu heilen, dürfen den Blick nicht verstellen. Die Ernsthaftigkeit, mit der diesen Zuständen begegnet wird, soll gleichzeitig Herausforderung sein, Bedingungen zu schaffen, die ihr Auftreten verhindern bzw. vermindern. Die Entstehung von PPD ist ungenügend erforscht, und man weiß, dass dabei viele Faktoren eine Rolle spielen.

Die Institution PPD fasst Fuß, Unglücklichsein wird normal, in offiziellen Informationsbroschüren wird festgestellt, »viele Frauen haben negative Gefühle sich selbst, ihrem Baby oder ihrem Leben gegenüber«. PPD wird zunehmend als ein üblicher Bestandteil der Mutterschaft nach einer Geburt in einem Krankenhaus betrachtet. Dabei wird mit dem Begriff »Depression« ebenso großzügig umgegangen wie mit dem Begriff »Stress«. Wer aus einem aktuellen Anlass melancholisch oder traurig ist, gehört nicht zu den depressiven Menschen. Je mehr Frauen darunter leiden, als umso »normaler« erscheinen diese negativen Gefühle. In diesem Zusammenhang kann festgestellt werden, dass die Bezeichnungen »normal« und »krank« sich offensichtlich nicht ausschließen.

Der Trauertanz um die Wiege und die vermeintliche Normalität solcher negativen Gefühle haben mich bei meinen Recherchen auf einen grundlegenden Unterschied in den Ansätzen der AutorInnen gebracht. Mir ist aufgefallen, dass diejenigen, die die Meinung vertreten, dass Gesundheit die Abwesenheit von Krankheit ist, versuchen, die Krankheitssymptome der PPD zu behandeln, um sie mittels kurativer Medizin zu eliminieren. Das ist im Allgemeinen die Haltung der Schulmedizin. Der andere Ansatz geht davon aus, den Zustand »Gesundheit« zu erhalten, indem die vorhandenen Kräfte und Fähigkeiten der Frau mobilisiert und unterstützt werden. Hier werden, bevor man in die komplexen Prozesse der perinatalen Zeit (um die Geburt), die noch viele Geheimnisse haben, eingreift, den eigenen Kräften Vorrang gewährt. Auf diese Weise werden nicht nur Kurzzeitwirkungen bei den Müttern erreicht, sondern die positiven Langzeitwirkungen werden sich generationsübergreifend und gesamtgesellschaftlich auswirken. Es ist inzwischen kein Geheimnis mehr, dass die Konsequenzen einer PPD-Erkrankung die Beziehung zum Partner und zum Kind nicht unwesentlich berühren.

Frauen, die unter PPD leiden, brauchen Hilfe, um das Unsagbare sagen zu können, um zu erfahren, dass sie nicht alleine sind, dass sie nicht ver-rückt sind. Statt etwas vorzuspielen und so zu tun, als sei alles in Ordnung, könnten sie eher zu ihrer Verzweiflung stehen und etwas dagegen unternehmen, wären sie nur sicher, dass sie für ihren Zustand, den sie nicht verantworten, nicht verurteilt werden.

In den folgenden Kapiteln wird aufgezeigt, über welches Potential Mütter verfügen und wie sie aus den ungeahnten Ressourcen ihrer Physiologie schöpfen können, um den Herausforderungen, die das Neugeborene an sie stellt, gewachsen zu sein. Mit Verwunderung, Begeisterung und Stolz werden sie erfahren und erspüren, was »Mutterglück« sein kann. Außerdem werden die LeserInnen erfahren, welche Faktoren den Anschluss an diese inneren Ressourcen erheblich gestört haben könnten und wie die heutige Form der institutionalisierten Störungen aussieht. Anregungen und Vorschläge für die Vermeidung dieser Störungen bzw. ihrer Heilung sollen den Betroffenen ergänzend helfen, ihren Zustand zu verbessern.

Die Abkürzung »PPD« wird als Allgemeinbegriff verwendet werden und bezeichnet die verschiedenen Stimmungstiefzustände. Warum sind bestimmte Frauen für PPD anfällig und andere nicht? Warum werden Frauen ernsthaft krank, während sich andere innerhalb kurzer Zeit erholen? Eine Krise nach der Geburt ist erst einmal wertfrei anzusehen und fordert dazu auf, eine neue Balance zu finden. Eine Depression dagegen kann physiologisch nicht wünschenswert oder normal sein. Die empfindlichen Prozesse des Postpartums haben die Erhaltung und damit die Gesundheit des neuen Lebens zum Ziel. Damit schützen diese Prozesse vorrangig die Mutter, die über die Jahrtausende die Rolle der Lebenspenderin und Schützerin der Menschheit inne hat. Der Zustand der Mütter sollte ein Warnzeichen für die Gesellschaft sein und von ihr ernst genommen werden. Mütter sind das Salz der Erde ...

Möge dieses Buch Sie in Ihrem Selbstwertgefühl stärken und Ihnen Mut machen für eigene Entscheidungen und Ihre Heilung.

Erster Teil

*Die Geburt ist nicht
ein augenblickliches Ereignis,
sondern ein dauernder Vorgang.*

Erich Fromm

1 Die Gummi-Mutter

Fruchtbarkeit

Das Drama der Frauen, die ungewollt kinderlos blieben, hat durch die Jahrhunderte immer wieder seinen Platz gefunden, sei es in Geschichtsbüchern, wo die Königinnen, die keinen Thronfolger gebären konnten, verstoßen wurden, sei es in der unterhaltenden Literatur. In der Bibel wird ebenfalls von sterilen Frauen berichtet. Sara hatte bis ins hohe Alter keine Kinder. Da sie dem Wort Gottes glaubte, schickte sie ihre Dienerin Hagar zu ihrem Mann Abraham, damit die Verheißung, Abrahams Nachkommen würden so zahlreich sein wie die Sterne am Himmel, in Erfüllung ginge. Der erste Sohn Abrahams, Ismael, wurde von Hagar geboren. Später dann gebar Sara den anderen Sohn Abrahams, der Isaak genannt wurde. Das Drama der Frauen, die zu viele Kinder oder zum falschen Zeitpunkt geboren hatten, nämlich, ohne verheiratet zu sein, ist ebenfalls hinlänglich bekannt. Die Fortschritte der Fortpflanzungstechnologien und der Verhütungsmethoden ermöglichen, das Ausmaß dieser Tragödien allmählich zu reduzieren.

Die Regierungen, von Ideologien und Religionen gestützt, haben sich schon immer für die Fortpflanzungsangelegenheiten interessiert. Während sich die Politiker in Europa Gedanken machen, wie eine höhere Geburtenrate erreicht werden könnte, gehen die Überlegungen in eine entgegengesetzte Richtung, wenn es um die Bevölkerungspolitik der Entwicklungsländer geht. Die im Erprobungsstadium befindliche »Impfung gegen Schwangerschaft« wird stark kritisiert, und Frauen unterziehen sich damit unnötigen Risiken. Innerhalb von knapp 50 Jahren sind die Chinesen extrem gegenläufigen Richtlinien unterworfen worden, was die Anzahl der Kinder betrifft. Bedarfsgerecht und im Spiel der Ideologien beugen sich Frauen dem Diktat der

Machthaber in Asien wie in Europa. In den 50er Jahren hatte Mao Politiker ins Gefängnis einsperren lassen, die sich für die Familienplanung eingesetzt hatten. Abtreibung wurde verboten, denn »ein zusätzliches Kind bedeutet nicht nur einen zusätzlichen hungrigen Magen, sondern zwei arbeitstüchtige Arme«. Fünfzehn Jahre später hat man die Familienplanung als Möglichkeit, der Revolution zu dienen, propagiert. Individuelle Wünsche und kleinbürgerliche Familieninteressen hatten keinen Platz mehr. In dieser Zeit wurden noch drei bis vier Kinder pro Familie geboren. 1978 hat Deng Xiaoping eine geburtsfeindliche Politik deklariert. »Ein Paar, ein Kind« wird seitdem überall verkündet. Mit der Heiratsurkunde erhalten Paare eine Anweisung, in der steht, in welchem Jahr sie ihr Kind zeugen dürfen. Dass dieses Kind ein Junge sein soll, ist wohl klar. Die Ultraschalluntersuchungen werden dazu benutzt, das Geschlecht des Fötus zu erkennen und anschließend über Abtreibung oder Fortführung der Schwangerschaft zu entscheiden. Prophylaktisch wird häufig durch Kaiserschnitt entbunden, denn das einzige Kind, meist der Sohn, soll möglichst gesund und unbeschadet zur Welt kommen.

Sei es in Demokratien oder unter autoritären Regimen, die Bevölkerungspolitik sowie die modernen Formen der Empfängnisverhütung und die neuen Technologien beeinflussen die vielschichtigen Aspekte der Gesellschaft und prägen das Rollenverständnis der Geschlechter und – generationsübergreifend – das Verhältnis der Familienmitglieder zueinander. Das Wort »Geschwister« wird möglicherweise bald aus der Alltagssprache in China verschwinden. Von Selbstbestimmung bezüglich der Fortpflanzung und Zugang zu einer umfassenden Gesundheitsversorgung als ein Menschenrecht kann dort nicht ohne Einschränkung gesprochen werden.

Sowohl der Kinderwunsch als auch der Wunsch nach Geschlechtsverkehr werden als natürlich eingestuft. Weil der menschliche weibliche Zyklus mit einem monatlichen Eisprung einhergeht und der Wunsch nach sexueller Aktivität – anders als bei den Säugetieren, von den Bonobosaffen einmal abgesehen – keine saisonbedingte Lust ist und weil diese beiden Aspekte der Sexualität lange Zeit nicht getrennt werden konnten, haben Frauen viele Kinder geboren (meine Großeltern väterlicherseits hatten zehn bzw. elf Geschwister). Nachdem die Frauen, sobald es ihnen möglich war, versucht haben, die Anzahl ihres Nachwuchses zu reduzieren, kann man daraus schließen, dass der sogenannte Kindersegen auch seine Grenzen hat.

Die Meinung, dass Verhütung der Abtreibung vorzuziehen sei, überwiegt. Enthaltsamkeit ist nicht mehr die einzige Möglichkeit, eine Schwangerschaft zu verhindern, und so können Frauen, die kein Kind möchten, heute zu ihrem Wunsch stehen. Früher bestand die »Familienplanung« oftmals in der Form der Kindstötung oder -aussetzung, was seinen Ursprung häufig in der Sorge um das Wohl der Gemeinschaft und in der Knappheit der Nahrungsmittel hatte. Im Laufe der Zeit wurde diese Vorgehensweise ritualisiert und anerkannt. Im Vergleich zu den heutigen Morden an Babys und Kindern waren diese Praktiken nicht die Folge von Aggression und Gewalt, sondern reihten sich ein in die Überlebensstrategien eines Stammes. Um das Überleben eines Kindes zu gewährleisten, wurde bei Zwillingsgeburten meistens ein Kind dem Tod geweiht. Die Geburt von Zwillingen galt vielerorts aus diesem Grund als Unglückszeichen. Wenn heute als Folge von Sterilitätsbehandlung zu viele Mehrlinge entstehen, wird die »selektive Reduktion« als moderne elegante Variante praktiziert, um sich überzähliger Föten zu entledigen.

Gleichzeitig ist die Anzahl der Frauen, die sich ein Kind wünschen und keines bekommen, heute größer als früher. Die Ursachen der Unfruchtbarkeit wurden zuerst im Verhalten dieser Frauen gesucht. Es wurde behauptet, dass sie ihre Karriere vorantreiben wollten, um erst später, wenn die Fortpflanzungsfähigkeit bereits nachlässt, an die Familiengründung zu denken. Die Frauen waren also selbst schuld! Die Medizin hat sich auch diesem Aspekt der Lebensplanung angenommen und sortiert die Frauen über 35 Jahre aus. Den »Spätgebärenden« werden mit Risiken gedroht (beinahe jede von ihnen gehört laut Mutterpass der Gruppe der Risikoschwangeren an), und allen wird die »pränatale Diagnostik« empfohlen. Neuerdings wurde jedoch festgestellt, dass möglicherweise auch die Männer ihren Anteil an der

Kinderlosigkeit haben. Die Anzahl der Spermien lässt nämlich nach.[1] Es gibt Anzeichen dafür, dass die nachlassende Zeugungskraft mit der Umweltbelastung in Zusammenhang steht.

Fertilitätsrituale sind auf dem ganzen Erdball vorhanden und deuten auf eine enge Beziehung zwischen Muttererde, Natur und Mensch hin. Die Erschaffung des ersten Menschen, Adam, (Genesis) spiegelt diesen Glauben wider. »Bei vielen Völkern war der Schoß der Erde ein Schmelztiegel, aus dem alles hervorging: In Estland und Russland glaubte man, dass der Mensch ›aus der Erde‹ geboren wird, und in Mitteleuropa kam er aus der Tiefe, den Quellen und Teichen, den Höhlen und Felsspalten oder auch aus Bäumen und Wäldern.«[2]

In der Bretagne, wo heute noch eindrucksvolle Megalithen vorhanden sind, wurden diese aus Urzeiten stammenden Steine noch bis in die 30er Jahre zu Fruchtbarkeitsritualen eingesetzt. Die Frau lief, von ihrem Mann verfolgt, um den Stein herum, was sich nicht ohne erotischen Reiz abspielte. Anderenorts legte sich die Frau mehrere Nächte hintereinander auf den Stein, in dem Glauben, dass die Kraft des Steines die Empfängnishindernisse in ihrem Leib bezwingen würde. Oder aber eine Frau setzte sich auf bestimmte Rundungen des Steins und betete dabei zu den entsprechenden Heiligen. So sollte beispielsweise der heilige Druidenstein in Lacronan sterilen Frauen die Freuden der Mutterschaft verleihen. Heidnische und christliche Aspekte vermischten sich. Diese Praktiken und Überzeugungen waren Spiegel des Weltbildes und des Lebensgefühls und konnten sich über Generationen halten. All dies wurde jedoch unter dem Einfluss von Staat und Medizinwissenschaft als Aberglaube abgetan und verlor damit an Bedeutung. Die Folge: die Zerstörung eines ganzheitlichen Denkansatzes, der es vermochte, den Menschen als ein komplexes Wesen zu verstehen. »Leben zu empfangen, die Frucht zu tragen und zur Ausreifung zu bringen und sie schließlich auszustoßen bedeutete für die Frau, zum Fortbestand der Art beizutragen und am großen Lebenszyklus teilzuhaben. Wie die Frucht des Baumes war das Kind das Symbol der Kontinuität schlechthin.«[3]

Die heutigen Formen der Bemühungen, endlich dem ersehnten Kind das Leben schenken zu können, gehören wohl zu unserem Denksystem, stoßen aber an Grenzen, die inzwischen die bange Frage erlauben: Wird es bald Fortpflanzung ohne den Körper der Frau geben? Thomas Verny überschrieb seinen Vortrag, den er anlässlich einer Tagung für Pre- und Perinatale Psychologie hielt, mit dem Titel: »Der Storch im Labor. Biologische, psychologische, ethische, soziale und gesetzliche Aspekte der Fortpflanzung mit Dritten«. Die Empörung bezüglich dieses Themas wird nur so lange anhalten, bis sich die Masse noch ein Stückchen mehr von dem Gedanken der Ganzheitlichkeit des Menschen abgewandt haben wird. Dann werden diejenigen, die noch »ganz« geblieben sind, als fortschrittsfeindlich bezeichnet werden. Im allgemeinen Bewusstsein entwickelt sich die Vision des Machbaren, die die Besonderheiten, die spezifischen Fähigkeiten der Geschlechter ausradiert. Immer dezent unter dem Mantel der Helfer in der Not versteckt, haben sich Forscher darangemacht, die Mutter abzuschaffen. Der Italiener Carlo Bulletti wurde für seine Praxis der Ektogenese (Aufzucht außerhalb des Mutterleibs) bekannt. Drei Wochen nach der Befruchtung *in vitro* pflanzte er den Embryo in die Gebärmutter ein. Die Fortschritte der Technologie ermöglichen einem Frühgeborenen schon etwa ab der 25. Schwangerschaftswoche außerhalb des Uterus zu überleben. Der Bauch der Frau ist also nur noch für die dazwischenliegende Zeit notwendig – nicht mehr lange, denn Experten schätzen, dass in etwa 30 Jahren auch die Funktionen der Plazenta ganz von Maschinen übernommen werden könnten.[4] Die Frau wird dabei auf ein funktionstüchtiges Organ reduziert.

Das Inkenntnissetzen der Öffentlichkeit über die neuen Entwicklungen in diesem ethischen Bereich dient der Gewöhnung der Bürgerinnen an ihre zukünftigen Rollen. Ein Unglücksfall in Erlangen im November 1992 kam diesen Tendenzen sehr entgegen. Hier war eine werdende Mutter in der 14. Schwangerschaftswoche verunglückt. Der Eifer, der entwickelt wurde, um im toten Körper die Funktionen des Uterus für die verbleibenden 10 bis 15 Wochen aufrechtzuerhalten und damit das Leben des Fötus zu retten, ist äußerst makaber. Diese

Bemühungen werden jedoch als Herausforderung für die Wissenschaft angepriesen. Die ethischen Fragen verschwinden in der Gleichgültigkeit. Die Moral ist aufgesplittet. »Der Fötus als Patient« nennt sich ein neugegründeter Verein, der zum 200. Jahrestag der Französischen Revolution nicht wie damals, 1789, die Menschenrechte verkündete, sondern »Die Rechte des Fötus« ausrief. Die Gynäkologen des Vereins vertreten die Meinung, dass im Falle einer Kollision der Rechte des Fötus mit denen der Mutter – wenn beispielsweise eine Operation am Fötus vorgenommen werden muss, die für die Mutter mit Risiken verbunden ist – die Frau, sachlich aufgeklärt, entscheiden sollte, wie viel ihr die Gesundheit ihres Kindes wert ist. Der Fluch der Erkenntnis lastet inzwischen auf den Schwangeren. Allmählich haben sie nicht mehr viel zu melden, bis sie als »Risikofaktor Frau« völlig ausgeschaltet werden. Wenn die künstliche Gebärmutter funktionieren wird, werden wir uns Mutterliebe aus der Steckdose abzapfen, und Frauen, die den Geburtsschmerz doch erleben möchten, werden – wie im Theaterstück *Männergesellschaft* von Eduard Bond vorausgesehen – ihn per Chemie auslösen. Die Forschung gibt aber auch Anlass, auf eine positive Entwicklung zu hoffen. Neueste Erkenntnisse über die Funktion der Plazenta[5] lassen die Möchtegern-Fauste der Geburtshilfe mit ihren Visionen zu lächerlichen Ehrgeizlingen verblassen.

Wenn die Praktiken, die für Schlagzeilen sorgen, Spiegel der gegenwärtigen Weltanschauung sind und das heutige Verständnis von Mutterwerden und Muttersein transportieren, haben normale, lebendige, alltägliche Mütter allen Anlass, verunsichert zu sein. Die Fruchtbarkeit der Frau wird zwar als gesellschaftlich nützlich angesehen, darf jedoch nicht zur Stärke und Selbstbestimmung der Frau beitragen, da diese Potenz unterschwellig von Männern und Frauen, die keine Kinder haben, als bedrohlich empfunden wird. Es ist schicker, mit einem Aktenkoffer oder einem Mobiltelefon in der Hand flott zu gehen, als ein Kind im Arm zu halten. Und doch ist die schöpferische Kraft, Leben in sich wachsen zu lassen, die Fähigkeit, das Kind zu gebären, es die erste Zeit ganz allein mit dem Unentbehrlichen versorgen zu können, sowohl eine individuelle als auch eine gesellschaftliche Leistung der Frauen.

Wunschkind

Eine englische Studie weist darauf hin, dass heute 50 Prozent der Kinder mit Freude geplant und willkommen sind, weitere 25 Prozent sind nicht geplant (wenigstens nicht bewusst), aber akzeptiert und willkommen, 25 Prozent sind ungewollt.[6]

Sind es die Mütter dieser unerwünschten Kinder, die an Depressionen leiden? Den Aussagen der Frauen zufolge, nein. Im Gegenteil, es sind vielmehr die Mütter der geplanten Kinder. Sie haben sich das Kind gewünscht, ihrer Aufgabe als Mutter freudig entgegengesehen. Sie stehen plötzlich vor der Erwartung, perfekt sein zu müssen. Alle Tugenden, die Mütter ausmachen, einschließlich Geduld und die Kraft, Kritik auszuhalten, sollen nun unvermittelt in ihnen aufgehen, weil sie sich so sehr auf das Kind gefreut haben. »Dass sie sich ganz vergisst und leben mag nur in andern!« So heißt es in Goethes *Hermann und Dorothea*. Hier kann die Ambivalenz zwischen Mutterschaft und weiblicher Rolle interne Konflikte wecken, die, wenn sie stark genug sind, Störungen auslösen können, die ihrerseits zu PPD führen. Die Frauen leiden daran, ihre eigenen Ansprüche nicht zu erfüllen. Aussagen wie »Du hast es gewollt, also stehe dazu und freue dich«, sind in dieser Situation wenig hilfreich. Die Möglichkeit, das Wunschkind zu planen oder das Kind, das sich unerwartet ankündigt, zu bejahen, mündet in Glückszwang. Und doch spüren Mütter manchmal zu ihrem Entsetzen, dass eher Gefühle der Ablehnung und Feindseligkeit gegenüber dem Baby in ihnen keimen. Wenn sich keine Beziehung entwickelt sobald das Kind auf der Welt ist, wenn dem kleinen Wesen gegenüber eher Abneigung empfunden wird, kommen sich Frauen wie Monster vor. Das Ausbleiben der großen Liebe erzeugt Schuldgefühle. Diese belastenden Feststellungen gelten als eindeutige Symptome der PPD. Die Depression erstickt die Liebe. »Ich habe mich als Rabenmutter bezeichnet, weil mir mein eigenes Kind fremder vorkam als irgendein anderer Mensch.«

Unser System enthält ungeheure Widersprüche. Über alle möglichen Medien erfahren Mütter die Grundlagen der Entwicklungspsychologie. Es wird ihnen vermittelt, wie entscheidend Neugeborenen- und Säuglingsalter für das Heranwachsen ausgeglichener Menschen sind. Die Frauen legen sich hohe Maßstäbe an. Gleichzeitig erlaubt dieses System nicht die Umsetzung dieses Wissens in den Alltag. Enttäuschungen über das Versäumte, das Nichtgelungene lösen Versagensängste aus. In den meisten Fällen suchen die Frauen die Schuld bei sich. Selten führen sie die Geburt unter Medikamentenwirkung, die sie nicht wollten, auf die Routine des Kreißsaals zurück, wo Messgeräte und Dauerkontrolle nicht gerade dazu beigetragen haben, ihnen im Sturm der Wehen das Gefühl zu vermitteln, dass sie es schaffen. Vielmehr sagen sie: »Irgendetwas habe ich falsch gemacht.« Wenn das Kind dann anschließend nicht wach und gierig an der Brust trinkt, wird ihnen nicht erklärt, dass Babys nach solch einer Geburt dazu etwas länger brauchen, aber sicher nicht verhungern. Anfängliche Stillschwierigkeiten führen sie, ohne zu zögern, auf ihr Unvermögen zurück, was wiederum große Selbstzweifel auslöst.

Ärzte, Hebammen und Pflegepersonal haben Schwierigkeiten, mit den Frauen einfühlsam umzugehen, die nach der Geburt keineswegs glücklich sind, sondern matt, niedergeschlagen und reizbar. Die Zeitschrift *Birth* wies im März 1992 darauf hin, dass nur 9,9 Prozent der Zeit, die das Pflegepersonal mit den Wöchnerinnen verbringt, für Ermutigung, emotionale Unterstützung und Weitergabe von brauchbaren Informationen aufgewendet wird. Beim Personal haben Eigenschaften wie Entscheidungsfähigkeit, Emotionslosigkeit und Intelligenz höheren Stellenwert. In der Schlussfolgerung des Artikels heißt es, dass diese Art von Pflege zu Entfremdung und seelischer Störung führt. »Das, was mich während meines Stimmungstiefs im Wochenbett zusätzlich deprimierte, war die Art, wie mit mir umgegangen wurde. Ich wurde behandelt wie ein Kind, das ungezogen ist, denn schließlich hat es sein Geschenk erhalten und freut sich nicht. Am besten lässt man solche Kinder allein, ignoriert sie, bis sie es sich anders überlegen.« Und eine derartige Erfahrung ist kein Einzelfall. »Zur Zeit ist die Ausbildung von praktischen Ärzten, Hebammen und anderen Fachkräften im postpartalen Bereich unzureichend, was die Kenntnisse der PPD betrifft. Die meisten Standardlehrbücher für Hebammen sind von einer völligen Vernachlässigung dieser Problematik gekennzeichnet.«[7]

Anhand dieser vielen Widersprüche wird die Geringschätzung der Mutterschaft spürbar. Mutterwerden geschieht in unserem Land in einem System ohne erkennbare Richtlinien und Logik. Bis vor kurzem haben die vorhandenen Systeme eine gewisse Stabilität aufgewiesen, in der Frauen die notwendige Orientierung für den Übergang zur Mutterschaft finden konnten. Uferlosen Erwartungen steht heute Mittellosigkeit, diese Erwartungen auch einlösen zu können, gegenüber. Ungeübten erscheint die Diskrepanz unüberwindbar. Die Angst, den zahlreichen Aufgaben nicht gerecht zu werden, löst bei Frauen Panikreaktionen aus. Auf dem Boden der Angst kann Depression gedeihen. Mutterwerden hat nicht nur geburtshilfliche Komponenten; in jeder Kultur ist Muttersein auch historisch geformt und überliefert. Der gewaltige Bruch, der gegenwärtig stattfindet, erschüttert alle Aspekte der Mutterschaft. Dabei geraten Mütter in Not.

Unscharfe Konturen

Depression ist ein Hiferuf mit unterschiedlichen Klangfarben. Die Mutter, die innerhalb der ersten Tage nach der Geburt in eine vorübergehende emotionale Erregung gerät, die sich in plötzlichen Weinkrämpfen ausdrückt, befindet sich in einem Zustand, der als »Baby blues« bezeichnet wird. Dieser dauert höchstens zehn Tage lang an. Die Heftigkeit und Dauer des »Baby blues« wird als wichtiges Signal für die spätere Entwicklung von PPD erachtet. Postpartale Angstzustände können sich an den »Baby blues« anschließen und innerhalb der ersten zwei Lebenswochen des Babys einen Übergang in die Postpartale Depression andeuten.

Die Übergänge in diesem Fall sind nicht klar zu erkennen. PPD kann mit der Geburt des Kindes beginnen und im Laufe der Zeit eine Wandlung durchlaufen. Es kommt vor, dass die Depression erst nach einigen ungetrübt heiteren Wochen, vielleicht sogar Monaten, einsetzt. Es wurde versucht, Zusammenhänge zwischen Abstillen, langer Stillzeit und der Einnahme von Kontrazeptiva herzustellen.[8] Die Autoren sind dabei zu keinen einheitlichen Ergebnissen gekommen.

Dr. Joanne Woodle weist Mütter darauf hin, dass es drei verschiedene Zeitpunkte gibt, die für das Erscheinen von PPD besonders anfällig machen: die ersten zwei Wochen nach der Geburt, die zwei Wochen vor dem Einsetzen der ersten Menstruation und die ersten zwei Wochen nach dem Abstillen, insbesondere, wenn das Abstillen plötzlich geschieht oder das abgestillte Baby schon ein Kleinkind geworden ist, also nach einem, zwei oder drei Jahren Stilldauer.

Bevor die möglichen Ursachen von PPD besprochen und Vorschläge für deren Heilung gemacht werden, muss noch die Wochenbettpsychose (oder Postpartale Psychose) genannt werden, die die schwerste Form des Stimmungstiefs darstellt und nur stationär und medikamentös geheilt werden kann.

Nicht nur Freud hat den Müttern zu verstehen gegeben, dass, egal was und wie sie es machen, es auf jeden Fall falsch sein wird. Liebt die Mutter ihr Kind zu viel, hat es keine Entfaltungsmöglichkeiten; ist sie zu sehr präsent, löst sie Kastrationsängste aus, ist sie zu oft abwesend, löst sie Frustration aus; ist sie zu traurig, trübt sie die Atmosphäre. Seit dem Teufel nicht mehr ohne weiteres die Schuld am Unglück in der Welt zugeschoben werden kann, muss also jemand anderes dafür die Verantwortung tragen. Was liegt näher, als sie den Frauen aufzubürden? Das führt dazu, dass Frauen, noch bevor sie anfangen, Mutter zu sein, bereits Versagensgefühle entwickeln. Zur eigenen Beruhigung besuchen sie alle Kurse, die angeboten werden, um das auferlegte Pensum gewissenhaft absolvieren zu können. Wenn die Kurse nicht darauf ausgerichtet sind, eine Flut von Informationen, Ratschlägen und gewissen Fertigkeiten zu vermitteln, sondern eher versuchen, die Selbstfindung und Stärkung der eigenen Kräfte zu fördern, so dienen sie dazu, die bevorstehenden Umstellungen zu bejahen. Das »Ja« zu zwiespältigen Gefühlen enthält eine heilende Kraft und trägt dazu bei, das überhöhte Anspruchsniveau zu senken.

Um die Diskussion zum Thema »Erwartungen« anzuregen, lade ich stets bei einem der letzten Treffen meiner Geburtsvorbereitungskurse dazu ein, bei einem Spiel mitzumachen. Die Teilnehmerinnen und Teilnehmer werden innerhalb der nächsten zwei bis drei Wochen ihr Baby im Arm halten. Alle sitzen im Kreis am Boden und sollen sich ein Wollknäuel zuwerfen, dabei einen Satz formulieren und den Faden festhalten, so dass im Laufe des Spiels ein Netz entsteht. Der Satz soll bei der ersten Runde mit: »Eine gute Mutter ...« anfangen. »Eine gute Mutter gönnt sich Zeit für sich, kann den Haushalt liegen lassen, nimmt Hilfe an, hat andere Interessen als nur das Baby, gesteht sich Grenzen zu, vertraut das Kind dem Vater an, besucht ihre Freundinnen ...« Das Spiel geht weiter mit den Erwartungen, die Großeltern, Nachbarn, Geschwister usw. haben, wenn ein Baby geboren wird. Die Aussagen zeigen, dass Frauen nicht »nur Mutter« sein wollen. Ihre Wünsche und Fantasien sind weit entfernt von den Ansprüchen, die vor 50 Jahren üblich und konform waren. Ihre Erziehung und Ausbildung, ihre Lebens- und Berufserfahrung haben zumindest theoretisch zum Aufbau eines neuen Mutterbildes beigetragen. Ihr Mutterideal besteht nicht mehr in dem endlosen Verzicht, Entfaltung reimt sich nicht mehr mit Aufopferung. Sie haben den Anspruch, »alles unter einen Hut zu kriegen«, und sie rechnen fest mit der Unterstützung des Vaters! Was in dem Wort »alles« steckt, ist beliebig. Die meisten Frauen können es sich mangels Erfahrung nicht so recht vorstellen; fest steht aber, dass »alles« immer mehr wird und dass viele daran erkranken. Pädagogin, Entwicklungspsychologin, Erzieherin, Frühförderin, Pädiaterin und dazu Geliebte, Partnerin, Verwalterin, Köchin, Haushälterin. Eine gute Mutter sein wird oft mit dem Oberbegriff »gute Hausfrau« verwechselt. Die Lawine der Ansprüche rollt damit in gefährliche Abgründe. »Ich hatte fast jeden Abend das Gefühl, dass ich in ein tiefes schwarzes Loch versinke.« Dass der weibliche Körper hervorragend dazu geeignet ist, ein Kind auszutragen, zu gebären und zu nähren, daran besteht kein Zweifel, zumindest unter den Frauen; dass sie aber deswegen auch automatisch geeigneter sind für Waschen, Putzen usw., entbehrt jeglicher biologischer Erklärung.

Angesichts des grenzenlosen Zeitanspruchs eines Säuglings verändert sich die Vorstellung, »alles« zu schaffen, in der Realität. »So habe ich es mir nicht vorgestellt; ich dachte, Babys schlafen viel mehr.« Die verbleibende freie Zeit ermöglicht nicht das Verwirklichen vieler Ziele. Neue Prioritäten müssen gesetzt werden, Verschiebungen, Langzeitplanung sind an der Tagesordnung. Der kleine Mensch bringt alles durcheinander. »Ich pack's nicht« oder »ich bring's nicht« sagen auch Frauen, die im Beruf oder im Studium Organisationstalent bewiesen haben. Sie fühlen sich überfordert und beunruhigt darüber, dass sie die als nichtig angesehenen Probleme nicht mit der gewohnten Lässigkeit lösen.

Die »Neue Frau« hat mit dem »Neuen Vater« ein neues Kind; die Bedürfnisse des Säuglings unterscheiden sich jedoch in nichts von denen eines Neugeborenen in der Frühbronzezeit. Die Evolution hat dazu geführt, dass Menschen zu früh geboren werden. Sie sind hilfloser als jedes andere Lebewesen und völlig auf die Pflege der Mutter angewiesen. Die Mutter weiß, was von ihr in ihrer Kultur erwartet wird. Gleichzeitig werden – wie sonst nie in ihrem Leben – Verhaltensweisen durch enorme komplexe Hormonausschüttungen ausgelöst. Natur und Kultur bilden in diesem Moment der Geburt eine einmalige Mischung. In ihrem letzten Buch *The Descent of the Child* beschreibt die Evolutionsforscherin Elaine Morgan den menschlichen Neugeborenen als eine mehrfach hochgradig behinderte Person. Die Aufgaben, die somit der Mutter zufallen, werden selten nüchtern beschrieben: Babys beherrschen ihre Schließmuskeln nicht, sie spucken auch reichlich. Die Muskeln des Bewegungsapparates zucken nur, und es werden unkontrollierte Bewegungen ausgeführt wie die eines Spastikers. Das Menschenkind kann sich zunächst nicht selbst fortbewegen, es muss getragen werden. Sogar für das Finden der Nahrungsquelle braucht es Hilfe. Wenn es aber angelegt wird, zeigt es, wie die Mundmuskulatur im Vergleich zu den sonstigen Muskeln gut koordiniert und entwickelt ist. Das Baby kann seine Mutter, die es in ihren Armen hält und anlacht, sehen; es kann den Kopf hin und her drehen, bald wird es lächeln. Aber es kann von Anfang an schreien; es ist die einzige Möglichkeit eines Säuglings, auf sich aufmerksam zu machen und mitzuteilen, dass etwas an seinem Zustand geändert werden muss.

Die Erfahrung, dass schreien etwas bewirkt, nämlich Kontrolle über die beschränkte Umwelt auszuüben, ermutigt das Kind, dieses Mittel auch einzusetzen. Das Baby strengt sich geistig an und bildet Ursache-Wirkungs-Zusammenhänge. Für eine junge Mutter oder für ein Paar in einem Einzimmerapartment kann die Lautstärke steten Plärrens die Grenzen des Erträglichen erreichen. Die lauten Töne, die Babys von sich geben können, hatten in der freien Natur sicher eine arterhaltende Funktion, erklärt Elaine Morgan, sie haben sich dem modernen Wohnungsbau jedoch noch nicht angepasst. Wohnungsprobleme stellen einen wesentlichen Faktor dar, der die Anfälligkeit für PPD erhöht.[9] Je größer die Kluft zwischen dem idealen Baby und dem vorhandenen realen Kind, umso wahrscheinlicher die Depression. »Wenn die Erwartungen nicht erfüllt werden, kann PPD eine Möglichkeit sein, mit der Enttäuschung umzugehen.«[10] »Inmitten von anderen Frauen, die dem Anschein nach das Geschrei ihres Babys mühelos ertragen haben und mit Haus, Arbeit und sich selbst fertig wurden, fühlte ich mich schrecklich einsam, unfähig und unglücklich.« Wer sagt den Müttern, dass sie ein Recht auf Unvollkommenheit haben? Sie würden sicher aufatmen. Der amerikanische Psychiater Daniel Stern sagt, dass eine sehr gute Mutter täglich wenigstens hundert Fehler macht, und das sei gut so.

Haben Frauen früher einfach funktioniert, oder haben sie von anderen Frauen die nötige Unterstützung erhalten? Ist Funktionieren an sich schlecht? Die Fülle der notwendigen Anpassungsprozesse, die Frauen heute durchmachen, ist nicht vorstellbar, und eine theoretische Antwort kaum zu erbringen. Funktionieren kann eine positive Seite haben, indem es eine Menge Fragen erst einmal nicht formuliert, sondern gleich beantwortet.

Zahlreiche Disziplinen forschen im Bereich Mutter-Kind-Beziehung. Eine neue Kultur des Postpartums wird in der Begegnung der Fachrichtungen nur dann entstehen können, wenn die Mütter nicht außer Acht gelassen, d.h., wenn ihre Urbedürfnisse berücksichtigt werden. Wie viel der Mutter noch zugemutet werden kann, wird hier nicht ausdiskutiert. Anzeichen der Überforderung sind zweifellos vorhanden und werden in Depressionssymptomen sichtbar. Wenn das Gummi so gespannt wird, dass es reißt, wird die Depression zur Psychose. Die Heilungschancen stehen gut, aber wäre es nicht wünschenswert für die Mütter, die Kinder, die Väter und für die Gesellschaft, das Übel an der Wurzel zu packen?

Unser Wissen fordert uns auf, eine Vision der Zukunft zu entwickeln, die heute ansetzt und über die nächste Dekade hinaus reicht. Um im Dienste des Glücks zu stehen, sollten auch die neuen Technologien und Errungenschaften nicht blind angewandt werden. Weil wir heute die Möglichkeit haben, die Zukunft bewusster als je zuvor zu planen, sollte die Suche nach dem Glück und nach der Liebe im Mittelpunkt aller Bestrebungen stehen.

2 Ich bin kein Muttertier

Instinkte und Widersprüche – der Boden, auf dem PPD gedeiht

»Ich bin aber kein Muttertier!« habe ich mehrmals als Antwort von Frauen gehört, die sich nach meiner Arbeit und deren Ziele in der Geburtsvorbereitung erkundigten. Vor welchen Fantasien wollen wir uns schützen, welche Bilder wollen wir von uns fernhalten, wenn wir diesen Satz empört aussprechen? Der Zoologe William Jordan beschreibt in seinem Buch *Wenn Möwen auseinandergehen oder: Benehmen wir uns wie Tiere?*[1] die Gorillamutter wie folgt: »Diana hatte sich rührend um ihr Baby gekümmert wie jede liebende Mutter mit einem drei Tage alten Säugling. Manchmal wiegte sie ihn in ihren mächtigen, behaarten Armen und starrte versonnen auf sein winziges, faltiges Gesicht. Manchmal saß sie da und drückte ihn eng an sich, so dass seine kleinen schwarzen Lippen Milch aus ihrer Brustwarze saugen konnten, während seine winzigen Hände bei dieser Arbeit auf ihrer Brust ruhten.«

Die Heroen der griechischen und römischen Mythologie haben sich nicht geschämt, von Tieren gesäugt worden zu sein. Die Halbgötter wurden oft kurze Zeit nach ihrer Geburt ausgesetzt und verdankten ihr Überleben einem weiblichen Tier, das sich ihrer erbarmte. Was wäre sonst aus Ödipus, Perseus und Paris, aus Romulus und Remus geworden, hätten sie nicht die Milch einer Bärin, Ziege, Stute oder Wölfin genießen können?

Uns vertrauter als die Halbgötter Griechenlands ist Jesus, der Sohn Gottes, der in einem Stall geboren wurde. Die Botschaft, die in diesem Geschehen steckt, hat die Theologen noch nicht interessiert. Gott wird Mensch, und in diesem Moment sind Tiere ganz nah. Es heißt sogar, dass Ochse und Esel ihn wärmten, als er in der Krippe lag. Später wurde er der gute Hirte, und sein Volk wird des öfteren mit Schafen verglichen. Übrigens waren Stallgeburten bis ins 19. Jahrhundert hinein keine Ausnahme. Dort war es warm, ruhig und intimer. Häufig wurden die Kinder auch in diesen Räumen gezeugt, denn das Elternschlafzimmer ist eine relativ neue Einrichtung.

Es ist bemerkenswert, dass nur männliche Wesen, ob Gott oder Halbgötter, diese Nähe zum Tierreich verschlüsselt betonen müssen. Frauen waren von der Erde und deren Fruchtbarkeitsmysterien nie weit entfernt. Die Trennung zwischen Geist und Materie und die daraus folgende Hierarchie haben dazu geführt, dass die Vorgänge, die als naturgegeben und instinktbedingt abgelaufen sind, an Wert verloren haben. Die Umkehrung der Werte hat allmählich stattgefunden. Die lebenspendende Kraft der Mutter, damals verehrt und gefeiert, ist der Grund für die Unterdrückung der Frau geworden. Kein Wunder, dass sie sich heute davon distanzieren will.

Ist es die Ankunft, die nahende Geburt eines Säuglings, die bei Menschenfrauen diese anfangs geschilderte vehemente Reaktion auslöst? Unsere Erziehung ist geprägt von jüdisch-christlichen Traditionen, und sie hat uns eine gewisse Verachtung für die Tierwelt vermittelt. Oft war es Ziel der Erziehung, den Abstand zwischen Mensch und Tier zu vergrößern und zu betonen, indem alles, was auch nur andeutungsweise an das Tierreich erinnert, dem Zögling unerbittlich ausgetrieben wurde. Das Tier steht oft für wild, böse und im entfernten Sinn auch für die Sünde. Ganz anders verhält es sich damit auf Borneo, der Heimat der Orang-Utans (übersetzt heißen sie »Waldmenschen«). Die Ureinwohner sind der Meinung, dass dieser Affe das Schweigen seiner Fähigkeit zu sprechen vorzieht. Sprache, Ratio, Intelligenz und Beherrschung sind jedoch die Eigenschaften, die bei unserer Erziehung gefördert werden, um uns von den Tieren noch stärker zu unterscheiden.

Zahlreiche Übergangsrituale aber, die den Beginn eines neuen Lebensabschnitts kennzeichnen, weisen die Merkmale einer Geburt auf. Dabei geht es um das Loslassen von Macht und Kontrolle, um die nächsthöhere Wissensebene erreichen zu können, wie beispielsweise beim Candomblé, einem Wiedergeburtsritual in Brasilien. Die Novizinnen ziehen sich dazu für eine dreiwöchige Klausur zurück. In einem kleinen abgedunkelten Raum werden unter Anleitung der Priesterin die Etappen des Fötuslebens wiederholt. Am Initiationstag werden dann Säugetiere stellvertretend für die Novizinnen geköpft. In diesem Moment lassen diese jede Kontrolle los und geraten in Trance. Der Kopf ist ausgeschaltet, im vollen Vertrauen zu der Priesterin, die sie schützt, können sie sich gehen lassen, besessen sein. Tierblut fließt, unbeherrschte Schreie werden ausgestoßen, die Körper beben. Im Laufe dieser Zeremonie wird die Novizin zur Priesterin mit neuem Wissen geboren.

Die Initiationsrituale, die uns an unsere Tiernatur erinnern könnten, sind längst abgeschafft worden. Manchmal findet man in kindlichen Verhaltensweisen noch Spuren davon: Wir waren zu Hause fünf Schwestern. Meine Mutter hat viel für uns genäht, und so kam es, dass wir alle aus demselben geblümten Stoff Nachthemden bekamen, was am Abend häufig zu einem Durcheinander führte. Wir hatten aber unsere eigene Strategie entwickelt, um das richtige Hemd ohne lange Anprobe zu finden. Wir rochen daran und wussten sofort, ob das Stück das Eigene war. Als meine Mutter dieses tierische Erkennungsverhalten entdeckte, war sie empört und verbot es uns. Schließlich wären wir keine Tiere!

Erwachsene Frauen kommen in der Perinatalzeit unerwartet und unvorbereitet mit unbekannten abschreckenden archaischen Gefühlen in Berührung. Was die Erziehung und schließlich wir selbst verdrängten, kommt mit einer Wucht auf uns zu wie am ersten Lebenstag. In der selbsternannten Krönung der Schöpfung wird die Natur neu erweckt, in der feinen Dame meldet sich der Instinkt, gesteuert von undurchsichtigen Prozessen, und wir stellen fest, dass wir anders empfinden, reagieren und fühlen. Die Schwangerschaft nimmt ihren Lauf, das Kind wächst, die Geburt kündigt sich an – die Frauen erfahren, dass sie sich nicht mehr ganz gehören, keine Kontrolle haben. In der vertrauten beherrschten Person werden Gelüste wach, das vermeintlich gezähmte Tier rührt sich. Die Frau wehrt sich in weiser Voraussicht schon in der Schwangerschaft, indem sie sagt: »Ich bin kein Muttertier!«

Schon im 15. Jahrhundert begannen die Stadtbewohner, die von ihrer Menschenwürde sehr überzeugt waren, die überschwänglichen Liebesäußerungen der Mütter ihren Neugeborenen gegenüber als Zeichen von Tierhaftigkeit zu bezeichnen. Dass sich die Bäuerinnen, die inmitten von Tieren lebten, so verhalten, mochte noch akzeptiert werden. Die Damen der Stadt müssten sich jedoch beherrschen und solche Exzesse vermeiden. Der Adel und die aufkommende Bourgeoisie, die sich der Natur immer mehr entfremdeten, prägten zunehmend die Verhaltensregeln, und dem einfachen Volk erschienen diese bald als nachahmenswert. Die städtische Lebensweise verändert den Lebensstil, die Urbedürfnisse aber bleiben.

Schwangerschaft, Geburt und Postpartum sind, wenn wir es zulassen, Episoden, welche die Fenster zu unserem Ursprung öffnen können. Die Aussagen von Forschungsergebnissen in diesem Bereich mögen für manche erstaunlich und befremdend sein, für andere aber sind sie eine willkommene Erklärung und Bestätigung dessen, was sie als »Wissen des Fleisches« verstanden hatten.

Zwar hat sich der Mensch im Laufe der Evolution von seinen tierischen Vorfahren fortentwickelt, aber trotz allem haben wir immer noch eine Gemeinsamkeit beibehalten: die Steuerzentrale der lebenserhaltenden Funktionen.

Über diese Zentrale werden Wärmeregulierung, Durst, Hunger, Fortpflanzung bzw. Sexualität gesteuert. Sie ist Teil unseres Gehirns, der primitivste Teil davon, und sie funktioniert wie eine Drüse. Wir nennen diese Verbindungsstrukturen um den Hypothalamus und die Hirnanhangsdrüse das »Primärhirn«. Dieser Begriff wurde von Dr. Michel Odent in seinem Buch *Von Geburt an gesund*[2] geprägt. Das Primärhirn ist u.a. aktiv in allen Situationen des Lebens, die der Arterhaltung dienen, wie beispielsweise Liebesspiel, Paarung, Reproduktion, Geburtsvorgang und Stillen. Seine Aktivität besteht darin, Hormone auszuschütten. Diese Stoffe wiederum lösen Verhaltensweisen aus, die nicht erworben, sondern angeboren und artspezifisch sind. Das Primärhirn ist »alt«, weil es schon am Ende des ersten Lebensjahres reif ist, wohingegen die stammesgeschichtlich jüngeren Hirnstrukturen (Cortex cerebelli, Cortex cerebri und Neocortex) erst im Erwachsenenalter reif werden. »Alt« ebenfalls im Rahmen der Evolution, denn diesen Teil des Gehirns haben wir gemeinsam mit allen Säugetieren. Menschen haben aber im Vergleich zu den Säugetieren einen riesigen Neocortex entwickelt, der ihnen z.B. das Denken und Überlegen ermöglicht, Fähigkeiten, die im Erwachsenenalter weiter entwickelt werden können.

Diese beiden Teile des Gehirns können in bestimmten Situationen schlecht miteinander kooperieren, d.h., die intellektuellen Aktivitäten des Neocortex können die instinktiv reflexartigen Abläufe des Primärhirns unter Umständen hemmen. Natürlich kann sich dieser Konflikt auch umgekehrt äußern. Wer hat nicht selbst schon erfahren, dass eine intellektuelle Beschäftigung das Liebesspiel stört? Andererseits kann man von zwei Menschen, die sich vollkommen aufeinander eingelassen haben, in dieser Situation keine geistige Leistung erwarten. Beim

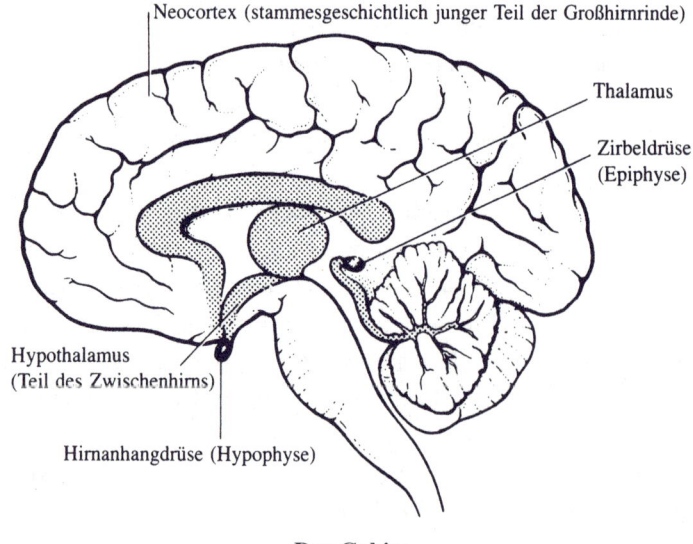

Das Gehirn

40

Geburtsprozess sind Fragen oder Erklärungen an die Gebärende, die ihre volle geistige Gegenwart verlangen, geburtshemmend. Die Deutung einer CTG-Kurve und womöglich die Aufforderung, eine bestimmte Atemtechnik anzuwenden, sind nur dazu geeignet, den reflexartigen Geburtsvorgang vorübergehend zu unterbrechen. Mütter erleben diesen Widerspruch oft in der Stillzeit. Eine Frau, die sich in dieser Phase vorgenommen hat, ihre Diplomarbeit zu Ende zu schreiben, wird öfter verzweifeln: Anspruchsvolle intellektuelle Arbeit und Stillen lassen sich aus den oben erklärten gegenseitigen Hemmungen schlecht vereinbaren.

Ob während des Geschlechtsaktes, der Geburt oder des Stillens, wenn sich das rationale, »vernünftige« Gehirn einschaltet, hat dies meist die Hemmung des instinktiven, reflexartigen, vom Primärhirn gesteuerten Prozesses zur Folge. Ist die Hemmung durch den Neocortex hingegen ausgeschaltet und kann das Primärhirn ungehindert funktionieren, dann sind die Verhaltensweisen eines Menschen nicht mehr spezifisch menschlich, so beispielsweise die Geräusche und Körperhaltungen bei der Liebe, der Geburt und dem Stillen. Es sind Situationen, in denen wir die Kontrolle über uns verlieren und anerzogene, »vernünftige« Verhaltensweisen über Bord werfen. Meist fürchten wir diese Momente. Das Verstehen dieser Prozesse kann uns jedoch dabei helfen, ohne Scham das Tierische in uns zu akzeptieren. Und es kann uns helfen, Prozesse willentlich zu unterstützen oder zu hemmen. Wenn wir Bedingungen schaffen, die die Aktivität des Neocortex nicht anregen, sondern ihn eher zur Ruhe bringen, schaffen wir gleichzeitig günstige Voraussetzungen für die Abläufe, die vom Primärhirn gesteuert werden. Ohne diese Geheimnisse zu kennen, haben z.B. Nachtlokalbesitzer deren direkte Anwendung in ihren Räumen verwirklicht: Dämmerlicht, Wärme, Intimität, geschützte Zweisamkeit. Sie sind die Voraussetzungen für den harmonischen Ablauf sämtlicher Episoden des Sexuallebens.

Schwangerschaft, Geburt, Stillen und Rückbildung sind bei allen Säugern nur möglich, wenn das Primärhirn die nötigen Stoffe in ausreichender Menge ausschüttet. Sie garantieren damit die erfolgreiche Fortpflanzung und das Überleben des Nachwuchses. Dank dem Neocortex können wir diese Fakten aufnehmen und darüber nachdenken und sind damit nicht Sklaven unserer Instinkte. Wir haben die Wahl, in die natürliche, bewährte und instinktive Abfolge einzugreifen, sie zu stören und einige Aspekte sogar auszuschalten. Die männliche lineare Sichtweise hat uns sogar dazu verleitet, die zyklisch ablaufenden Aspekte der weiblichen Sexualität als eine Last zu empfinden. Das Beharren auf Stabilität ist in der Forschung selbst oft ein Hindernis für die Entdeckung und das Verständnis ungeahnter Phänomene gewesen. Was den Männern auf Grund ihrer Physiologie unerreichbar ist, wurde den Frauen als Handikap ausgelegt. Und um uns Frauen dann davon zu befreien, wurden von Männern Ersatzmethoden entwickelt. Die ach so benachteiligte weibliche Natur erreicht damit endlich neue Stufen, die sie aus männlicher Sicht beneidenswerten Kriterien näher bringt! In-vitro-Fertilisation (künstliche Befruchtung), Geburt unter Vollnarkose oder Periduralanästhesie, Kaiserschnitt, Flaschennahrung. Eisprung, Schwangerschaft, Menstruation, Wechseljahre, auf alles, was als physiologische Phasen der weiblichen Sexualität verstanden wird, können wir verzichten und dem begehrten Modell Mann immer ähnlicher werden. Mit der Komplexität der Langzeitfolgen solcher Ersatz- bzw. Auslöschungsmethoden werde ich mich in diesem Buch später ausführlicher beschäftigen.

Aber schon hier sei die Frage erlaubt: In welcher Nische, der instinktiven oder der »vernünftigen«, dürfen sich Mütter nach der Geburt befinden? Mütter scheinen in unserer Gesellschaft nur Probleme zu verursachen. Spürbarer als in anderen Lebensphasen erfahren Mütter von ihren kleinen Kindern die Zwiespältigkeit unserer Kultur. Die Doppelmoral trifft sie tagtäglich und treibt sie in die Einsamkeit und Depression. Möglichst unauffällig sollen sie ihre Aufgaben lösen! Die Art und Weise, wie eine Gesellschaft die Mütter und Kinder behandelt, sagt viel über ihre Gesamteinstellung dem Leben und damit der Zukunft gegenüber aus. Mütter haben in unserem System keine Lobby. Die Logik, die uns beherrscht, trägt den Urbedürfnissen von Müttern und Babys nicht Rechnung.

Im vorigen Kapitel wurde aufgezeigt, wie sich Werte dem Wandel von Staatsraison, Bevölkerungspolitik und medizinischer Entwicklung untergeordnet haben und wie sich Frauen diesen Modellen anpassten und die eingeschränkte Freiheit des vorhandenen Rahmens nutzten, um ihre Sexualität zu leben. Die neue Herausforderung, die uns auf Grund der Überbewertung unseres Neocortex droht, ist die der mehrfachen völligen Vernichtung des Planeten. Die Auslöschung allen Lebens ist heute möglich. Eine menschliche Spezialität! Aber Sexualität, Fortpflanzung und Zukunft (damit verknüpft die Erhaltung der Art) sind eng miteinander verbunden. Die Vermutung, dass die Wissenschaftler, die diese zweifelhaften Leistungen hervorgebracht haben, sexualfeindlich sind, liegt nah! Die Sorge um den eigenen Nachwuchs hat viele Mütter dazu geführt, ökologisch aktiv zu werden. So wurde beispielsweise die Gruppe »Mütter gegen Atomkraft«[3] nach Tschernobyl gegründet. Die Verantwortung für die nächste Generation kann als die logische Abfolge von Geschlechtsakt, Zeugung, Schwangerschaft, Geburt und Stillen verstanden werden. Alle Maßnahmen, Systeme und Mittel, die zur Vernichtung des Ökosystems, zu dem der Mensch gehört, führen, sind in diesem Sinn sexualfeindlich und zeichnen den Menschen aus.

Das Beispiel der Heroen und die Botschaft Jesu, sich nicht zu weit von unserer Säuger-Natur zu entfernen, sind nicht verstanden worden. In der Zeit rund um die Geburt werden Frauen daran erinnert. Der Lebenswille der Kinder wird zu einem unüberhörbaren physiologischen Ruf nach dem Grundlegenden. So stellen Kinder mit ihrer Ankunft eine Aufgabe dar, die Mütter intensiv wahrnehmen können. Umso mehr geraten diese in einen schmerzhaften Zwiespalt, wenn ihnen nicht gestattet wird, auf ihre innere Stimme zu hören. Die Göttin Nemesis bestraft die Menschen, die sich für Götter halten ...

»Ich bin kein Muttertier!« Das Muttertier hat keine Wahlmöglichkeit, es erfüllt instinktiv seine Aufgaben und gewährleistet damit das Überleben seines Nachwuchses, der von der Zukunft noch nichts weiß. Das Programm funktioniert, solange das eigene Leben nicht unmittelbar bedroht wird. Treten Notsituationen auf, müssen diese zuerst abgewendet werden, bevor das Programm weiterlaufen kann. Das Bedürfnis, sich in Sicherheit zu bringen, unterbricht die Balz, der Geburtsvorgang kann bei Tieren, die in freier Wildbahn leben, durch eine Gefahrensituation zum Stillstand kommen. Bauern wissen, dass verängstigte Kühe wenig Milch produzieren. Wenn die Nachbarschaftshilfe erschöpft ist und keine andere Hilfe mehr zu erwarten ist, werden in den Slumvierteln die Kinder ausgesetzt. Unter Umständen ist der individuelle Überlebensinstinkt stärker als die Liebe, so lehrt es uns schon das Märchen *Der Däumling*. Immer ist das eigene Überleben vorrangig, und erst wenn dieses gewährleistet ist, können Funktionen, die der Fortpflanzung und Erhaltung der nächsten Generationen dienen, stattfinden.

Um die Mutterschaft anzunehmen und in der Lage zu sein, für das Kind zu sorgen, brauchen Menschenmütter Bedingungen, die sie schützen. Doch die Gesellschaft ist immer weniger in der Lage, ihnen den nötigen Schutz zu gewähren. PPD ist ein Hilferuf, der von »hohen Tieren« nicht wahrgenommen wird!

3 Die Geburt der Mutter

»Alles wurde sterilisiert, sogar die Mutterliebe.«

Bernard This
Pädiater und Psychoanalytiker

Iatrogene Erkrankungen in der Schwangerschaft, während der Geburt und des Wochenbetts

Die Entstehung der Mutter-Kind-Beziehung beginnt nicht erst nach der Geburt. Die Schwangerschaft ist mehr als die biologische Aufbauphase des Kindes, sie ist gleichzeitig die Phase, in der die Mutter ihre Bereitschaft und Fähigkeit entwickelt, ihr Baby zu bemuttern. Die Schwangerschaft verändert die Persönlichkeit der Frau, indem sie ihre eigene Entwicklung, ihre Weiblichkeit, ihre Sexualität und ihr ganzes Dasein beeinflusst. Ein mögliches Mutter-Selbstbild baut sich auf. Der Ablauf der Schwangerschaft kann nicht von der globalen Geschichte der Frau losgelöst werden. Schon in Mädchenköpfen entstehen Fantasien rund ums Kinderkriegen. Jedes Kind entwickelt Szenarien zu Themen wie Geschlechtsverkehr, Schwangerschaft und Geburt. Dabei werden die Rollen den eigenen Vorstellungen und dem momentanen Wissen entsprechend verteilt. Die Bindungsprozesse in der Schwangerschaft werden beeinflusst von der psychosexuellen Vorgeschichte jeder Frau. Dabei hat die eigene Mutter als Identifikationsfigur und als Liebeserfahrungsquelle eine wichtige Rolle gespielt.

Schwanger sein, in Hoffnung sein ... eine Zeit des Wartens, in der das Kind im Körper und in der Vorstellung Gestalt annimmt. Das Baby, das in der Traumwelt existiert und lebt, ist nicht der Embryo oder der Fötus im intrauterinen Raum. (Die Empfängnis findet für manche Völker erst dann statt, wenn der zukünftige Vater das Kind der Mutter im Traum überreicht hat.) Das Traumkind, das Zukunftskind erscheint als fertiger Mensch, mal als Junge, mal als Mädchen. Bei seinem Erscheinen ist alles möglich, was sowohl beängstigend als auch beruhigend wirken kann. Dieses Traumkind dient als Basis für die Auseinandersetzung mit ihm und für die Bindung, die entsteht. Seine Eigenschaften lassen es der Mutter mal liebenswert, mal abschreckend erscheinen. Damit wird die Entwicklung der ersten affektiven Bindung gesichert. Das Baby nimmt seinen Platz im dynamischen soziokulturellen Kontext ein.

Während dieses Prozesses schaltet sich heute immer häufiger die pränatale Diagnostik ein. Frauen, die sich auf diesen Weg begeben, sind sich der Konsequenzen oft nicht bewusst. Der Umgang mit modernen Technologien überfordert selbst die Technokraten. Die Nuancen zwischen Screeningtests, Wahrscheinlichkeitsrisiko und einem tatsächlich negativen Befund stellen eine riskante Grauzone dar, von falschen positiven oder falschen negativen Aussagen einmal abgesehen. Frauen, die sich zu solchen Schritten haben überreden lassen, bereuen es oft im Nachhinein. Sie spüren, wie sie ihre Beziehung zum Kind wochenlang auf Eis gelegt haben, bis dann die Untersuchungsergebnisse vorhanden waren. Viele ethische Fragen tauchen plötzlich auf, und die Qualitätsbedingungen ihrer Liebesbereitschaft wirft quälende Schatten. Die Sicherheit, ein gesundes Kind zu bekommen, ist zwar für viele beruhigend, aber wie sicher ist diese vermeintliche Sicherheit? Die Mehrzahl der behinderten Kinder hat keine genetisch bedingten Behinderungen, vielmehr sind es Ereignisse während Schwangerschaft und Geburt, die zu den meisten Behinderungen führen.

Der fötale Körper des tatsächlich existierenden Kindes bietet als solcher nicht die Basis für eine Liebesbeziehung. Auf dem Monitor des Ultraschallgeräts erscheint das Bild des Fötus. Dieser wird auf Güte geprüft, kontrolliert und gemessen. Maße in Zentimetern und Gramm werden eingetragen, und der Geburtstermin abermals errechnet. Ist dieser Eingriff in den geschützten Raum der Gebärmutter nicht eher dazu geeignet, die Traumwelt mit ihren Fantasien und zaghaften liebevollen Plänen zu zerstören? Ohne Rücksicht hat der medizinische Voyeurismus »gläserne Gebär-Mütter« geschaffen.[1] Dazu der Gynäkologe und Geburtshelfer Dr. Erich Saling, 1989: »Seit Beginn der 60er Jahre ist der intrauterine Raum auf seinerzeit unvorstellbare Weise vielfältig und dazu außerordentlich rasch medizinisch erschlossen worden.« Inzwischen werden Stimmen laut, die den staatlichen Schutz des Fötus fordern. Immerhin ist es noch die Frau, die für ihr Kind bürgt, mit Leib und Seele. Die Richtung der Entwicklung verändert jedoch allmählich dieses Verhältnis. Die Medizin mit ihren Vorsorgeprogrammen ist dabei, neue Krankheiten zu provozieren, die dann die Bezeichnung »iatrogen« verdienen (d.h. von Ärzten verursacht). Eine davon, mit ihren Symptomen wie Hilflosigkeit, Angst und dem Gefühl des Ausgeliefertseins, blüht bei schwangeren Frauen. Im Rahmen der sogenannten Vorsorge ist Dr. Faust am Werk. Die neuen Techniken verändern den Menschen, die Mutter wie das Kind. Ein-bilden ist nicht mehr möglich, denn das Bild wird geliefert. Träumen und Fantasieren werden der Mutter auf Grund der Flut von objektiv-pseudo-wissenschaftlich zuverlässigen Daten schwer gemacht. Es gibt laut den neuesten Erkenntnissen keinen Grund für die routinemäßige Ultraschalluntersuchung aller Schwangeren.[2] Das Kind wird dadurch zum messbaren Objekt, die Sorgen und Freuden orientieren sich an Zentimetern und Gramm. Die Vorstellungskraft mit ihrem Placeboeffekt, die die Entwicklung der Beziehung genährt hat, ist mit dem Einmarsch des High-Tech verdrängt worden. »Es ist ein Junge!« Niemand hat gefragt, aber man bekommt es gesagt, und plötzlich kann man sich die Hälfte der Träume ersparen. Nun werden die Kindsbewegungen als kräftig, heftig, männlich gespürt. Das Spektrum des Möglichen schrumpft, die Träume sind vernünftig geworden!

Im Dezember 1979 bestätigte das Ultraschallgerät, dass die Herztätigkeit des Fötus eingestellt war. Am nächsten Tag folgte der spontane Abort eines 600 Gramm schweren männlichen Kindes. Im Bericht wurden Untersuchungsergebnisse, Maße und Alter angegeben und einige zusätzliche sehr realistische Angaben gemacht. Mein Schmerz hatte mit diesen Daten nichts gemeinsam. Erst der Traum, in dem ich

47

mich von meinem »fertigen« Kind, süß, rund und rosig, wie ich es mir wochenlang vorgestellt hatte, verabschiedete, konnte mein Leid lindern. Es sagte in einem Hauch: »Lass mich in Frieden gehen.«

Östliche Traditionen lehren, dass nur eine gesunde und glückliche Mutter ein gesundes und glückliches Baby haben kann. Die hebräischen Lehrbücher empfehlen einen liebe- und rücksichtsvollen Umgang mit der Schwangeren. »Sie soll fröhlich und munter sein« war die Hauptregel schon im Mittelalter. Weil nicht immer alles so einfach ist mit der Fröhlichkeit, wurden zahllose Empfehlungen, Verbote und Tabus Bestandteile der Schwangerschaftskultur; diese betrafen die Ernährung, die Kleidung und das Anlegen von Amuletten, den Schlaf und den Beischlaf, der nicht, wie viele glauben möchten, verboten wurde. Im Gegenteil, er wurde als Beitrag des Vaters zur Formung des Teiges, der im Ofen des Uterus langsam zum Kind gebacken wird, betrachtet. Der Mutterkuchen wurde als ein Rest dieses Teiges angesehen. Der Geschlechtsakt während der Schwangerschaft wurde als wichtiges Merkmal des Menschen verstanden, denn trächtige Tiere paaren sich nicht.

Der »Arbeitsschutz« wurde von der Gemeinschaft der Frauen übernommen, und ohne großes Aufsehen halfen Mütter, Tanten und Nachbarinnen. Sogar die Priester kümmerten sich um das physische Wohl der Schwangeren und erhoben ihre Stimme, um die ungehobelten Männer an ihre Pflichten zu erinnern. (Männer verhalten sich ihren Frauen gegenüber oft nicht so, wie man es von ihnen erwartet.) Der ganzheitliche Ansatz in der Vorsorge ist nicht neu. Dazu gehörten besondere Gebete, spezifische Heilige waren für das Wohl der Schwangeren zuständig, und wenn die offizielle Amtskirche keinen zur Verfügung hatte, so bestimmte der Volksglaube örtliche Heilige, die meistens aus einer Mischung von heidnischem und katholischem Glauben entstanden waren.

Die europäische sogenannte Schwangerschaftsvorsorge des 20. Jahrhunderts hat die Bedeutung des Gemütes allem Anschein nach vergessen. Die Vorsorgeuntersuchungen verwandeln sich zu einer peinlichen Suche nach irgendwelchen kleinen Abweichungen. Die Ärzte konzentrieren sich auf potentielle Probleme. Eine verantwortungsvolle werdende Mutter hat alle Termine einzuhalten, vier z.B. in Frankreich und immer mehr in Deutschland – sind es zehn oder inzwischen zwölf? Die Mütter verlassen die Praxis oft unglücklich und besorgt. Nicht selten sind diese beiden Gefühle bereits zu ständigen Begleitern der Schwangeren geworden. Man spricht inzwischen vom Noceboeffekt solcher Praktiken (Nocebo kommt aus dem Lateinischen: Ich werde schaden. Im Gegensatz zu Placebo: Ich werde beruhigen). Ein großer Teil der Arbeit der Geburtsvorbereiterin besteht heute darin, für diese Gefühle in den Kursen Platz einzuräumen und in den Gruppen darüber zu sprechen, damit die negativen Auswirkungen nicht überhand nehmen. Auf diese Weise fördern seit etwa 15 Jahren Hunderte von Geburtsvorbereiterinnen die öffentliche Gesundheit Deutschlands.

Ein WHO-Bericht zum Thema »Postpartale Depression«[3] kommt zu dem erstaunlichen Ergebnis, dass das subjektive Erleben von Schwangerschaft und Geburt und nicht die tatsächlichen Komplikationen mit der PPD einhergeht. Den schwangeren und gebärenden Frauen zuzuhören, ihnen Raum zu geben für ihre Gedanken, Ängste und Klagen, und die Bereitschaft, ihnen emotionale Unterstützung zu bieten, sind notwendige Aspekte, die in der Prävention berücksichtigt werden müssen, wenn der PPD vorgebeugt werden soll. Die Geburtsvorbereiterinnen haben hierzu seit Jahren einen unschätzbaren Beitrag geleistet.

Inwieweit sich die permanent suggerierte Bedrohung, das Kind nicht lang genug austragen zu können, negativ auswirkt, wurde bislang nicht untersucht. Wir wissen aber, dass jeder Druck, dem eine Schwangere ausgesetzt ist, sich für sie und das Kind schädlich auswirkt. Deswegen entscheiden sich immer mehr Frauen für die Vorsorge bei der Hebamme, deren Ansatz die Förderung der Gesundheit ist. In den Niederlanden möchte sich kein Arzt um gesunde Schwangere kümmern, und siehe da, die meisten sind gesund, und 33 Prozent gebären zu Hause. Die geängstigte Frau wird immer häufiger zur Kontrolluntersuchung gehen, doch dadurch wird ihre Unsicherheit nur verstärkt. Damit ist sie zunehmend auf die Hilfe ihres Arztes angewiesen, bis sie schließlich gar nicht mehr selbst entscheiden darf, sondern ihm ihr ganzes Selbst und ihr Kind anvertrauen muss. Ein Arzt sagte dazu einmal:»Mündigkeit geht bis zur Entscheidung des Bürgers, zum Arzt zu gehen, dann entscheidet der Arzt.« Trifft diese Feststellung auch für schwangere Bürgerinnen zu, Herr Doktor?

In den neun Monaten der Schwangerschaft sollte eine Frau einen Weg zurücklegen, entlang dessen sie ihre Kräfte und ihr Selbstvertrauen wachsen spürt – ein Initiationsritual, das ins Muttersein mündet. Stattdessen wird sie selbst wieder zum Kind gemacht. Wenn ihr eigenes Kind gesund geboren wird, ist sie voll Dankbarkeit ihrem Arzt gegenüber, kann sich aber selbst kaum eine eigene Leistung zuschreiben. Das Gefühl der Hilflosigkeit in der Schwangerschaft, sei es gegenüber dem Arzt, dem Arbeitgeber oder dem autoritären Partner, ist dazu geeignet, empfindliche Stoffwechselreaktionen aus dem Gleichgewicht zu bringen. So können beispielsweise große Kortisolausschüttungen depressive Zustände auslösen. Eine Studie zeigt, dass Frauen, die in der Schwangerschaft besonders viel Zuwendung brauchen, eher Gefahr laufen, an PPD zu leiden, wenn sie die erwünschte Zuwendung nicht erhalten.[4] Verhängnisvoll ist dabei die Tatsache, dass gerade die Hormone der Kortisolfamilie, die in der Nebennierenrinde produziert werden, ein Hindernisfaktor in der Kettenreaktion sind, die zur Herstellung der für die Geburtsarbeit notwendigen Prostaglandine führt. In dieser Studie heißt es weiter:»Die Komponenten subjektiver Erfahrungen, wie vorausgegangene Fehlgeburten, ursprüngliche Abtreibungsgedanken, die subjektive Erfahrung einer komplizierten Schwangerschaft, subjektive Gefühle der Ohnmacht während der Geburtsarbeit und Gefühle von Unzufriedenheit mit der Geburtsleitung, stehen im Zusammenhang mit PPD. Dies zeigt auf, dass subjektive Belastungserfahrungen in der Schwangerschaft und während der Geburt mehr als objektive Messwerte für die Entstehung von PPD von Bedeutung sind.«

Auf ganz subtile Art schließt sich der Noceboeffekt-Kreis. Aus der Schwangeren wurde eine unmündige Patientin, die auf Grund ihrer Hilflosigkeit depressiv wurde. Dies scheint den Gedanken zu rechtfertigen, dass ihr depressiver Zustand eine spontane Geburt erschweren wird. Erneut ist die Schwangere auf die tatkräftige bzw. operative Fertigkeit fremder Personen angewiesen, oder sie empfindet die Periduralanästhesie als die einzige Rettung. Auch die Initiationsphase wurde ihr erspart: das Gebären! Der Angst, dem Schmerz, der vermeintlichen Todesnähe trotzen, bis das Leben mit dem Erscheinen des Kindes aus ihrem Leib siegt. »Die Mutter steht vor einem neuen Lebensabschnitt, sie sollte nach allgemeiner Auffassung glücklich sein, sich freuen, dankbar sein für die erwiesene Hilfe, Anerkennung zeigen für die Ausdauer und Mühen des Pflegepersonals, dankbar den Geburtshelfern gegenüber. Doch stattdessen: die Mütter sind überempfindlich, reizbar, depressiv, weinerlich und lassen sich gelegentlich sogar gehen. Wo liegen die Hintergründe dieses [scheinbar] unartigen Verhaltens?«[5]

Der Boden für PPD wird vorbereitet. Der Anteil bestimmter emotionaler Zustände (auch hervorgerufen durch die Änderung des hormonellen Gleichgewichts der schwangeren Frau) an Wachstumsstörungen des Fötus ist wahrscheinlich hoch, jedoch schwer zu belegen. Die Interaktion der Mechanismen wird zunehmend besser verstanden. Stresshormone und insbesondere Kortisol in großen Mengen hemmen das Wachstum des ungeborenen Kindes. Möglicherweise gibt es ja noch andere Wege, der werdenden Mutter und damit auch dem Kind zu helfen, als die Verschreibung einer zusätzlichen Ultraschalluntersuchung. Wie wär's mit einer Empfehlung für Singen, Bauchtanz, Yoga oder Schwimmen?

Weil die Schulmedizin immer noch daran zweifelt, dass eine Frau selbst weiß, was gut für sie ist, können Studienergebnisse dazu beitragen, das Selbstbewusstsein der Frauen und der Schwangeren zu stärken. Eine Studie beispielsweise hatte sich zum Ziel gesetzt, die Schlafposition von Frauen nach der 30. Schwangerschaftswoche zu untersuchen.[6] Die Schlafposition übt einen großen Einfluss auf die Versorgung des Kindes aus, weil die Hohlvene (*Vena cava*) je nach Stellung mehr oder weniger zusammengedrückt wird, was wiederum den Blutrücklauf und die Herztätigkeit beeinträchtigt. Die Ergebnisse zeigen, dass der Körper der Mutter auch im Schlaf spontan weiß, was für sie und das Kind besser ist. 76 Prozent der Schwangeren schlafen auf der linken Seite, eine Haltung, die die Hohlvene entlastet, doch nur 25 Prozent der Nicht-Schwangeren aus der Vergleichsgruppe schlafen auf der linken Seite. Wissen Mütter denn nicht doch besser, was für sie und ihr Kind von Vorteil ist?

Kaiserschnitt auch für den Bürger?

Immer mehr Kinder kommen per Kaiserschnitt zur Welt. Eine medizinische Notwendigkeit oder Bequemlichkeit? Die Tendenz ist steigend; in Deutschland liegt die Rate bei annähernd 17 Prozent. Nach sorgfältiger Forschung und Beratung mit internationalen Experten rät die WHO in ihren Empfehlungen: »Für keine geographische Region gibt es irgendeine Rechtfertigung für mehr als 10 bis 15 Prozent Kaiserschnittgeburten.«[7] Eine interessante Untersuchung stellte fest, dass in Ländern, in denen es mehr Geburtshelfer als Hebammen gibt, auch die Kaiserschnittrate hoch ist.[8] Die USA, wo das Hebammenwesen nicht etabliert ist, haben eine Rate von 20 bis 22 Prozent an Kaiserschnittgeburten. Hier setzt sich bereits in der Alltagssprache eine Wortschöpfung durch, wonach nicht mehr von »cesarean« gesprochen wird, sondern von »abdominal«. Das heißt, der Begriff »Kaiserschnitt« wird durch die allgemeine Bezeichnung »Bauch« verdrängt, und der Frage nach den Geburtsumständen wird noch weniger Wert beigemessen. Ein Euphemismus perfider Art, der versucht, das, was Ausnahme bleiben sollte, im Bewusstsein als normal und üblich erscheinen zu lassen. Hatten Sie eine vaginale oder eine abdominale Geburt? Es klingt harmlos und irgendwie so ähnlich!

Der normale Geburtsprozess ist so gestaltet, dass der Fötus ihn gut übersteht. Besondere Hormone bewirken beim Baby zeitweise eine Verlangsamung der Herzfrequenz, wobei zeitgleich das Gehirn mit Sauerstoff gut versorgt bleibt.[9] Das Dauer-CTG und viel mehr natürlich die Interpretation der Kurven ohne Berücksichtigung dieser physiologisch wünschenswerten Anpassungsvorgänge, führt zur Fehldiagnose: Das Baby ist in Gefahr! Notkaiserschnitt.

Die Beziehung zwischen der Entwicklung von PPD und anderen Formen von psychischen Erkrankungen und der Kaiserschnittgeburt ist in der Forschung bereits nachgewiesen.[10] Der bereits erwähnte erhöhte Bedarf an Pflege und Zuwendung, der nach einer Operation gut verständlich ist, kann auf den Wochenbettstationen oft nicht zur Zufriedenheit der Mütter geleistet werden. Wieder werden Hormone der Kortisolfamilie ausgeschüttet! Als ergänzender Faktor kam bei diesen Studien noch hinzu, dass der Stillerfolg niedrig war.

Eine Mutter berichtet: »Ich hatte abends heftige Kontraktionen gespürt. Ich war in der 36. Schwangerschaftswoche. Mein Mann fuhr mich in die Universitätsklinik. Dort wurde ich ans CTG angeschlossen. Dem Baby ging es gut. Dann wurde ein Tropf angelegt, um meine Wehen zu hemmen. Daraufhin habe ich mit Panik reagiert. Mein Herz schlug wie wild, ich hatte Angst, atmete ganz hektisch und zitterte. Die CTG-Kurven wurden nochmals aufgeschrieben, und plötzlich wurde mir mitgeteilt, dass es meinem Kind nicht gut ginge, es müsste sofort per Kaiserschnitt geholt werden. Ich versuchte, nach einer Periduralanästhesie zu fragen, aber keiner hörte mir richtig zu, nein, keine Zeit, sofort, Vollnarkose. Mein Mann begleitete unsere Tochter auf die Neugeborenenstation und konnte gerade noch ein Sofortbild machen. Das Bild war alles, was ich hatte bis zum übernächsten Tag. Dann wurde mir meine kleine Tochter gebracht. Sie war ganz gesund; sie hatten sie nur solange beobachten wollen. Meine Rührung war so groß, ich habe geweint und geschluchzt, dabei tat die Naht sehr weh. Ganz allmählich, jetzt sind vier Wochen vorbei, sammle ich die Puzzleteile, um das entstandene Loch möglichst klein zu halten. Einige Puzzleteile sind hoffnungslos verloren! Aber ich stille jetzt voll.«

Es ist heute in allen Disziplinen unumstritten (Anthropologie, Geburtshilfe, Hebammenwesen, Pädiatrie, Öffentliche Gesundheitslehre, Psychologie und Soziologie), dass der erste Mutter-Kind-Kontakt nicht gestört werden sollte. Aus diesem Grund empfiehlt die WHO, die ersten Untersuchungen des Neugeborenen in den Armen seiner Mutter vorzunehmen. Wenn aber Notsituationen mit Rettungsmaßnahmen, die die Trennung notwendig machen, herbeigeführt worden sind, wird das frühe Bonding unmöglich gemacht. Die Verlegung der Neugeborenen in die Neonatologie ist ein zusätzliches Glied in der fatalen Kette von Diagnose und Therapie – in vielen Fällen gefolgt von der PPD-Erkrankung der Mutter.

Einleitung, Umleitung, Irrwege

Die Blütezeit der programmierten Geburt war vor etwa 20 Jahren. Das führte dazu, dass bei einer Vielzahl der Frauen, die heute Mutter werden, damals die Geburt »eingeleitet« wurde. Die geplante Geburt war in Deutschland zur bequemen Mode geworden. An Wochenenden, an Feiertagen und vielleicht auch an Tagen, an denen besondere Ereignisse stattfanden, wie z.B. eine Treibjagd mit dem Fürsten, ein Golfspiel mit X oder nur ein Tennisturnier, wurde nicht geboren. »Davor oder danach« war die Devise der Ärzte, und so wurden Geburten eingeleitet, Wehen gehemmt oder verstärkt, wie es gerade »passte«. Die logische Folge waren häufig die instrumentelle Beendigung der Geburt mit Zange oder Saugglocke, Wiederbelebung des Neugeborenen usw. Die Flaschenfütterung durch Schwestern nach festgelegten Zeiten erscheint in diesem Zusammenhang geradezu harmlos. Die Mutter-Kind-Bindung wurde auf eine Ernährungsfrage reduziert und sollte in einem abgesteckten Rahmen erfolgen!

Ich selbst war damals glücklicherweise durch die Maschen dieses Zeitrasters gefallen: Ich stillte als einzige Mutter in der Wöchnerinnenstation. Da ich Französin bin, wurde mir das verziehen, denn schließlich gewährt man uns doch immer ein bisschen mehr Freiheit. Aus diesem Grund wurde mir mein Kind auch wenigstens sechs- oder achtmal am Tag gebracht, und ich dehnte die Stillzeiten aus, so dass meine Tochter immer recht lange bei mir war.

In Frankreich sieht es mit der Freiheit diesbezüglich anders aus. 1990 war man durch die hohe Anzahl der in die Neonatologie verlegten Babys alarmiert, und so sah sich der Gesundheitsminister gezwungen, die Ärzte in einem Schreiben an alle Geburtsstationen daran zu erinnern, dass eine normale Schwangerschaft 40 Wochen dauert und nicht 37. Die Ärzte schienen dieses Detail wohl vergessen zu haben, denn eine Epidemie von Einleitungen in der durch Ultraschall ermittelten 37. Schwangerschaftswoche führte zu Geburten von unreifen Babys. Man bezeichnete diese daraufhin als iatrogene Frühgeburten, was soviel bedeutet wie von Ärzten verursachte Frühgeburten. Diese Babys mussten die fehlende Zeit in Brutkästen verbringen. Von einer Känguru-Methode war auch nicht die Rede. Die teure Ausstattung der Neonatologie sollte sich rentieren, denn nur so kann das Inventar an High-Tech zu großer Wertschätzung in der Bevölkerung gelangen. Der Bedarf an Brutkästen stieg an, neue Mittel mussten bewilligt werden, der Etat und damit das Ansehen solcher Stationen und nicht zuletzt das Ansehen der Chefärzte stiegen damit gewaltig. Dankbarkeit macht sich im Volk schnell breit, wenn es darum geht, das Leben von Babys zu retten.

Dass wir jedoch bei einer solchen Missachtung mit daraus resultierenden Langzeitfolgen rechnen müssen, zeigt uns eine neue Disziplin: die Epidemiologie. Ihr Ziel ist es, Zusammenhänge zwischen verschiedenen Ereignissen im Gesundheitsbereich aufzudecken. Der Psychologe Dr. Adrian Raine untersuchte 4269 Männer, die in Kopenhagen zwischen 1959 und 1961 geboren wurden.[11] Er fand dabei heraus, dass diejenigen, bei deren Geburt es Komplikationen gab (z.B. Zangengeburt) und die von ihrer Mutter früh abgelehnt wurden, sehr gefährdet waren, später gewalttätige Kriminelle zu werden. Ein wichtiger Aspekt dabei ist, dass die Ablehnung der Mutter allein nicht zu diesem Risiko führte. Diese Ergebnisse zeigen auf, dass das Geschehen rund um die Geburt nicht unerheblich für die Entwicklung des Kindes ist. Das Heilen von pränatalen und perinatalen Traumen in der Hypnosetherapie, wie sie z.B. der Psychologe David Chamberlain anwendet, wurde entwickelt, um die tiefen Störungen aufzulösen. Die Götter in Weiß wollen sie nicht wahrhaben, aber die Göttin Nemesis gibt uns bereits Hinweise. Es dauert Jahrzehnte, bis die Ergebnisse der Forschung in der Praxis Anwendung finden. Doch haben wir noch so viel Zeit?

Im Sommer 1995 wurde in einem spanischen Heft für werdende Mütter Folgendes gedruckt:»In der Sommerzeit erhöht sich die Zahl der eingeleiteten Geburten. Falls die Schwangerschaft weit genug fortgeschritten ist, kann der Gynäkologe die Entscheidung für eine Einleitung treffen, damit das Kleine vor seinem Urlaub geboren wird. Viele Frauen akzeptieren dies aus Bequemlichkeit und auch, um sicher zu sein, dass ihr Arzt ihnen bei der Geburt beisteht und kein Fremder.«[12]

Periduralanästhesie – ein Kurzschluss?

Diese Möglichkeit der Schmerzbekämpfung erfreut sich einer immer größeren Zahl von Anhängern, denn die Schmerzsignale erreichen dabei nicht das Gehirn, weil die Leitung der Reize vorübergehend unterbrochen ist. »Die Atmosphäre in den Kreißsälen ist viel besser, man hört die Patientinnen nicht mehr schreien«, sagte ein Arzt zu mir, »es war manchmal unerträglich.« Die Arbeitsbedingungen hätten sich dadurch wesentlich gebessert.

Eine Mutter erklärte mir ihren Wunsch nach einer Periduralanästhesie (PDA) damit, dass sie sich ihrem Partner ungern in einem desolaten Zustand zeigen wolle. Sie möchte ihrem Partner diesen Anblick, wie sie ihn bei Frauen in Geburtsfilmen gesehen hatte, ersparen: unkontrolliert, durcheinander, unästhetisch. Andere Frauen versprechen sich davon, ihr Kind in einem emotional ausgeglichenen Zustand willkommen heißen zu können. Ausgeglichenheit ist weit entfernt von Leidenschaft, und Leidenschaft impliziert Leiden. Die Unterbrechung der Schmerzleitung bewirkt, dass das Gehirn die Befehle, die eigentlich zur Geburt gehören, nicht erhält und auch die Stoffe nicht ausschüttet, die unmittelbar notwendig sind oder es nach der Geburt sein werden, wenn das erste Liebesrendezvous mit dem

Kind stattfinden könnte. Die PDA-Epidemie führt erneut zu der Frage: Ist Mutterliebe ein Gefühl auf Abruf? Mütter fühlen sich nicht normal, wenn die große Liebe zum Kind, auf die sie sich eingestellt und gefreut hatten, dieses überwältigende Gefühl gar nicht aufkommen will. »Was mich erschreckte, war die Tatsache, dass ich nichts spürte, weder für meinen Mann noch für mein Kind, einfach nichts.«

Dieser Frau wurde nicht mitgeteilt, dass die physiologische Basis, also die hormonelle Mischung, die für dieses Hochgefühl notwendig ist, sich wegen der PDA oftmals nicht richtig einstellen kann. Die Zuneigung und die Rührung über das winzige Baby sind schon vorhanden, aber die Liebe wird erst wachsen müssen. Schuldgefühle wegen mangelnder Liebe, Furcht vor der eigenen mütterlichen Inkompetenz (weil nur Fürsorge und Pflichtbewusstsein als Leitfaden dienen), Angst vor dem endlosen aufopfernden Geben lösen starke Zweifel bei Müttern aus, die sich nicht Hals über Kopf in ihr Kind verlieben können. Die altruistische Liebe lässt auf sich warten! In den folgenden Kapiteln werde ich auf diese subtilen Zusammenhänge noch ausführlich eingehen. Doch bereits hier wird deutlich, dass die Geburt letztendlich durch die PDA erschwert wird. In einer Konferenz der La Leche League in Paris, 1992, sagte der Geburtshelfer Dr. M. Guy, dass die heutigen Erkenntnisse dazu führen sollten, diese Art der Anästhesie Frauen vorzuenthalten, die voraussichtlich große Schwierigkeiten haben könnten, eine Bindung zu ihrem Kind aufzunehmen, beispielsweise Frauen in finanziellen Schwierigkeiten. Zu dieser Gruppe gehörten auch alleinstehende Mütter.

Zahlreiche Studien sind mit jungen Müttern, die im Krankenhaus geboren hatten, durchgeführt worden, um die hormonelle Erklärung von depressiven Zuständen nach der Geburt zu untermauern. Alle konnten bestätigen, dass die Geburt eine gewaltige Umstellung im hormonellen Haushalt der Frau auslöst. Der Zoologe D. Haig kam zu der Erkenntnis, dass Frauen, die in der Schwangerschaft an Brechreiz (Hyperemesis) leiden, sehr viel weniger an PPD erkranken. Nach seiner Auffassung sind hohe Östrogenkonzentrationen dafür verantwortlich.[13]

Hohe Progesteronwerte vor der Geburt, gefolgt von einem Progesteronsturz mit abnehmenden Werten bis zum fünften Tag gehen einher mit depressiven Zuständen am fünften Tag.[14] Eine der Schlussfolgerungen heißt: Möglicherweise könnte man die Wochenbettdepression durch Progesterongaben lindern. Kurz nach der Geburt, also prophylaktisch angewandt bei Frauen, die bereits unter PPD gelitten haben, kann Progesteron das dramatische Absinken des Hormonspiegels auffangen. Die Londoner Ärztin, Dr. Katharina Dalton, hat schon vor Jahren eine Progesteronbehandlung vorgeschlagen.»Wenn es nach mir ginge, würden alle Frauen es in kleinen Dosen nehmen, solange sie fortpflanzungsfähig sind, das heißt 35 Jahre lang, vom fünfzehnten bis zum fünfzigsten Lebensjahr, dadurch würden sie nie unter PMS oder PND leiden.«[15] (PMS: Prämenstruelles Syndrom, PND: Postnatale Depression oder PPD.) Neuerdings hat Dr. Dalton ihre Untersuchungen weitergeführt und ist zu dem Ergebnis gekommen, dass eine Progesteronprophylaxe bei Frauen, die schon einmal an PPD gelitten haben, in 92 Prozent der Fälle einen Rückfall verhindere.[16]

Die Progesteronausschüttung muss jedoch zurückgehen, damit das Hormon Oxytozin, das für die Geburt und das Stillen notwendig ist, seine Wirkung entfalten kann.[17] Die Verhaltensforscherin Niles Newton hatte ihrerseits Oxytozingaben als Mittel gegen Depression vorgeschlagen.[18] Die spontane Ablösung der Nachgeburt durch körpereigene oxytozininduzierte Kontraktionen wird selten abgewartet. Auch wenn bis dahin alles normal lief, findet sich immer jemand mit einer Spritze, der der Mutter eine Dosis Syntheseoxytozin (Syntometrin) verabreichen will, um die Ablösung der Plazenta zu beschleunigen.

Die Komplexität der Umstellungen entgeht uns. Die Teilerkenntnisse, über die wir heute verfügen, sollten Respekt für die subtilen Prozesse auslösen, die, wenn wir sie auch nicht bis ins letzte Detail verstehen können, vielleicht gerade deshalb unsere bewundernde Zurückhaltung verlangen. Hormonausschüttungen und psychische Zustände mit ihren auch im sozialen Bereich befindlichen Auslösern bedingen sich. Es gibt gute Gründe anzunehmen, dass willkürliche Einflussnahmen die Entwicklung von PPD begünstigen.

4 Die mütterlichen Liebeshormone

>»Höre, mein geliebter Schatz ...
>Schließe mich ein in deinen Armen.
>Erschüttere meine Seele mit deinen milchspendenden Brüsten.
>Sperre mich ein Tag und Nacht in das Gefängnis deines Herzens.«

Vidyapati, Bengalen, 15. Jh.
(Übersetzung aus dem Englischen durch die Autorin)

Auf die Bedeutung der Hormone rund um die Geburt eines Kindes wurde bereits hingewiesen. Für den harmonischen physiologischen Ablauf präziser Prozesse spielt keines von ihnen im Orchester ihres Zusammenspiels ein Solo. Wie der erste Bindungsprozess, vom hormonellen Standpunkt aus betrachtet, abläuft, und wie sich darauf aufbauend die Liebesbeziehung zwischen Mutter und Kind entwickelt, wird im Folgenden aufgezeigt. Durch eine Fehlsteuerung in der Zentrale, die wir Primärhirn nennen, kann ein Ungleichgewicht entstehen, das zu einem hohen Maß für die Auslösung depressiver Zustände verantwortlich sein kann. Die angeführten Beispiele aus dem Säugetierreich sollen verdeutlichen, wie Verhaltensweisen ohne Einfluss von kulturellen Instanzen entstehen und für die Arterhaltung von entscheidender Bedeutung sind.

Wenn wir vom Bindungsprozess, von Beziehung oder Bonding sprechen, benützen wir moderne Begriffe, die die Wissenschaft geprägt hat. Eigentlich geht es allgemein gesprochen um Liebe zwischen zwei Personen. Lieddichter und Poeten haben schon immer diese tiefe Regung besungen, alle Künstler dieses Thema aufgegriffen. Seitdem Konrad Lorenz das Verhalten der Graugänse beschrieben hat und dabei von der »sensiblen Phase« sprach, ist ein neues Vokabular entstanden. Die Naturwissenschaft untersucht die Liebe und entwickelt dazu neue Begriffe. Prägung geschieht nur während der sensiblen Phasen des

Lebens. Im Tierreich begünstigen zahlreiche Hormone wie Katecholamine die Prägung. Weil solche und andere Hormone im menschlichen Leben, sowohl bei der Mutter als auch bei ihrem Baby, nie ein höheres Niveau erreichen als während des Geburtsprozesses und in der Phase unmittelbar danach, spricht nichts dagegen, diesen Zeitpunkt »sensible Phase« zu nennen.

Oxytozin

Zahllose Experimente an Ratten und anderen Säugetieren mit dem Hormon Oxytozin bildeten den ersten Schritt, um die Wirkung der Hormone auf unser Verhalten zu verstehen. Die Forscher J. Turkel und J.S. Rosenblatt hatten das Blut von frisch entbundenen Ratten, männlichen jungfräulichen Ratten ins Gehirn gespritzt. Dadurch wurde bei diesen Tieren das typisch mütterliche Verhalten ausgelöst, d.h., sie hielten die Neugeborenen zusammen und wärmten sie.

Der Geburtsprozess wird unter anderem von Oxytozin gesteuert; starke, effektive Kontraktionen für die Geburtsarbeit werden von ihm ausgelöst. Dieses Hormon ist ebenfalls bei der sexuellen Luststeigerung sowie beim Geschlechtsverkehr hochrelevant. Oxytozin erreicht ein hohes Niveau bei der Masturbation von Mann und Frau. Eine Forscherin in Stanford, Mary Carmichael, stellte fest, dass Frauen beim Orgasmus einen zehnmal höheren Oxytozingehalt im Blut aufweisen als Männer.[1] Im männlichen Organismus löst Oxytozin die Kontraktion der Prostata und der Spermiengänge für die Ejakulation aus.

Oxytozin wird bei allen Episoden des sexuellen Lebens ausgeschüttet und zusammen mit anderen zu den Liebeshormonen gezählt.[2] Das künstliche Oxytozin, das in Form von Tropf oder Spritze oder einfach als Spray verabreicht werden kann, um beispielsweise die Kontraktionen der Gebärmutter anzuregen, löst jedoch nicht die gleichen Kettenreaktionen aus. Wenn Hormone ausgeschüttet werden, dann entsteht immer ein labiles Gleichgewicht, das die Produktion und Ausschüttung anderer Stoffe mit sich bringt. Die Ausschüttung von Oxytozin geschieht pulsierend. Im Gegensatz dazu werden bei künstlichen Hormonen willkürliche Dosen in die Blutbahn gebracht. Die empfindliche Balance kann dadurch leicht gestört werden, weil das Gehirn durch bestimmte Barrieremechanismen die entsprechende Botschaft nicht erhalten kann. Somit wirkt das künstliche Hormon nur lokal begrenzt (Uterus oder Brust), und das Verhalten wird davon nicht beeinflusst.

Wie ausgeglichen diese Balance sein kann, zeigt sich an den Müttern nach der physiologischen Geburt ihres Kindes. Dann ist nämlich ihr Oxytozinspiegel am höchsten. Die Vorteile dieser großen Liebeshormonmenge sind von lebensrettender Bedeutung. Wenn die Mutter ihr Baby ungestört an sich drückt, spürt und betrachtet, lösen diese instinktiven Verhaltensweisen starke Kontraktionen aus, die das Abstoßen der Plazenta verursachen. Anschließend ziehen die Kontraktionen die Gebärmutter weiter zusammen, so dass keine Blutungsgefahr aufkommt. Unter solchen Umständen wird das Baby bald die Brust finden, um Kolostrum zu saugen, und damit werden wiederum Impulse für das Zusammenziehen der Gebärmutter gegeben. Mütter, die keine Medikamente nehmen, und ihre Babys sind vollkommen aufeinander eingestimmt. Was viele Mütter schon lange wissen, wird heute von der Forschung bestätigt: Sobald eine stillende Mutter ein Signal ihres hungrigen Säuglings wahrnimmt, erhöht sich ihr Oxytozinspiegel, und dieser bewirkt über komplizierte Wege einen Milchspendereflex. Ein Vergleich bietet sich an bei Verliebten, die, ohne sich zu berühren, nur weil sie einander beispielsweise am Telefon hören, schon in einen Erregungszustand kommen. Während des Stillvorgangs ist der Oxytozinspiegel der Mutter nach 20 Minuten vergleichbar mit dem während des Orgasmus. In der Muttermilch fließt Oxytozin mit, so dass das Baby dieses Liebeshormon mit der Nahrung zu sich nimmt. Ein Muster für die Verliebtheit entsteht, geprägt von Wärme, Zuwendung, Geruch, Herzrhythmus, Körperkontakt.

Immer mehr Frauen wagen es, zwischen Geschlechtsverkehr, Gebären und Stillen Vergleiche zu ziehen. Wie wir sehen, sind diese Wahrnehmungen der Frauen erst jetzt glaubwürdig, weil die Forschung sie bestätigen kann. Die Zweierbeziehung Mutter-Kind weist alle erregenden Merkmale auf, die bei anderen Zweierbeziehungen bekannt sind. Oxytozin ist als Vorbote von euphorisierenden Stoffen ein gutes Eigenmittel gegen PPD.

Endorphine

Die Ausschüttung von Oxytozin ist aber nicht die einzige Gemeinsamkeit mit den Episoden des Liebeslebens. Parallel dazu werden noch andere Stoffe freigesetzt, die als Teil eines von der Natur entwickelten Belohnungssystems betrachtet werden können. Es sind die morphiumähnlichen Substanzen der Familie der Endorphine. Endorphine sind Glücks- und Wonnehormone, gleichzeitig sind sie auch unsere natürlichen Schmerzmittel.

Während des Geschlechtsverkehrs werden Endorphine ausgeschüttet. Diese Substanz wurde bei Hamstern gemessen. Nach der fünften Ejakulation hatten die Tiere 86-mal höhere Endorphinwerte im Blut als die Kontrolltiere. Endorphine sind extrem kurzlebig. Sie vermitteln für einen Augenblick ein Gefühl von Glück.

Wenn der physiologische Geburtsverlauf nicht gestört wird, erhöht sich der Endorphinspiegel und bewirkt den Übergang in einen anderen Bewusstseinszustand. Dieser Effekt ist mit den von Opiaten ausgelösten »Trips« vergleichbar.[3] Frauen, die diesen Zustand erreicht haben, scheinen in einer anderen Welt zu sein, von der unseren abgeschnitten. Ihre Wahrnehmung von Ort, Zeit und Schmerz ist anders. Diese Erkenntnisse rücken das Konzept von Schmerzbekämpfung in der Geburtshilfe in ein anderes Licht. In den für die Arterhaltung relevanten Situationen (Sex, Geburt, Stillen) geht Schmerz einher mit einem Schutzsystem, das die Ausschüttung von morphiumähnlichen Substanzen in Gang bringt. Daraus folgt, dass Lust und Schmerz nicht getrennt werden können und dass die Geburtshilfe, die den Geburtsschmerz mit immer ausgeklügelteren Methoden ausschalten will, einen noch nicht ausreichend untersuchten Langzeiteffekt auslösen kann.[4] Unser endogenes System gegen den Schmerz ist unser endogenes System für Lust und Wonne. Aus Unwissenheit wird dieses System während der Geburt ausgeschaltet.

Die Periduralanästhesie wurde als die optimale Alternative zu anderen Schmerzmitteln gepriesen, von denen man inzwischen weiß, dass sie sich alle auf das Baby auswirken. Die Begeisterung für Methoden, die in die Physiologie eingreifen, sollte erfahrungsgemäß erst nach Langzeitstudien aufkommen dürfen. Die Langzeitstudien, die die Auswirkungen nach Jahren oder Jahrzehnten untersuchen, sind wie so oft im Bereich der Geburtshilfe der Anwendung nicht vorausgegangen. Eine Studie bei Tieren kommt zu dem Schluss, dass Schafe, die frei von jeglicher kulturellen Konditionierung sind, nach einer Periduralanästhesie kein Interesse für das neugeborene Lämmchen zeigen.[5] Ziegen, die länger als fünf Minuten von ihrem neugeborenen Zicklein getrennt werden, sind vollkommen desinteressiert, was bei Tieren in der freien Wildbahn einem Todesurteil gleichkommt. In Frankreich, wo die Periduralanästhesie häufig angewandt wird (Landesdurchschnitt 70 Prozent), hat man davor gewarnt, diese Art der Schmerzlinderung Frauen zu verabreichen, bei denen man die Vermutung haben könnte, dass ihr Kind nicht erwünscht ist.

Während des Geburtsvorgangs schüttet das Kind ebenfalls Endorphine aus, so dass in der Stunde nach der Geburt Mutter und Baby regelrecht mit Hormonen überflutet sind. Diese Hormone veranlassen sie, instinktiv das Richtige zu tun – solange sie nicht gestört werden und solange der Neocortex der Mutter nicht durch vernünftige Ratschläge wieder eingeschaltet wird. Die Interaktion zwischen den beiden ist so aufeinander abgestimmt wie bei zwei verliebten Partnern während des Liebesakts. Die hochsensible einmalige Phase des Bondings, die unseren Respekt verlangt, findet statt. Wenn wir ein Liebespaar aus Versehen »überraschen«, machen wir schnell die Tür zu. Auf den Stationen der Geburtshilfe ist das leider oft noch anders, die beginnende Liebesbeziehung genießt noch nicht die Intimität, die als unentbehrlich für alle anderen Episoden des Liebeslebens gilt. Zum ersten Mal schauen sich Mutter und Kind an, verlieben sich ineinander, berühren sich, Anhänglichkeit entwickelt sich. Die Endomorphine, also Opiate, lösen, wie wir wissen, eine Abhängigkeit aus, die sich zu einer Sucht entwickeln kann. So wird die Bindung, die entsteht, wenn sich Mutter und Baby im engen Hautkontakt und in diesem hormonellen Zustand befinden, verständlich. Ebenso können wir verstehen, dass zwei Sexualpartner im engen Kontakt und von endogenen Opiaten durchtränkt eine Abhängigkeit entwickeln werden, die nach dem gleichen Bindungsmodell verläuft wie bei Mutter und Neugeborenem.

Von seltenen Ausnahmen abgesehen, sind Menschen die einzigen »Landsäuger«, die den Geschlechtsakt mit einander zugewandten Gesichtern vollziehen. Dabei können sich die Partner anschauen und küssen, was die Emotionen anregt. Mütter schauen ihre Babys während des Stillens oft lang an und küssen sie danach. Diese Verhaltensweisen unterstützen die Bindung, indem das Verlieben ineinander immer wieder verstärkt wird. »Die ersten Schreie des Kindes sind für sie [die Mutter] eine so überwältigende Erfahrung, dass ihr das Herz vor Freude übergeht und sie die Tränen nicht zurückhalten kann. In diesem Augenblick lässt die Mutter ihren zärtlichen Empfindungen freien Lauf; sie sind so stark, dass es ihr nichts ausmacht, das Kind, das bedeckt ist mit Schleim, Blut und Käseschmiere, stürmisch zu liebkosen. Da ihr Gefühl und ihr Verstand zurückgekehrt sind, entschuldigt sie sich bei denjenigen, die sie glaubt beleidigt zu haben, als ihre Wehen am heftigsten waren. Diese Szene ist meist zutiefst bewegend.«[6] Die Beobachtungen dieses Arztes aus dem 18. Jahrhundert können heute in die Sprache der Physiologie übersetzt werden; sie sind sehr genau und zutreffend.

Stillen ist oder war für die Arterhaltung des Menschen notwendig. Dass das Stillen von Endorphinausschüttungen (endogene Morphine) begleitet wird, kann nur begrüßt werden. Das Belohnungssystem kommt in Gang und unterstützt die Mutter bei diesem Prozess, der ohne diese Begleiterscheinung vielleicht nur noch Stress bedeuten würde. Nachdem das Baby 20 Minuten an der Brust gesaugt hat, erhöht sich der Endorphinspiegel auf das Niveau, das beim Orgasmus erreicht wird. Alle Ratschläge, das Kind an jeder Brust nur fünf Minuten trinken zu lassen, führen dazu, dass das Belohnungs- und damit Ermutigungssystem nicht greifen kann. Eine niedrige Stillfrequenz kann die Folge sein. Beim Trinken nimmt das Baby Endorphine aus der Milch zu sich, weshalb manche Babys nach dem Trinken wie auf einem »Trip« aussehen. Die Empfehlung an Frauen, die unter PPD leiden, das Abstillen einzuleiten, sollte aus diesem Grund nochmals überdacht werden.

Die international anerkannte Geburtsvorbereiterin und Stillexpertin Sheila Kitzinger schreibt: »Wenn ihr Kind aufhört zu schreien, liebkost wird, zufrieden trinkt und sich in ihren Armen entspannt, dann erhält die Mutter die Bestätigung, dass sie es schaffen wird. Es ist wie beim Coitus, wenn die Gefühle fließen, beide Partner erleben einen Orgasmus und schlafen ein in der Gewissheit der gegenseitigen Liebe.«[7] Endorphine bewirken bei Mann und Frau eine Senkung der vorhandenen Ängste und eine Steigerung der Stimmung und der Wahrnehmung angenehmer Empfindungen.

Was geschieht später mit den Menschen, die als Neugeborene in diesem Kontext von Zuwendung, Körperwärme und Nährung aller Sinne keinen »Trip« erlebt haben? Werden wir das Märchen *Dornröschen* oder *Die Schöne und das Biest* bald nicht mehr verstehen und deshalb nicht mehr vorlesen? Eine mögliche physiologische Interpretation könnte sein: der Anblick, der die Liebe auslöst, dann der Kuss mit dem dazugehörigen Endorphinfluss, der zu neuem (Liebes-)Leben erweckt. In jedem Menschen schlummert, wie in der Prinzessin, von Anfang an Liebesdurst und -fähigkeit, die durch selbstlose Liebe erweckt wird. Oder die Schöne (die Liebe) vertreibt das Biest (das Böse), der liebevolle Prinz kann wieder leben. Wenn wir ihn nicht ausschalten, ist der Zauber am Anfang des neuen Lebens gegenwärtig und will in der Mutter und im Kind die Liebe erwecken.

Prolaktin

Hormonausschüttungen werden immer in einem bestimmten Kontext geschehen. Sie sind Elemente eines komplexen Gleichgewichts. Wenn eine Frau stillt, ist ihre hormonelle Balance nicht die gleiche wie während der Geburt oder des Liebesakts mit ihrem Partner. Die Liebe wird eine andere Richtung nehmen, je nachdem, wie viel Prolaktin fließt.

Prolaktin fördert den Nestinstinkt. Aus scheinbar ganz einfachen organisatorischen Gründen fangen werdende Mütter lange vor der Geburt an, die Babyausstattung zu besorgen. Wochen vor dem errechneten Termin ist schon alles da. Doch plötzlich entsteht in ihr das dringende Bedürfnis, noch etwas vorzubereiten. Das ist meist kurz oder unmittelbar vor dem Einsetzen der Wehen. Diesen plötzlichen Energieschub, der ursprünglich für den Nestbau vorgesehen war, nützen Frauen für andere Aktivitäten. Ihren Erzählungen entnehme ich, dass diese Energie manchmal rational für die Zeit danach umgeleitet wird: es wird vorgekocht oder gebacken und eingefroren. Bis spät in die Nacht wird geputzt oder etwas Gestricktes fertiggestellt. Manchmal wird die Energie für ein letztes Fest vor der Geburt genutzt, auf dem dann ausgiebig getanzt wird.

Prolaktin versetzt die Muttertiere in einen Verteidigungszustand, der mit erhöhter Wachsamkeit einhergeht. Die Schutz- und Verteidigungshaltung von Menschenmüttern ist eine alltägliche Beobachtung. Nicht selten werden Mütter wegen ihres Schutzinstinkts getadelt, und entsprechend oft wird ihren Reaktionen mit Vorwürfen begegnet. Schon während der Geburt möchten Mütter bei ihren Babys Kopfelektroden vermeiden, und unmittelbar danach möchten sie jeden Schmerz von ihrem Kind fernhalten. Aber die Mediziner haben immer gute, vernünftige Gründe für ihre Maßnahmen und fordern den Schutzinstinkt der Mutter ständig heraus. Die Frau wird dann schnell als hysterisch oder als Glucke bezeichnet. Selten bekommt sie Lob oder wird bestärkt in dem, was sie wünscht und abwenden möchte.

Wenn man die Veränderungen in der Behandlung der Neugeborenen in Deutschland beobachtet, so sind diese nur auf Grund des Verlangens der Mütter durchgesetzt worden, z.B. gedämpftes Licht bei der Geburt, das Stillen nach Wunsch und Rooming-in. In Frankreich, wo diese Bedürfnisse nicht ausreichend artikuliert wurden, verbringen Kinder ihren ersten Tag im Wärmebettchen im Neugeborenenzimmer statt im Bett der Mutter, umhüllt von ihrer Wärme. Mütter werden auch in der Zukunft noch für Veränderungen sorgen müssen, doch dazu brauchen sie die Bestätigung, dass sie Recht haben. Die Diskussion um die frühen ersten Impfungen und andere Vorsorgemaßnahmen im ersten Lebensjahr ist schon im Gange. Jede Impfung bedeutet Schmerz für das Baby. Mütter lassen ihre Kinder nur widerwillig spritzen, stillende Mütter noch weniger. Lang anhaltende, untröstliche Schreianfälle sind bei Säuglingen nach der dreifachen Impfung gegen Diphtherie, Tetanus und Keuchhusten beobachtet worden, wobei insbesondere die Stoffe gegen Keuchhusten dafür verantwortlich zu sein scheinen.[8] Die wenigen Langzeituntersuchungen, die bisher durchgeführt wurden, beweisen, dass Mütter hier wieder einmal mehr wissen. Zwischen Keuchhustenimpfung und Asthmaerkrankung scheint es Zusammenhänge zu geben.[9] Stillende Mütter schützen ihre Babys mit den eigenen Antikörpern und gewährleisten im ersten Lebensjahr mit ihrer Milch die optimale Entwicklung des Immunsystems des Kindes.

Wenn jedoch das hormonelle Gleichgewicht kippt und PPD sich einstellt, kann sich der Schutz- und Wachinstinkt in eine Manie wandeln: »Zuerst habe ich die Wiege in unser Schlafzimmer gerollt, damit das Baby in meiner Nähe war; dann habe ich die Wiege an mein Bett gestellt, dann habe ich immer wieder hineingeschaut und kontrolliert, ob das Baby atmet; dann habe ich eine Taschenlampe besorgt, und immer, wenn ich fast eingeschlafen war, bin ich wieder aufgeschreckt und habe in die Wiege geleuchtet, um zu sehen, ob das Kind noch atmet. Schließlich habe ich Alpträume oder Halluzinationen gehabt, das Kind wäre verstümmelt oder tot. Ich musste ständig nachsehen. Meine Erschöpfung war unbeschreiblich.«

Prolaktin senkt die Libido. Libidoverlust wird oft als Symptom für PPD interpretiert. (Dieser Aspekt der Partnerschaft wird später ausführlich behandelt.) Betrachtet man den Zusammenhang aus der Perspektive der Arterhaltung, ist diese Begleiterscheinung recht verständlich: Die Zweierbeziehung Mutter-Säugling hat Vorrang. Das sexuelle Interesse für den Geschlechtspartner ist bei den meisten Säugetieren in dieser Zeit nicht vorhanden. Das Weibchen ist nicht willig, sich zu paaren, es findet auch kein Eisprung statt. Das Männchen ist entweder desinteressiert oder hat andere Weibchen. Bei den Menschenaffen hat der Pascha den niedrigsten Prolaktinspiegel. Er lebt in einem Harem, wo seine Lust befriedigt werden kann. »Mannstollheit« bei Frauen nach der Geburt wurde früher als Krankheit erachtet und mit homöopathischen Mitteln behandelt. Heute ist es fast umgekehrt. Können Frauen ihre wahren Bedürfnisse noch erkennen?

Bei der stillenden Mutter fördert Prolaktin in Verbindung mit Oxytozin die Bereitschaft, sich Schwächeren zu widmen, den Gesetzen der Natur zu folgen, sich ihnen unterzuordnen. Der Altruismus wird gefördert, Brut- und Pflegeverhalten werden damit unterstützt. So wie Liebespartner, die, wenn auch in anderen Verhältnissen, ebenfalls unter dem Einfluss von Prolaktin und Oxytozin stehen, füreinander sorgen, so sorgt die Mutter für ihr hilfloses Baby. Im englischen Sprachraum werden Liebespartner mit »baby« angesprochen, was in diesem Zusammenhang gut nachvollziehbar ist. Die Bereitschaft, sich selbst zu vergessen, ist groß. Klingt das nicht schrecklich in den Ohren selbstbewusster emanzipierter Frauen? Gleichzeitig sinkt das Erinnerungsvermögen! Ist das vielleicht die Erklärung für die »Ammenmärchen«? Die Ammen produzierten viel Milch, d.h. viel Prolaktin. Dadurch wurde ihr Erinnerungsvermögen vermindert, was manchmal zu unglaubwürdigen Erzählungen führte. Doch heute spricht man eher von »Begriffsstutzigkeit« und Konzentrationsschwäche. Die negative Bezeichnung für die Eigenschaften der jungen Mütter zeigt das Ausmaß der Ignoranz, mit der ihnen begegnet wird. Die Selbstzweifel, die depressive Gefühle auslösen, können im Unwissen und Unverständnis für diesen besonderen Zustand (der jedoch völlig normal ist) wurzeln.

Ebenso ist der oberflächliche Schlaf, der sich schon vor der Geburt einstellt, aber eigentlich erst nach der Geburt seinen Sinn findet, eine Begleiterscheinung von Prolaktin. Den Begriff »Ammenschlaf« kennen nicht mehr viele Mütter, wohl aber, wie dieser sich anfühlt. Die Mütter schlafen nicht nur deshalb nicht tief, weil das Baby wach wird und gestillt werden möchte, sondern der »Ammenschlaf« ist vielmehr ein Ausdruck von Wachsamkeit und Schutz.

Adrenalin

Die große und alleinige Verantwortung für das Kind führt zu verstärkter Wachsamkeit. Wachsamkeit und Schutzinstinkt gehören zusammen, denn was nutzt der Schutzinstinkt der Mutter, wenn sie in tiefen Schlaf versinkt? In Gefahrensituationen wird der komplexen Hormonausschüttung zusätzlich Adrenalin zugefügt. Dieses Hormon gibt uns in Notsituationen die nötige Energie, um uns zu schützen, und dies hat sofortige Veränderungen der Verhaltensweisen zur Folge: handeln, flüchten, verteidigen.

Ich weiß noch, mit welchem Entsetzen ich als Kind beobachtet hatte, wie die Katzenmutter ihre Neugeborenen mit dem Maul am Nacken packte und eins nach dem anderen wegschaffte. Die Kleinen waren so groß wie Mäuse, und für mich und meine Geschwister sah es so aus, als ob die Mutter sie verspeisen wollte. Es war das erste Mal, dass in unserem Haus Kätzchen geboren worden waren, und unsere Entzückung war so groß, dass wir sie keine Minute unbeobachtet ließen, bis die Mutter sie, so meinten wir jedenfalls, verspeiste. Wir versuchten herauszufinden, wo die Katze sich versteckte, um diese schändliche Tat zu vollbringen. Das Versteck war für uns jedoch unerreichbar, und so riefen wir verzweifelt unsere Mutter. Sie konnte uns beruhigen und erklärte, dass Tiere in dieser besonderen Situation keine Zuschauer wollen. Dieses Bedürfnis nach Ruhe und Intimität war uns unbekannt. Die Katzenmutter handelte also richtig: Sie erschien jeden Tag vom

Säugen völlig abgemagert, um ihre Nahrung zu verschlingen und verschwand dann wieder. Wir waren gerührt und voll Mitleid. Eines Tages tauchte sie dann mit ihrem Gefolge auf. Die Babykatzen waren jetzt stark genug, um mit uns Menschen zu leben.

Adrenalin ist einer der wichtigsten Störfaktoren bei der Geburtsarbeit. Wenn eine Frau aber unmittelbar vor dem Austreten des Kindes in eine aufrechte Haltung kommt, sich an etwas festkrallt, die Knie beugt, und eine unvorstellbare Kraft entwickelt, so sind dies unmissverständliche Signale, dass in ihrem Kreislauf Adrenalin vorhanden ist. Und in diesem kurzen Moment ist Adrenalin ein willkommenes Hormon, das die letzten Kontraktionen fördert.[10] Frauen, die sich während der Eröffnungsphase im Wasser entspannt haben, und dann plötzlich aus der Wanne steigen, bekommen wegen des Temperaturunterschieds eine Gänsehaut. Der Körper reagiert auf die Kälte mit einer Adrenalinausschüttung (man kann diese Reaktion auch an den erweiterten Pupillen feststellen). Die Frau presst, und oft wird das Baby unmittelbar neben der Badewanne geboren. Das Kind hat in der Austreibungsphase ebenfalls adrenalinähnliche Substanzen in seinem Blut (Katecholamine), was dazu führt, dass bei der ersten Begegnung Mutter und Baby sich gegenseitig von den Augen des anderen angezogen fühlen. Mutter und Kind sind vorübergehend in einem Zustand der höchsten Wachsamkeit, so dass wir sagen können, dass Adrenalin, als Aggressionshormon bekannt, in diesem Zusammenhang als Liebeshormon verstanden werden kann und eine wichtige Rolle für die Bindung spielt. Auch beim Koitus spielt Adrenalin eine wenn auch sehr sporadische Rolle, die beispielsweise bei der Ejakulation Festkrallen, Beißen und Stoßen auslösen kann.

Viele Muttertiere lassen nur ihre eigenen Jungen an ihren Zitzen trinken. Falls sich ein fremdes Tier nähert, reagiert die Mutter mit Drohgebärden, Verteidigung oder Flucht. Die Milch wird durch diese Verhaltensweisen für den eigenen Nachwuchs geschützt. Adrenalin wirkt in diesem Augenblick arterhaltend. Außerdem würde die Milch für das fremde Tier gar nicht fließen, denn der sogenannte Let-down-Effekt bliebe aus. Tierärzte wissen, dass Kühe, die beim Namen genannt und vor dem Anlegen des elektrischen Melkgeschirrs gestreichelt und zusätzlich mit einem warmen Lappen am Euter massiert werden, ihre Milch großzügig fließen lassen. Vertraute Worte und Streicheleinheiten hemmen die Adrenalinausschüttung. Warum werden Tiere so liebevoll behandelt? Weil die Milch verkauft wird oder weil eine Kuh mit Euterentzündung viel Geld kostet?

Eine Mutter, die wegen wiederholten Milchstaus große Stillschwierigkeiten gehabt hatte, fand die Erklärung für ihre Probleme, als sie eine meiner Fortbildungen besuchte. In der Zeit nach der Geburt wurde sie von einer Räumungsklage bedroht. Die Vorstellung, die Wohnung verlassen und umziehen zu müssen, löste bei ihr Angstzustände und Wut aus, da ihr Bedürfnis nach einem Schutzraum für sich und ihr Kind nicht befriedigt werden konnte. Vielmehr musste sie sich bereitmachen für die »Flucht«. Die Milch konnte aus diesem Grund nicht fließen.

Wenn die Bedrohung das Maß des Erträglichen übersteigt, schaltet sich ein Schutzsystem ein, das sich mit den menschlichen Wertvorstellungen nicht mehr vereinbaren lässt. So wird das Töten im Tierreich beispielsweise als Lösung gegen Überbevölkerung angewendet. Nerzmütter töten und verspeisen ihren Wurf, wenn die Bedrohung vermeintlich groß ist und die Flucht unmöglich.

Menschenmütter erleben immer wieder das Gefühl der Auswegslosigkeit. Aus inneren Trieben handeln zu wollen und sich immer wieder an den von außen aufgestellten Grenzen zu stoßen, kann nach einer Weile die innere Lebendigkeit vernichten. Melancholie und Depression folgen dann schnell. Eine Mutter schrieb, wenn sie einen Wunsch frei hätte, wünschte sie sich eine Gesellschaft, die Frauen mit Kindern nicht automatisch aus dem »öffentlichen« Leben und ins Hausfrauendasein und damit in die Isolation abschiebt. Die gesunde gehemmte Handlung kann sich in einer ungesunden Umgebung zu einer entarteten Handlung entwickeln. Dies entspricht der Notreaktion eines Organismus, der sich bedroht fühlt. Mütter in dieser Not denken daran, obwohl sie sich solche Gedanken am liebsten verbieten möchten, das Kind an die Wand zu werfen oder ... Ja, Frau darf gar nicht daran denken ...

»Von der Sekunde an, in der mein Mann morgens die Wohnung verließ, verbat ich mir, zur Balkontür zu gehen, denn ich hatte solche Angst, mein Kind hinunter zu werfen. Ich hatte mir die Szene mehrmals genauestens vorgestellt: Das Baby fällt auf den Gehsteig, ist tot, Passanten entdecken es und schauen nach oben, sehen mich, und ich kann ihnen erklären, wie das passiert ist, bis ins kleinste Detail.« Ist die Frau krank? Oder sind es nicht eher ihre Umgebung und ihre Lebensbedingungen?

Die Schreianfälle eines Babys, das Alleinsein, die Hilflosigkeit, die geraubte Freiheit, die Angst, die sich dazu mengt, und die schier unendliche Verantwortung erklären die Aggression, die solche Kindstötungsgedanken auslösen kann. Der Gedanke allein ist nicht schon an sich ein Zeichen von PPD. Würden alle Mütter gefragt werden und könnten sie ohne Angst vor Verurteilung frei antworten, so würde eine Mehrheit von ihnen die Frage »Haben Sie wenigstens ein Mal daran gedacht, Ihr Kind an die Wand zu werfen oder es umzubringen?« bejahen.

Die Angst, diesen Gedanken in die Tat umzusetzen, die ständige Angst, dem Kind zu schaden, ist ein ernst zu nehmendes Zeichen, möglichst schnell Hilfe anzunehmen. Wenn die Erregungszustände so heftig werden, dass sie sich in Gewalttätigkeiten äußern (könnten), kann in der Mutter eine dauerhafte Angst entstehen. Sie erkennt, dass sie diese Zustände nicht mehr kontrollieren kann und fürchtet deren Ausbrüche. Die Zwangsvorstellungen, die aus depressiven Zuständen entstehen können, beschreibt eine Mutter: »Ich wollte die beste Mutter sein, und plötzlich schaute ich mein Kind an und dachte, ich könnte es verletzen. Um diese Vorstellung zu vermeiden, habe ich meine Tage peinlichst genau organisiert, damit ich nicht allein mit dem Kind sein musste. Ich konnte diesem Gedanken nicht ausweichen, aber aus Scham auch niemandem mitteilen. Ich war pausenlos unterwegs, um unter Leuten zu sein, und dadurch völlig erschöpft.«

Wenn die Grundbedürfnisse der Mutter nach Schutzraum, sozialen Kontakten und Sicherheit nicht erfüllt werden, kann sich ein Mechanismus einschalten, der zuerst der Sicherung des eigenen Überlebens dienen wird, indem es die Ursache der Frustrationen beseitigt. Dies kann die Ausschüttung der Liebeshormone stören zugunsten destruktiver Verhaltensweisen. Wenn die Liebe ganz gestört wird, sogar die Eigenliebe, können auch Suizidgedanken aufkommen. Die emotionale Intensität kann in Gewalt übergehen, wenn keine Möglichkeit, sie zu handhaben, mehr zur Verfügung steht. Rituale hatten daher auch die Funktion, die emotionalen Regungen in Bahnen zu lenken.

Bei den Säugetieren wie bei den Menschen haben die von Liebeshormonen gesteuerten Verhaltensweisen über Jahrtausende dazu beigetragen, die Art zu erhalten. Beim Menschen jedoch ist der Instinkt immer mehr gefährdet. Wir zögern, solche Verhaltensweisen spontan als positiv zu bewerten. Positiv für was? Positiv für wen? Das ist die Frage. Unsere Biologie führt uns Mütter, und sie zeigt uns den Weg, der langfristig gut ist. Wir kämpfen innerlich und neigen eher dazu, vom Neocortex gesteuert, kurzfristig bis mittelfristig zu handeln, d.h. die unmittelbaren Vor- und Nachteile für uns selbst zu sehen. Die Frage nach »Gut« oder »Schlecht«, die unser Intellekt stellt, können wir aber nur beantworten, indem wir vorgeben, die Fähigkeit zu besitzen, das Ganze zu überblicken.

Wie viele junge Mütter, die beim Weinen ihres Babys einen heftigen Milcheinschuss spüren, zögern, den hungrigen Säugling anzulegen? Die Stimmen sind deutlich: die des Körpers mit seiner Physiologie und die des Kindes. Die andere Stimme, die der sogenannten Vernunft, widerspricht: »Nicht jetzt schon wieder, ich habe gerade vor einer Stunde gestillt, ich will mein Kind nicht verwöhnen, es soll einen Rhythmus finden, sonst werde ich nie wieder ...« Manchmal übernehmen die frischgebackenen Großmütter diese Stimme, und so fällt es der jungen Mutter zeitweise leichter, sich gegen die eigene Mutter und für das Baby zu entscheiden. Sie wird entweder gegen die »vernünftigen« Argumente ankämpfen und sich für das Wohl ihres Kindes und ihr eigenes Wohl einsetzen müssen, oder sie wird »einsehen«, dass alle anderen Nichtbeteiligten es besser wissen, und an sich zu zweifeln beginnen. Wenn sich letzteres häufig wiederholt, lautet die Botschaft für das Kind: Schreien aus Hunger ist zwecklos. Der Hunger bleibt quälend, die Frustration steigt, ein Gefühl von Hilflosigkeit macht sich breit. Wir wissen heute, dass dieses Gefühl, hormonell betrachtet, dem der Depression ähnelt, mit allen dazugehörigen Stoffwechselaspekten (z.B. der Senkung der Abwehrkräfte). Eine andere Botschaft für das Kind heißt: Die Signale des Körpers werden nicht berücksichtigt, also lügt der Körper; Mutter weiß besser als ich, was gut für mich ist. Eine Botschaft mit Langzeitwirkung auf die Gesundheit und auf die Einstellung zu Körpersignalen.

Im Geburtsvorbereitungskurs frage ich mich manchmal, ob hier nicht eine Generation von Töchtern erzogen wurde, die als Neugeborene schon erfahren mussten, dass ihre Körpersignale es nicht wert sind, wahrgenommen zu werden? Vielleicht fing die Missachtung der Körpersignale noch früher an, als nämlich willkürlich mit Synthesehormonen die Geburt eingeleitet wurde, ohne dabei zu berücksichtigen, dass das Baby im Uterus selbst aktiv beim Auslösen der Wehen ist. Ich weiß heute immer noch nicht, woher ich die Selbstsicherheit hatte, zwei Wochen über den vom Arzt errechneten Termin zu warten, bevor meine Tochter dann ihre Geburt ankündigte. Der Chefarzt der Klinik, in der ich mich angemeldet hatte, war schon irritiert, denn er dachte, ich sei in ein anderes Krankenhaus gegangen, obwohl er mir mitgeteilt hatte: »Ich entbinde gerne Französinnen!« Wie sollen Frauen, die als »geplante Geburt« zur Welt kamen, später als Schwangere, Gebärende und Stillende die so wichtigen Eigensignale abwarten, wahrnehmen und bejahen können? Eine Kinder-Psychotherapeutin meint: »Häufig fehlt es den Eltern auch an Intuition.« Wie sollen sie das Signal »Milcheinschuss« richtig einordnen und umsetzen, ohne Wenn und Aber? Eine plausible Erklärung für mein vertrauensvolles Warten auf die spontane Geburt liegt vielleicht in der Tatsache, dass ich selbst spontan geboren und nach Wunsch gestillt wurde.

Immer wieder schalten sich vermeintlich höhere Instanzen ein, wollen den Körper optimieren, programmieren und am besten in ein zuverlässiges neokortikales Korsett stecken. Wenn wir nicht aufpassen, entfernen wir uns zunehmend von der Physiologie, die aber unsere Richtschnur bleiben sollte. Die Verabreichung von Synthesehormonen ist nicht harmlos. Sie ist häufig ein lokal wirkender Ersatz für Stoffe, die die Mutter unter optimalen Bedingungen selber hätte produzieren können. Die Bedeutung der Liebeshormone für den Empfang eines nicht wirklich erwünschten Kindes kann nicht hoch genug eingeschätzt werden. Die Liebesbereitschaft und Liebesfähigkeit in diesem entscheidenden Moment wird zunehmend von der Wissenschaft bestätigt.[11] Auf den Geburtshilfestationen scheint das Wissen darüber jedoch eher selten vorhanden zu sein.

5 Mutterliebe mit allen Sinnen

»Bei der systematischen Beobachtung von Müttern und Babys sind verschiedene Faktoren erkannt worden, die von grundsätzlicher Bedeutung für eine feste Bindung sind: häufiger langer Körperkontakt, die Fähigkeit der Mutter, ihr Baby zu beruhigen, Aufmerksamkeit den Signalen des Kindes gegenüber, schnelle Reaktion auf sein Schreien.«

Joan Raphael-Leff [1]
(Übersetzung der Autorin)

Singen und Lieder

Muss das Singen heute gerechtfertigt werden? Brauchen wir nachvollziehbare Gründe, um uns das Singen schmackhaft zu machen? Unsere Hemmungen der eigenen Stimme gegenüber sind oft so groß, dass das Summen, das in uns entsteht, nicht mehr frei fließen darf, außer vielleicht in der Badewanne, solange das Wasser rauscht, oder abgeschirmt im Auto.

Die Mehrheit der Mütter auf der ganzen Welt greift immer noch ungeniert zu diesem uralten Beruhigungsmittel. Bei zahlreichen Treffen mit ausländischen Frauen wurde mir bestätigt, dass Mütter spontan die Wiegenlieder aus ihrem Ursprungsland und in ihrer Muttersprache singen. Als meine Tochter geboren wurde, war ich gerade erst zwei Jahre in Deutschland. Mir fielen zu dieser Zeit selbstverständlich nur französische Lieder ein. Aber auch nach der Geburt meines Sohnes, acht Jahre später, nachdem ich also schon zehn Jahre in Deutschland war und eine Ausbildung als Erzieherin absolviert hatte, änderte sich in dieser Hinsicht nichts. Die Melodien, die uns in unserer frühen Kindheit begleitet haben, schlummern in uns so lange, bis unsere Kinder sie wieder erwecken. Und plötzlich sind sie da, zuerst nur die

Melodie und dann Stück für Stück auch der Text. Falls Lücken nicht geschlossen werden, erfinden wir passende Worte. Das Liedgut wird nicht verloren gehen – solange Mütter singen.

Auf den ersten Blick sieht es so aus, als ob der Empfänger, also das Baby, der einzige Nutznießer dieser Aktivitäten wäre. Und der Sender? Die Mutter, was hat sie davon? Eine Menge!

Die Sängerin Marie-Louise Aucher hat die Psychophonie entwickelt. Sie hat untersucht, wie Noten, Klänge, Harmonien, Vokale und Konsonanten auf unsere Physiologie wirken.[2] Die auf dieser Grundlage basierenden Methoden haben in der Psychiatrie Anwendung gefunden. Drei Jahre lang hat Marie-Louise Aucher mit werdenden Müttern und Vätern in der Klinik von Dr. Michel Odent in Pithiviers gearbeitet, d.h. gesungen. Marie-Louise Aucher erklärt, wie beim Singen Schwingungen erzeugt werden, die in unserem Körper bis in den Kopf hinein vibrieren. Die Qualität der Vibrationen ist von verschiedenen Faktoren abhängig. Sie wirken wie eine anregende Klangmassage, insbesondere auf zwei Drüsen, die zu unserem Primärhirn gehören: die Hirnanhangdrüse (Hypophyse) und die Zirbeldrüse (Epiphyse). Diese erhalten beim Singen über den Hypothalamus Signale zur Oxytozinproduktion. Ausgewählte Musik, die wir hören, aber insbesondere Wiegenlieder, die wir selbst singen, begünstigen auf komplexe Weise die Bereitschaft, sich wie eine Mutter um das Kleine zu kümmern.

Bestimmte Klänge, Rhythmen und Tonarten sind dazu geeignet, unsere Gefühle auf ganz subtile Weise anzusprechen. So zogen im Mittelalter die Bettler mit ihren Gesängen durch Dörfer und Städte. Diese Lieder weisen Gemeinsamkeiten auf mit bestimmten Kirchen- und Wiegenliedern. Rührung und Barmherzigkeit wird ausgelöst und drückt sich aus im Geben, seien es Almosen oder Zärtlichkeiten, Zuwendung oder Milch. Die Rhythmen dieser Lieder tragen dazu bei, diese Gefühle zu verstärken. Oft finden wir hier den 3/4 Takt, den sich jede Mutter gern zu eigen macht oder je nach Laune verändert. Dieser Takt ist dem doppelten Herzschlagrhythmus des intrauterinen Lebens sehr ähnlich. Das berühmte Wiegenlied von Brahms, das sich leicht in einen Walzer verändern lässt und wahrscheinlich deshalb weltweit

Einzug in die Kinderstuben gehalten hat, kann hier als Beispiel dienen. Komponisten haben oft auf das Liedgut ihres Landes zurückgegriffen, dabei verschwanden die folkloristischen Akzente zugunsten einer klassischeren Musik.

Guten Abend, gut Nacht

Guten Abend, gut Nacht, mit Rosen bedacht,
mit Näglein besteckt, schlupf unter die Deck!
Morgen früh, wenn Gott will,
wirst du wieder geweckt.

Guten Abend, gut Nacht, von Englein bewacht,
die zeigen im Traum dir Christkindleins Baum.
Schlaf nun selig und süß,
schau im Traum 's Paradies.

Die Texte der traditionellen Wiegenlieder spiegeln den jeweiligen Zeitgeist und die Kultur wieder. Wir empfinden sie heute meist als altmodisch. In ihnen kommen oft der Mond und die Sterne vor, ebenfalls Gott und Engel, aber auch Tod und Krieg werden angesprochen. In *Duerme Negrito* und *Nana de la Mora*, vertont von Manuel de Falla, fürchten die Mütter vielleicht den häufigen Kindstod, der sich in Form einer dunklen Frau der Wiege nähert. Sorgen und Liebe der Mütter drücken sich hierin aus. Stillende Mütter spüren nicht selten beim Singen solcher Lieder Tränen in sich aufsteigen, und manchmal schnürt es ihnen die Kehle zu. Diese Lieder sind dazu geeignet, Zustände der Regression zu fördern. Die Mutter erfährt sich selbst als hilfs- und schutzbedürftig. Diese momentane Schwäche gibt ihr die Gelegenheit, tiefes Mitgefühl für ihren hilflosen Säugling zu empfinden und lässt die Bereitschaft aufkommen, alles zu unternehmen, damit es dem Kind gut geht. Weinen oder »nah am Wasser sein« sollte nicht als Zeichen von PPD verstanden werden, sondern als Zeichen der großen Offenheit und damit Verwundbarkeit, die darauf abzielt, empfindsam für die Signale des Kindes zu sein.

Nicht selten fragen Sterbende, die das Glück haben, zu Hause ihr Leben zu beenden, nach einem Wiegenlied aus ihrer Kindheit. Im Moment der größten Schwäche entsteht das Bedürfnis nach dieser mütterlich anheimelnden Unterstützung für die letzte endgültige Regression.

Homer erzählte von der Bekämpfung der Pest mittels spezifischer Lieder. In München haben es die Schäffler gewagt, trotz Pestepidemie auf die Straße zu gehen, um zu tanzen und dazu zu singen. Seitdem dürfen sie alle sieben Jahre den Eröffnungstanz für das Oktoberfest gestalten. Singen als gesundheitsfördernde Aktivität! Singen kann auch verstanden werden als eine Möglichkeit, beide Gehirnteile (Neocortex und Primärhirn) in Einklang zu bringen: Atemtechnik, Text, Gedächtnis auf der einen Seite, Gefühle, Ausdruck und Spontaneität auf der anderen. Ein berühmter Geiger erklärte einmal, dass seine Kunst aus Konzentration und gleichzeitiger Hingabe besteht, etwas, was außerhalb der Kunst und der Liebe widersprüchlich ist. Die Aktivierung und Harmonisierung der Funktionen der Hypophyse (Hirnanhangdrüse) und der Epiphyse (Zirbeldrüse) begünstigen den Ausgleich im hormonellen und emotionalen Bereich.

Mantras, Singsang von Hindu-Mönchen, gregorianische Lieder und Klostergesänge tragen unter anderem dazu bei, Gewaltlosigkeit, Mitgefühl, Respekt gegenüber den Schwächeren (Kinder, Arme, Alte, Kranke und Gebrechliche) zu entwickeln. Achtung vor der wehrlosen Natur geht mit diesen Eigenschaften einher. Ökologisches Bewusstsein keimt mit der Liebe in der Wiege.

Ungeschriebene Lieder entstehen. Die Kreativität der Mütter beschränkt sich nicht auf das Gebären. Tagtäglich, situationsentsprechend erfinden sie Schlaf- und Beruhigungslieder. Lieder, die auch dazu dienen können, der Anspannung und Traurigkeit, der Freude, aber auch der Aggression Luft zu machen.

Riechen und Duftnoten

Unsere Nase ist unser Riechorgan, dessen Nervenenden mit dem Riechhirn (Rhinencephalon) in Verbindung stehen. Das Riechhirn ist ebenfalls eine Urstruktur, die im Primärhirn lokalisiert ist. Riechen können wir sofort bei der Geburt. Der Geruchsinn hilft dem Baby dabei, die Mutter zu erkennen, die Milchquelle zu finden. Muttertiere erkennen ihre Kleinen am Geruch. Untersuchungen mit Menschenbabys haben gezeigt, dass diese ruhig und mit Schluckbewegungen reagieren, wenn die Mutter in Riechweite ist; bewegt diese sich weg, werden plötzliche Handbewegungen registriert, das Baby öffnet die Augen und schließt den Mund, dabei erhöht sich der Herzschlag. Schon beim Ungeborenen verändert sich der Herzschlagrhythmus, wenn die Mutter angenehme bzw. unangenehme Düfte einatmet.

Wie riecht die Mutter bei der Geburt? Die Luft, die das Neugeborene einatmet, ist in den meisten Fällen, bei der heutigen Krankenhausgeburts- und Dammschnittsrate, eine Mischung aus Medikamenten und Desinfektionsmitteln. Der Belletrist Michel Tournier[3] beschreibt in einer Novelle, wie die ersten Geruchsempfindungen eines Kindes dieses für alle Zeiten prägen kann: »Ein Neugeborenes, das auf einem Operationstisch zur Welt kommt, den Geruch von Desinfektionsmitteln einatmet ... , ich behaupte, dass dieses Kind kraft einer solchen Natalprägung stets zur – wie soll man's schon nennen! – zur Klinikomanie, zur Medikomanie, zur Pharmakomanie neigen wird.« In den Schlussfolgerungen dieser Novelle wird dem Präsidenten der Republik Frankreich vorgeschlagen, Geburten an anderen Orten als im Krankenhaus stattfinden zu lassen, denn Menschen neigen immer dazu, den Ort ihrer Geburt aufzusuchen und sich die Umstände ihrer Geburt zu vergegenwärtigen – ein möglicher weiterer Grund für die enormen Defizite der Krankenkassen.

Der Eigengeruch spielt bei der Mutter-Kind-Beziehung eine Rolle, die wir leicht unterschätzen. Wir bemühen uns so sehr, nach nichts zu riechen. Trotz peinlicher Reinigung benutzen wir Deodorant und versprühen Düfte, vom Eigengeruch darf nichts übrigbleiben. Der Griff nach parfümierten Babypflegemitteln und Windeln wird vielleicht kritischer überlegt werden, nachdem bekannt wurde, dass hohe Anteile an giftigen chemischen Substanzen im Blut der Kinder gefunden worden sind.

Ein nicht parfümiertes Baby duftet so, dass das Pflegeverhalten instinktiv angeregt wird. Verkotete parfümierte Wegwerfwindeln werden naserümpfend entfernt, umso häufiger, wenn dem Säugling »humanisierte« Babynahrung aus der Flasche verabreicht wird. Es stinkt! Gestillte Babys stinken nie, sagen die Mütter, viele von ihnen verarbeiten die Muttermilch so gut, dass zehn Tage verstreichen können, ohne dass sie die Windel voll machen. Der Geruch vom »Muttermilchstuhl« veranlasst die Mutter instinktiv, Dinge zu tun, die sich auf die Beziehung zu ihrem Kind positiv auswirken werden. Trockenlegen und Wickeln sind besondere Anlässe, am Kind zu schnuppern, es zu küssen, seine Reaktionen als positive Bestätigung zu registrieren. Seine nackte Haut lädt gerade dazu ein, es an der eigenen Haut zu spüren, zu tragen und so eine einmalige, exklusive gemeinsame Duftnote zu kreieren.

Der Geruchssinn entzieht sich unserer Kontrolle. Kann die Mutter, die den Geruch ihres Babys immer überdecken bzw. verstecken will, ihr Kind vielleicht nicht riechen? Im Tierreich käme das einem Todesurteil gleich. Ist der übermäßige Gebrauch von Düften vielleicht ein Signal dafür, dass wir weder uns selbst noch die anderen riechen können, weil wir als »dufte« Säuglinge verkannt worden sind?

Die Reize über das Rhinencephalon wirken sowohl im Tierreich als auch beim Menschen auf vielfache Weise:

○ *Erinnerung:*
 Bei geschlossenen Augen können Düfte uns magisch in unsere Kindheit versetzen oder uns eine lang zurückliegende Reise vergegenwärtigen. Sexualität, Brunft, Balz und Paarung sind stark von Duftstoffen wie Pheromonen gesteuert. Ein niedriges Niveau zirkulierender Geschlechtshormone ist gekoppelt mit einem unterentwickelten Geruchsapparat.

○ *Erkennungsvermögen:*
Die eigenen Jungen werden bei verschiedenen Tierarten verstoßen, wenn Menschen sie berührt haben; der Geruch stimmt nicht mehr. Duftdrüsen, deren Sekrete zum Zusammenfinden der Geschlechter sowie zum Zusammenhalt des Herdenverbandes und Markieren des Territoriums dienen, spielen in der Tiergemeinschaft eine große Rolle.

○ *Konzentration und Ahnung:*
»Es riecht nach Gefahr.« Schwangere haben einen verschärften Geruchssinn, was Verhaltensveränderungen zur Folge hat: Sie meiden z.B. verrauchte Räume, sie erkennen viel früher als andere am Geruch, wenn Speisen nicht mehr einwandfrei sind. Ihr Geruchssinn schützt sie und ihr Kind vor Vergiftung.

○ *Vorausschau und Umsicht:*
Hausgeburtshebammen erzählen, dass sie bei einer Gebärenden, die sie gut kennen, am Geruch erkennen, ahnen, voraussagen können, ob alles gut verlaufen oder ob es Probleme geben wird, noch bevor andere Zeichen dafür sprechen. Im Krankenhaus bleiben solche Zeichen verständlicherweise unbeachtet, weil nicht wahrnehmbar.

Die Geschichte der Hauptfigur in Patrick Süskinds Roman *Das Parfum* beginnt mit der Geburt in einem Elendsviertel voll prägender Miasmen. *Das Parfum*, in dem die Gerüche der Geburt zum Verhängnis wurden, hat eine breite Öffentlichkeit angesprochen, das Buch wurde ein Bestseller.

Mütter verstärken bei jeder Stillmahlzeit durch ihren eigenen Geruch und Geschmack die Geruchsbindung zu ihrem Baby. Dadurch entwickelt sich das Gefühl der bedingungslosen Zugehörigkeit. In Kinderkrippen und Krankenhausstationen für Säuglinge wird den Müttern empfohlen, dem Baby einen Gegenstand, der nach ihnen riecht, beizulegen, damit das Kind sich nach der Trennung beruhigt. Ein Sinnestäuschungsmanöver, das nur so lange wirksam sein wird, wie das Baby die Mutter auch tatsächlich zu riechen bekommt. Denn die

Komplexität der Sinnesreize, die die Mutter für ihr Baby ausströmt, lässt sich nicht beschränken auf ein Tuch, das sie getragen hat. In Gemeinschaftsunterbringungen für Säuglinge ist die Sinnesverwirrung groß, die Verarbeitung einer solchen Fülle von Gerüchen und Reizen überfordert die Leistungsfähigkeit der Kleinen. Die daraus folgende Desorientierung löst Angst und Weinen aus.

Parallel zu der Entfremdung vom Eigengeruch entwickelt sich die Aromatherapie. Duftlämpchen und Räucherstäbchen erleben, nachdem sie aus den Kirchen fast völlig entfernt worden sind, ein Comeback. Rituelle Handlungen, Gottesdienste waren Anlässe, in einem besonderen Kontext von Magie, Glauben oder Trance, Düfte verschwenderisch zu benutzen. Ob Pythia in Delphi, Medizinmann im Busch, Priester am Altar, die Dämpfe und Weihrauchwolken haben mit dem schönen Vorwand, Gott zu gefallen, dazu gedient, beim Menschen andere Wahrnehmungsebenen zu stimulieren.

Weinen und Mitgefühl

Das Weinen eines Kleineren und Schwächeren löst im anderen spontan ein beruhigendes Verhalten aus. Dieses kann sich beispielsweise in Form von »Mitweinen« ausdrücken. Im Bewusstsein, dass es sich dabei um ein vorgegebenes Weinen handelt, nimmt die schützende Person den Tonfall und die Laute des Weinenden auf. Wulf Schiefenhövel, Ethnologe und Ethnomediziner am Max-Planck-Institut für Verhaltensphysiologie, hat beobachtet, wie schon kleine Mädchen diese Form von Trost spenden. Sie umarmen und tragen auf ungeschickte Weise das noch kleinere Kind, weinen mit, grinsen aber zwischendurch. Während sie mitfühlen, vergessen sie nicht, dass ihr eigenes Weinen nicht echt ist. Hier kann man regelrecht von »nachäffen« sprechen, denn Affen trösten einander ebenfalls auf diese Weise. Die Klageweiber stellen eine institutionalisierte Form des Mitweinens dar.

Das Mitweinen mit Babys ist gekoppelt mit Liebkosungen, Zärtlichkeiten, Festhalten und Wiegen. Sobald ich ein kleines Kind schreien höre, ertappe ich mich dabei, kleine, fast unauffällige Wiegebewegungen auszuführen, ohne das Kind selbst im Arm zu halten. Kleine Kinder, die in sich die Erfahrung tragen, dass ihre Schreie nicht unbeachtet bleiben, zögern nicht zu weinen, um sich Trost und Zuwendung zu holen. Sie weinen nur, weil sie Liebe und Wärme möchten. Wenn ein Baby diese Sicherheit entwickelt hat, können wir stolz sein. Sein Urvertrauen ist festverwurzelt in dem Wissen, dass es nie im Stich gelassen wird.

Die tröstenden Verhaltensweisen sind erlernt, durch eigene Erfahrung als Baby und über Beobachtung. Experimente mit Affen haben gezeigt, dass Mitweinen und Mitgefühl in dieser Ausdrucksform in der frühen Kindheit erworben werden. In der Großfamilie waren für das Beruhigen des Babys mehrere Personen zuständig. In der Kleinfamilie bleibt diese manchmal erschöpfende Aufgabe, zumindest tagsüber, oft allein der Mutter überlassen. Eltern, die als Säugling diese Verhaltensweisen nicht erlernt haben, werden dazu neigen, eine niedrige Toleranzgrenze dem Weinen ihres Babys gegenüber zu haben. Möglicherweise lösen die Schreie ihres Kindes schmerzhafte, unerträgliche Erinnerungen an die eigene frühe Verzweiflung aus. Aggression kann die Folge sein. Das Wissen um diese Langzeitfolgen kann bei der Bewältigung solcher Stresssituationen, die wir als Herausforderung empfinden, behilflich sein. Statt zu verzweifeln, statt zu glauben, dass das Baby uns ärgern will, können wir uns selbst besser verstehen lernen.

Im Geburtsvorbereitungskurs lasse ich manchmal die Teilnehmer sich mit dem Rücken auf den Boden legen. Nach einer kurzen Entspannung lade ich sie dazu ein, wie ein Baby die Arme nach oben zu strecken, so, als ob es hochgenommen werden möchte. Beim Einatmen heben sie die Arme, beim Ausatmen legen sie sie ab. Nach einer Weile lassen sie die Arme oben, beim Einatmen strecken sie sie noch höher, ohne aber den Körper vom Boden zu lösen. Bei der anschließenden Besprechung wird das Gefühl der Hilflosigkeit und die darauf folgende

Traurigkeit angesprochen; Erinnerungen, die seit der frühen Kindheit nicht berührt worden sind, werden geweckt. Spüren einige dieser Erwachsenen, wie mutterseelenallein sie damals gewesen sind?

Wiegebewegungen als Impulse, denen man nachgeben kann, sind eine spontane Hilfe, um für sich selbst den Reizgehalt bestimmter Stimuli zu lindern und um in sich die Ruhe wiederherzustellen. Beim Hospitalismussyndrom wie bei autistischen Kindern, aber auch bei Tieren in Gefangenschaft dient das Sich-Wiegen als eine Möglichkeit, bestimmte Frustrationen erträglicher zu machen. In Gebetgebärden findet das Wiegen Platz, um verschiedene Bewusstseinsebenen in Einklang zu bringen. Wenn eine Mutter ihr Kind wiegt und sich selbst dabei von einem Bein zum anderen bewegt, trifft dies ebenso zu. Sie sucht ihre neue Balance und beugt dabei Gefühlen der Ausweglosigkeit vor.

Die Nachahmung, d.h. das Mitweinen, das als stellvertretendes Leiden verstanden werden kann, hilft uns, gekoppelt mit den Wiegebewegungen, die Antwort darauf zu finden, wie das Leiden des Kleinen beendet werden kann und wie wir gleichzeitig selbst nicht verzweifeln. Liebe und Leid, Endorphine und Prolaktin fließen ineinander und miteinander.

Sehen und anschauen

Unser Organismus reagiert als Ganzes, wenn wir angeschaut werden. Sich angeschaut fühlen ist nicht neutral, Alarmbereitschaft wird ausgelöst, unser Herzschlag beschleunigt sich (ein Elektroencephalogramm wird dies bestätigen). Der Blick des anderen setzt Emotionen in Gang. Eine Einladung? Ein Eindringen?

Der allererste Augenblick des Neugeborenen gilt im optimalen Fall der Mutter. Als mein Sohn geboren wurde, konnte ich ihn, kaum dass er meinen Körper verlassen hatte, selbst zu mir hochnehmen. Sein Blick kreuzte meinen Blick. Die Intensität und Qualität dieses Moments ist nur vergleichbar mit dem »sich auf den ersten Blick verlieben«. Unvergesslich! Für mich in meinem Gedächtnis und Bewusstsein unauslöschbar. Wie mag sich das wohl auf das Baby auswirken? Während des Geburtsvorgangs werden bei Mutter und Kind jeweils Adrenalin und Katecholamine ausgeschüttet; diese bewirken unter anderem eine hohe Wachsamkeit, verbunden mit der Erweiterung der Pupillen, die bis zu 30 Minuten nach der Geburt anhält. Für das Liebesrendezvous der Geburt sind also alle Voraussetzungen geschaffen. Ungestörte Mütter halten ihr Neugeborenes wie selbstverständlich etwa 25 bis 30 Zentimeter von sich entfernt. Das ist genau die Distanz, auf die das Kind seine Augen einstellen kann; sie entspricht in etwa der Entfernung zwischen der Armbeuge, in der das Baby liegt, und den Augen der Mutter: Punkt-Punkt-Komma-Strich-Gesicht, darauf sind Menschenbabys geeicht.

Blicke austauschen ist eine universelle Geste, die Konsequenzen nach sich zieht. Wenn Verliebte sich tief in die Augen schauen, werden Emotionen geteilt, und dabei wird eine Intimität hergestellt, die der Ausgangspunkt einer Liebesbeziehung bzw. einer sexuellen Begegnung sein kann. Wenn die Mutter ihr Baby anspricht, sucht sie seinen Blick, und sehr früh sucht auch das Kind den Blickkontakt. Die Begegnung der Augen beinhaltet einen Appell, die Einladung an den ersten anderen. Die Mutter spürt die Aufforderung zur Bejahung. Das Baby sucht die Bestätigung in ihren Augen. Die täglichen Interaktionen sind dazu geeignet, die Liebe zu festigen. Die aufmerksame Mutter sieht jede Veränderung und benennt und bespricht sie mit ihrem Kind, das vorläufig selbst noch nicht sprechen kann. Deshalb übernimmt die Mutter ebenfalls den Part des Kindes und spricht für ihr Baby in der Ichform; ihr Einfühlungsvermögen wird vom Kind belohnt. Es spricht zu ihr mit seinen Augen. Ohne zu blinzeln, schauen Babys direkt in die Augen derjenigen, die sie ansehen.

Die Maler, die wegen ihrer hohen Sensibilität und ihres Talents, den Augen diesen Ausdruck zu verleihen, als große Künstler gelten, haben häufig die Mutter Gottes als Motiv gewählt. Nicht so sehr aus einem tiefen Glauben heraus, sondern weil sie in diesem Thema eine ideale Gelegenheit fanden, ihre Ausdrucksfähigkeit zu beweisen. Die nach innen gerichtete Freude Marias spürt man hinter ihren halbgeschlossenen Augen, oder ihr gesenkter Blick lässt ein unermessliches Glück ahnen. In der Farbenpracht der Gemälde sehen wir die Madonnen verzückt und erleuchtet. Vom Kinde geht ein Licht aus, das die Mutter wiederum im Glanze der Mutterschaft erscheinen lässt.

In dem Bestreben, uns von der Rosa-Wolken-Idylle des Mutterseins nicht einfangen zu lassen, haben wir möglicherweise die kraftvolle Botschaft, die für uns in diesen Kunstwerken steckt, verkannt. Einige Darstellungen – insbesondere jene, die als Weihnachtskarten gedruckt werden – zeigen wohl eine süßliche Effekthascherei, die uns missfällt. Wenn aber Tag für Tag Mütter beim Anblick ihres Neugeborenen in Verzückung geraten, so gehören diese Momente zu den stärkendsten dieses Lebensabschnitts. Bewegtes Staunen, Verblendung und Magie (Wunder) – plötzlich können wir uns in die Hirten und in die Heiligen Drei Könige hineinversetzen, und deren Anbetung macht für uns nun Sinn. Im eigenen Kind werden Vergangenheit, Gegenwart und Zukunft vereint. Am Lidrand der Augen, die mal weinend, mal lachend alles von uns erwarten, eröffnen sich neue, schwindelerregende Dimensionen, neue Welten sind möglich, und wir wünschen nur noch Frieden auf Erden. Ein schwebender, durchsichtiger Zustand, mit rationalen Begriffen nicht beschreibbar, ergreift uns.

»Normalerweise finden erwachsene Artgenossen, besonders Weibchen und ›Tanten‹, das sogenannte Kindchenschema unwiderstehlich niedlich. So ist es gleichsam eine Garantie dafür, dass erwachsene Tiere, auch wenn sie nicht die Mutter sind, die Kleinen herzen und ihnen nichts Böses antun.«[4] Das Kindchenschema, das Aussehen des Babys, ist beim Menschen ebenfalls Auslöser von Schutz- und Pflegeverhalten. Babys, die liebkost und geherzt werden, entwickeln sich in vielen Bereichen besser. In einer ständigen Wechselwirkung verstärkt sich die Bindung. Auffallend ist die Morphologie der Kleinkinder, die wenig Zuwendung erhalten: Das Kindchenschema verschwindet bei ihnen rasch, ihr Kopf wird im Verhältnis zum Körper kleiner und ihre Arme länger, sie sind meistens auch dünner.[5] Diese Kinder geraten in einen Teufelskreis, denn ihr Aussehen wird bei Erwachsenen nicht spontan die Zuneigung auslösen, die niedliche runde Babys erhalten. In einer ständigen Wechselwirkung schwächt sich in diesem Fall die Bindung.

Tragen und spüren

Säuglinge jeglicher Spezies brauchen die Muttermilch, um zu überleben. Solange die Mutter bereit ist, ihre Milch zu spenden, wird der kleine Säuger sich in ihrer Nähe aufhalten. Je nach Gattung wird das Junge nebenher trotten und nach Bedarf die Milchquelle anzapfen, andere werden sich zuerst mit viel Unterstützung, dann aus eigener Kraft am Körper der Mutter festhalten. Die milchspendenden Brüste sind dabei jederzeit zugänglich.

Die Saugposition bzw. die Stillhaltung steht in enger Beziehung zum Körperbau des Nachwuchses und der Mutter. So finden Kälber beispielsweise das Euter zwischen den Hinterbeinen und haben beim Trinken keinen intensiven Körperkontakt, kleine Affen dagegen saugen an der Brust und genießen die Kuschelhaltung, die dazugehört. Mit dem aufrechten Gang des Menschen und, damit verbunden, mit den neuen Gleichgewichtsverhältnissen hat sich der menschliche Kopf entwickelt; die Größe des Gehirns steht in unmittelbarem Zusammenhang damit. Menschen werden als »natürliche Frühgeburt« bezeichnet, weil ihre Kopfgröße es ihnen unmöglich macht, bis zur vollen Reife im Bauch der Mutter zu bleiben. Um hier Ausgleich zu schaffen, können Säuglinge in der großen Gehirnwachstumszeit im intensiven Körperkontakt genährt werden. Die Stillhaltung, besonders die, die in der Neugeborenenzeit üblich ist, begünstigt enge, intime Berührungen. Sie hat viele Gemeinsamkeiten mit der am meisten verbreiteten Kopulationshaltung. Erogene Zonen werden berührt. Beim Stillen wie bei Liebkosungen werden bei beiden Beteiligten hohe Mengen endogener Opiate ausgeschüttet. Wir wissen, dass diese Substanzen die Eigenschaft besitzen, starke emotionale Bindungen zu schaffen. Dieser

Aspekt der Stillbeziehung kann als die Basis einer generellen Bindungsfähigkeit verstanden werden.

Bei männlichen Babys ist die sexuelle Erregung beim Saugen schon im Uterus mittels Ultraschallbilder zu beobachten. Das Daumenlutschen verursacht Erektionen. Würden stillende Mütter diesen Vorgang im Windelpaket vermuten? Manchmal ist es für sie schon belastend genug, sich selbst die sexuelle Erregung, die beim Stillen aufkommen kann, ohne Schuldgefühle zuzugestehen. Inzestängste und Fantasien vertreiben die Lust. Die Erklärungen, wie und warum solche Vorgänge stattfinden, und das Wissen um die Auswirkungen für das spätere Leben können dazu beitragen, die erwähnten Erfahrungen besser einzuordnen und angstfrei und lustvoll zu stillen. Im Organismus sollen genussvolle Regungen als Belohnung wirken, damit die Vorgänge gerne wiederholt werden. »Wer nicht genießt, ist ungenießbar«, singt Konstantin Wecker.

Mit der höheren Gehirnentwicklung geht die Lernfähigkeit einher. Die notwendigen Verhaltensweisen sind bei einfachen Tieren schon bei der Geburt vorhanden. Höher entwickelte Arten sind möglicherweise ein Leben lang lernfähig. Beim Menschen verdoppelt sich das Volumen des Gehirns im ersten Lebensjahr. Gestillte Säuglinge bekommen über die Muttermilch die für das Wachstum des Gehirns unentbehrlichen langkettigen ungesättigten Fettsäuren. In einer erstaunlich komplexen Weise werden beim Stillen Körper, Sinne und Seele in einem Vorgang, der sich ständig wiederholen muss, genährt. Über die Körpersprache erhält das Kind pausenlos Botschaften, die seine Lernfähigkeit anregen. Wie, wie oft, von wem, warum ein Baby getragen wird, ist sowohl der individuelle Ausdruck des Tragenden und gleichzeitig ein gesellschaftlich geprägter Ausdruck dessen, wie Kinder in diesem Kulturkreis behandelt werden. Die Anpassung an die Umgebung findet zum Teil über das Tragen oder Nicht-getragen-Werden statt. Dadurch wird der Säugling der Mutter – ihrer Kultur entsprechend – ähnlich.

Vor ein paar Jahren habe ich eine Frau aus Jamaika betreut. Als ich sie kennenlernte, erwartete sie ihr zweites Baby; ihre Tochter war damals eineinviertel Jahre alt. Das Mädchen erhielt neben fester Nahrung die Brust so oft sie wollte; sie hatte gelernt, selbst die Kleidung ihrer Mutter wegzuschieben und sich zu bedienen. Immer wenn sie im fremden Deutschland etwas beunruhigte, suchte sie Trost in dieser Form – für die Mutter eine Selbstverständlichkeit. Als dieses Kind zu mir Vertrauen gewonnen hatte, durfte ich es auch tragen. Sein Körperbewusstsein war erstaunlich. Ich brauchte es eigentlich nicht zu tragen, denn es hielt sich an mir fest und drapierte sich um mich herum, ohne mich zu behindern. Seine Beinchen klammerte es um meine Hüfte. Dieses Kind war nie in einem Kinderwagen gelegen und hatte nur im Bett der Mutter geschlafen.

Folgende Geschichte soll noch der Verdeutlichung dienen: Eine Mutter schilderte mir ihre Beobachtungen und erklärte mir ihre Schlussfolgerungen. Heute ist ihre Tochter 14 Monate alt. Sie verbringt regelmäßig ein paar Stunden mit Gleichaltrigen. Sie wurde bis zum achten Monat voll gestillt und trinkt täglich noch oft an der Brust. Die Mutter hatte während der Stillzeit manchmal nicht genug Milch. Ihre Tochter konnte dann immer wieder die Erfahrung machen, dass mit Geduld, Anstrengung und Ausdauer auch Erfolg erzielt wird. Das kleine Mädchen durfte, wenn ihr Hunger nicht gestillt war, so lange saugen, anregen, reizen, bis sich schließlich die erwünschte Wirkung zeigte. Jedesmal aufs neue wurde es darin bestärkt: Sich bemühen lohnt sich, schließlich kommt die Milch. Diese Ausdauer und Zuversicht findet sich in ihrem Spielverhalten wieder: Verglichen mit kurzgestillten Gleichaltrigen, kann sie sich dank dieser an der Brust erlernten Fähigkeiten lange vertieft beschäftigen. Ihr Vertrauen auf Erfolg wird dabei ebenfalls bestätigt. Die Mutter, die selbst geduldig und ausdauernd gewesen war, erkennt ihre Eigenschaften in ihrem Kind wieder. Ihre Liebe zu ihrem Kind ist gleichzeitig die Bestätigung ihres Tuns. Ihr Selbstwertgefühl wird dadurch gestärkt.

In Deutschland stillen noch 25 Prozent der Mütter nach einem Monat und nur noch ein Prozent nach sechs Monaten. Das Erlernen und Erkennen von Verhaltensweisen auf dieser Ebene ist damit auf ein Minimum reduziert. In Frankreich sind 70 Prozent der Mütter mit

Kindern unter drei Jahren berufstätig; tagsüber sind die Kleinsten oft ab der zehnten Lebenswoche in Krippen oder bei Tagesmüttern. Es sind jedoch die ständige Interaktion und die damit ausgelösten hormonellen Verhaltensweisen, die das, was allgemein unter Mutterliebe verstanden wird, nähren und aufrechterhalten. Überall, wo Befriedigung und Bestätigung erfahren wird, wächst das Selbstwertgefühl – das kann an schweren Tagen eine große Unterstützung sein.

6 Wessen Kind ist es überhaupt?

Das Primärhirn der Geburtshelfer

Im Kapitel »Ich bin kein Muttertier« wurde bereits erklärt, wie unsere Verhaltensweisen auf Grund der neuen Erkenntnisse über die Gehirnfunktionen verstanden werden können. Die globale Schlussfolgerung daraus ist: In bestimmten Situationen sollten die Menschen nicht vergessen, dass sie, auch wenn sich schon Voltaire und Rousseau über dieses Thema gestritten haben, mit ihren weitentfernten Cousins, den Affen, etwas gemein haben, nämlich die primitiven Strukturen des Gehirns.

Bei einem Experiment mit Affen sollte herausgefunden werden, welchen Einfluss eine künstliche Umgebung auf den Geburtsprozess hat. Den Gewohnheiten dieser Tierart widersprechend, wurde es der trächtigen Affenmutter unmöglich gemacht, sich für die Geburt von ihrer Gruppe abzusondern. Das grelle Licht brannte Tag und Nacht. Die Geburtsarbeit gestaltete sich länger und schwieriger, als es bei dieser Tierart üblich ist. Als das Affenbaby geboren war, gab es eine enorme Aktivität unter den Gruppenmitgliedern. Alle gerieten in große Aufregung und benahmen sich wie Irre. Schließlich wurde das Kleine der Mutter weggenommen, und das Affenbaby starb kurz darauf an der Hyperaktivität der Gruppe.

Man könnte hier ohne weiteres Parallelen zu den Menschen ziehen! Es scheint, dass der Moment der Geburt auf alle Anwesenden eine tief verwurzelte Wirkung ausübt. Bis heute, fast im 21. Jahrhundert, ist es den Menschen nicht gelungen, diese atavistischen Regungen zu zügeln. Das ist wohl auch der Grund, warum Menschenfrauen, wie andere Weibchen, für die Niederkunft versucht haben, sich von der Gruppe zu entfernen. Die Geburtshäuserbewegung, die Hausgeburt in den industrialisierten Ländern und die ambulante Geburt können als eine neue Strategie verstanden werden, das gefährdende Eingreifen der Gruppenmitglieder zu vermeiden.

In Deutschland gebären ca. 98 Prozent der Frauen in Kliniken, wo sie High-Tech in den Händen geburtshilflicher Teams erwartet. Regelmäßig geraten die Teammitglieder, sobald das Kind sichtbar wird, in hyperaktive Zustände, als ob es in diesem Moment so viel zu tun gäbe! Eine archaische, oft gefährliche Verhaltensweise, die nur durch die oben angeführte Erklärung mildernde Umstände verdient. Die unzähligen Tätigkeiten wurden kanalisiert und ritualisiert, sie wurden zu medizinischen Notwendigkeiten erklärt, ohne dass es dafür wissenschaftlich haltbare Begründungen gäbe. Der Glaube oder die Lehrmeinung entbehrt oftmals den wissenschaftlichen Beweis. Mit der Verlegung der Geburten in die Krankenhäuser sind Geburtsakt und Neugeborenenzustand pathologische Momente geworden, die das Eingreifen einer ganzen Mannschaft benötigen. Wie bei dem Affenexperiment wird das Baby gleich oder kurz nach der Geburt von der Mutter getrennt. Die Medizin hat sich des neuen Menschen bemächtigt. Daraufhin sind neue Fachrichtungen entstanden, wie z.B. die Neonatologie. Diese Fächer werden von Fachleuten weiter entwickelt, verselbständigen sich, und der Blick für das Ganze geht dabei vollkommen verloren. In seinem Werk *Pursuing the birth machine*[1] vergleicht Dr. Marsden Wagner diese Entwicklung in der Geburtstechnologie mit einem Wagen, der ziellos immer weiterfährt, obwohl der Fahrer schon längst ausgestiegen ist.

Das Kind der Medizin?

Die Wiederentdeckung der Känguru-Methode in Bogotá, Kolumbien, im Jahre 1979 hätte zu weltweiter Begeisterung führen müssen. Frühgeborene Babys ab 700 Gramm wurden von ihren Müttern nicht getrennt, sondern wie kleine Kängurus an der Brust gewärmt, genährt und liebkost. Känguru-Babys werden als »Frühgeburten« geboren. Sie verbringen ca. sechs Monate an den Zitzen der Mutter im Beutel. Die Mortalitätsrate bei der Anwendung der Känguru-Methode bei Menschenbabys sank dramatisch, und die positiven Langzeitwirkungen wurden vielfach wissenschaftlich untersucht und bestätigt.[2] Die Mütter haben ihre winzigen Babys angenommen und nicht mehr, wie es früher oft der Fall war, abgelehnt und weggegeben. Die Forscher kamen sogar zu dem Schluss, dass es ethisch nicht mehr vertretbar ist, einem Baby die Känguru-Methode vorzuenthalten![3]

Die klinische Praxis ist leider weit entfernt von diesen neuen Ergebnissen der Wissenschaft! Was passiert auf unseren hochzivilisierten Frühgeborenenstationen? Die Brutalität der Trennung und medizinischen Maßnahmen geht weiter. Die Wiener Ärztin Marina Marcovich hat die Känguru-Methode angewandt, weiterentwickelt und dokumentiert. Winzlinge liegen auf dem bloßen Körper von Müttern und Vätern und atmen selbständig. Sie können bereits nach Hause, während andere Frühchen auf den Stationen noch monatelang isoliert in Brutkästen liegen. Die Botschaft solcher Vorgehensweisen ist dazu geeignet, Fronten zu bilden und gerichtliche Prozesse anzustreben, denn der Ansatz, der hier zugrunde liegt, ist dem der üblichen Gerätemedizin entgegengesetzt. Mit der Känguru-Methode wird zuerst aus dem menschlichen, dem mütterlichen und kindlichen Potential geschöpft. Die Mutter ist unentbehrlich, die teuren Mutterersatzgeräte wie Brutkasten und vieles andere mehr werden nicht primär eingesetzt. Und schon wird das erschüttert, was sich so mühsam künstlich aufgebaut hat. Die Ärzte verteidigen ihre Geräte (im englischsprachigen Raum spricht man von »toys for boys«, Spielzeug für Jungs) und damit verbunden ihre Positionen. Um diesen Kampf zu gewinnen, wurde die Frau, die sich eindeutig für kurz- und langfristig gesunde Mütter, Kinder und Familien engagiert hatte, attakiert und diffamiert. Die Einbeziehung der Schwestern, ohne deren liebevollen Einsatz diese Methode nicht durchführbar wäre, kam erschwerend hinzu.

Übrigens, das oben beschriebene Tierexperiment hat dazu geführt, dass man für die Niederkunft von Tieren in Gefangenschaft, wie z.B. in Zoos, spezielle Räume eingerichtet hat, damit die Säugetiere in

Sicherheit, abseits der Gruppe ihre Nachkommen gebären können. Für Affen und andere bedrohte Spezies lohnt es sich also, die Geburtsumstände zu verbessern ...

Die Trennung von Mutter und Kind auf Grund medizinischer Vorsorgemaßnahmen erscheint so selbstverständlich, dass eine Frau, die wegen dieser institutionalisierten Trennung Trauer empfindet, als Glucke bezeichnet wird. Ihr wird erklärt, dass alles gut gemeint sei und dass das Wohl ihres Babys doch wichtiger sei als ihre Gefühle. Das Wohl des Kindes soll also die Trennung notwendig machen. Ist die Mutter gar schädlich? Ihr Schutzinstinkt wird mit rationalen Maßnahmen herausgefordert. Kann sie denn ihr Baby nicht versorgen? Ist sie so inkompetent, dass sie nicht selbst feststellen kann, wenn dem Kind es an etwas fehlen sollte?

Ein Frauenarzt stellte die Routine-Vorgehensweisen in einem Vortrag in Frage: »Denken Sie aber bitte daran, dass neben der Notwendigkeit, uns einer neuen Aufgabe zu stellen, auch der Verzicht auf das Kind, auf das Neugeborene eine wichtige Rolle spielt. Wenn wir einsehen, dass es sich nicht um unser Kind handelt, braucht die Mutter keine Angst zu haben, ihr Kind zu verlieren, es verteidigen zu müssen oder die schlechtere Mutter zu sein. (...) Kaum ist das Kind auf der Welt, nimmt sich der Geburtshelfer das Kind, dann wäscht es die Hebamme, dann kommt es vielleicht zur Beobachtung in das Kinderzimmer und wird dann so oft wie möglich dort versorgt. Zwischendurch natürlich geben wir das Kind kurzfristig der Mutter, aber ansonsten bleibt es in unserer Betreuung, und wir meinen es natürlich alle gut mit dem Kind, aber eben auch mit uns. Das kleine Kind hat eine große Anziehung auf uns. Wir müssen uns bewusst werden, dass wir das Kind damit der Mutter und dem Vater vorenthalten. Die junge Familie ist es, die von uns geschützt werden muss, denn diese ist eine Einheit.«[4]

Es wurde nachgewiesen, dass ein eindeutiger Bezug zwischen der Behandlung des Neugeborenen und PPD besteht. Die PPD-Wahrscheinlichkeit erhöht sich, wenn die Behandlung des Babys intensiviert wird. Die Benutzung eines Wärmebettchens erhöht die Depressionsrate leicht (31 Prozent), dagegen steigt sie um 60 Prozent, wenn Brutkästen mit Fototherapie angewandt werden.[5] In der postpartalen Zeit sind Mütter verwundbar. Ängste und Schuldgefühle, verbunden mit einem Gefühl der Unzulänglichkeit, werden oft erwähnt, wenn sie von ihrem Baby getrennt werden.[6] In der Woche nach der Geburt entwickelt sich bei der Mutter die Kompetenz, die Signale des Kindes wahrzunehmen, sie zu deuten und seine Bedürfnisse zu befriedigen. Damit wachsen ihre Selbstsicherheit und eigene Wertschätzung. Die Trennung öffnet Tür und Tor für schlimmste Befürchtungen, und plötzlich ist die Frau dann wirklich nicht in der Lage, die Bedürfnisse ihres Babys zu befriedigen. Sie fühlt sich unfähig, ein gesundes reifes Kind zu gebären. Zum Selbstzweifel kommen die Konsequenzen der Trennung hinzu. Die Tendenz, die Neugeborenenzeit und die frühe Kindheit zu pathologisieren, nimmt zu, Fachärzte und Schwestern sind die Lösung. Die Mutter bekommt Medikamente, für jeden Körperteil gibt es eine Fachperson, die sich ihrer mit oft widersprüchlichen Erklärungen und Ratschlägen annimmt. Der Aufbau der Mutter-Kind-Bindung ist in Gefahr. Morbidität ist als auslösender Faktor für PPD wohl bekannt. Wo fängt die richtige Vorsorge an?

»Je länger der Krankenhausaufenthalt, umso wahrscheinlicher die Depression. Das Gefühl, nichts zu können, die Panik nach der Entlassung sind dabei entscheidend«, sagt eine Hebamme, die Frauen nach der Entlassung zu Hause betreut. Ihre Aufgabe in der Nachsorge gestaltet sich grundsätzlich anders, je nachdem, ob sie eine Frau nach einer Haus- bzw. ambulanten Geburt betreut oder Hausbesuche macht nach einem Krankenhausaufenthalt. Im letzteren Fall wird der Schwerpunkt darin liegen, der Mutter zu vermitteln, dass sie trotz aller Vorkommnisse fähig und kompetent ist, für das Wohl ihres Babys zu sorgen.

Das Kind der Religion?

Auch die Liste religiöser Handlungen, die dazu führen, dass das Neugeborene von der Mutter getrennt wird, ist lang.

Noch 1954 war es in der Bretagne üblich und notwendig, das Kind spätestens am sechsten Tag zu taufen. Damit hatte sich die Zeitspanne zwischen Geburt und Taufe im Vergleich zum Anfang des Jahrhunderts verdoppelt. Die kleinen Entbindungshäuser hatten keine Kapelle, so dass das Baby der Mutter für einige Zeit entwendet wurde, um in die christlich-katholische Gemeinschaft aufgenommen zu werden. Die Taufe wurde im engsten Kreis durchgeführt, oft war nicht einmal der Vater anwesend, und es war auch keine Ausnahme, dem Kind einen anderen Namen zu geben als den, den die Mutter ausgesucht hatte. In dieser Zeit, die noch nicht sehr lange zurückliegt, wäre es der Mutter sowieso nicht erlaubt worden, die Kirche zu betreten, denn nach der Geburt hatte sie ein Ritual einzuhalten: Nach einem festgelegten Zeitraum musste sie in die Kirche gehen, um für ihre »Tat« um Vergebung zu bitten. (Als ich vier Wochen nach der Geburt meiner Tochter in unserem Familienhaus in der Bretagne Urlaub machte, waren mir diese Bräuche nicht bekannt, weshalb ich auch die Anspielungen und getarnten Fragen meiner Großeltern zuerst nicht verstand.)

Die Beschneidungsfeier am siebten Tag nach der Geburt gehört zum jüdischen Ritual. Die Gestaltung eines solchen Festes so kurz nach der Niederkunft bedeutet für die Mütter oft eine große Anstrengung. Die Beschneidung ist eine rein männliche Handlung. Als ich einmal zu solch einem Fest eingeladen war, erlebte ich die gezügelte Panik der Mutter, noch bevor der Rabbi mit dem Vater und dem Baby in das Kinderzimmer ging. Für mich sah es aus wie Kindsraub. Der Eintritt in die Gesellschaft, und damit in die religiöse männlich geprägte Gemeinschaft, ist verbunden mit Trennung von der Mutter und mit Schmerz. Die Mutter hatte es vorgezogen, nicht dabei zu sein. Nach der Beschneidung holte sie sich ihr weinendes Baby zurück und verschwand, um es in ihren Armen zu trösten und mit ihrer Milch zu beruhigen. Die Anwesenden legten gegenüber Mutter und Kind eine ähnliche Haltung an den Tag wie das Fachpersonal auf einer Station der Neonatologie. Ein bisschen Verständnis für die hysterische Reaktion der Frau, kaum Mitleid mit dem Baby, das Schmerzen hatte, und viele gute Erklärungen und Einsichten in die Notwendigkeit der Maßnahme ... Alle anwesenden männlichen Gäste hätten es schließlich auch überlebt, bekam ich zu hören.

Das Kind der Gesellschaft?

»Es waren etwa zweihundert Menschen anwesend, die auf Zehenspitzen umhergingen und einander beglückwünschten. Die vielen Leute und die Mitteilung, dass sie einen Sohn hatte, führten schließlich dazu, dass die Königin einen Schwächeanfall erlitt. Es betrübte Louise Bourgeois, die Königin in diesem Zustand zu sehen, und so erhob sie ihre Stimme: ›Es gab keinerlei Grund, alle diese Menschen hier einzulassen, während die Königin gerade entbunden hat!‹ Der König hörte mich, trat zu mir, tippte mir auf die Schulter und sagte: ›Seid stille, Hebamme! Seid nicht betrübt; dieses Kind ist von jedermann, und jedermann muss sich freuen.‹«[7]

Am französischen Hof wurde das männliche Neugeborene auf ein Silbertablett gelegt. Offiziere und die Leibwache eskortierten den Kronprinzen in seine eigenen Gemächer. Dort wurde das Königskind in seine Wiege gelegt und erhielt feierlich die Insignien seines Standes.

Am russischen Hof wurde eine ähnliche Zeremonie durchgeführt. Als Katharina die Große den Erben Paul gebar, wurde ihr das Baby weggenommen. Am sechsten Tag wurde es getauft. Sie sah es nur ganz kurz nach 40 Tagen. Das Kind war Eigentum Russlands und der Kaiserin Mutter. Katharina die Große nahm an den Feierlichkeiten zur Geburt des Thronfolgers nicht teil, denn ihre tiefe Trauer wollte sie niemandem zeigen. Sie stürzte sich in die Lektüre der Werke von Montesquieu, Tacitus und Voltaire, und von da an nahm ihr Leben eine neue Richtung.

Unsere Kinder sind Könige, ja sogar Kaiser geworden. Jedem Einzelnen neugeborenen Bürger werden heute die Ehren der Hofetikette erwiesen. Nur ist es nicht mehr die Staatsräson, sondern die Medizin, die Mutter und Kind ihre Rituale aufzwingt und ihre Trennungsgewalt ausspielt. Sie hat eine Macht erlangt, die ihr Mitsprache in allen Lebensbereichen ermöglicht, von der Geburt bis zum Tod. Sie scheut sich neuerdings auch nicht davor, die Eltern bei der pränatalen Diagnostik auf ihre Verantwortung für die Gesellschaft aufmerksam zu machen, falls sie sich doch für ein behindertes Kind entscheiden sollten.

Die ritualisierten Attacken gegen das Liebesbedürfnis und gegen den Schutzinstinkt der Mütter nehmen vielfältige Formen an. Sie sind inzwischen in allen menschlichen Gesellschaften zu finden, was die Frage nach dem Sinn und der langfristigen Auswirkung solcher Maßnahmen unausweichlich macht. Darf keine Innigkeit zwischen Mutter und Kind bestehen? Was würde geschehen, wenn beide sich ihren Wunsch nach Nähe ungehindert erfüllen dürften, wenn Mütter ihr gesamtes Potential an Liebesfähigkeit einsetzen könnten, wenn Kinder in der perinatalen Zeit uneingeschränkt Zuwendung und Wärme bekommen und damit das lebenslang andauernde, tiefverwurzelte Gefühl, bedingungslos geliebt zu sein, gewinnen würden? Was wäre, wenn Liebe absolute Priorität hätte, wenn man der Weisheit der vorhandenen Programme folgen könnte?

Sind wir in unserer Gesellschaft etwa am Ende der Liebe und der Freiheit angekommen? Die fixe Idee der Sicherheit beherrscht uns dermaßen, dass sie sich in bedenklicher Weise auf Kosten der Liebe und Freiheit ausbreitet. Liebe und Freiheit auf Bewährung, von Doktoren überwacht, die sich dem Wohl der Gemeinschaft verschrieben haben. Alle Technokraten und Vorsorger versuchen unaufhörlich, die Extreme zu vermeiden, sowohl den starken Schmerz als auch die bedingungslose Liebe, und warnen davor, selbst Verantwortung zu tragen. Verehrung erhalten diejenigen, die die Komplexität angeblich überschauen und uns vermeintlich schützen. Alles ist gut gemeint, die Anzahl der Maßnahmen erhöht sich, doch die Würde des Menschen wird angetastet. Eine Gesellschaft, die die Mütter frustriert, bevormundet und kastriert, verursacht Trauergefühle, die individuell und gesamtgesellschaftlich nicht ohne Auswirkungen bleiben können.

Ein Sommernachtstraum

1994, kurz vor dem 22. Geburtstag meiner Tochter, wachte ich mit einem tieftraurigen Gefühl und einem Kloß im Hals auf. Noch im Dämmerzustand schloss ich wieder die Augen, vielleicht mit der Absicht, den Faden des Traumes wiederzufinden, der mich so traurig gestimmt hatte. Die ersten Bilder des Familienalbums waren da, mein neugeborenes Kind, allein, nackt und schreiend auf einem Tisch, mein Baby mit einer Nabelklammer, die Augen zugekniffen. Bilder, die mir vertraut waren.

Bei der Geburt meiner Tochter – einer Zangengeburt – war ich unter Vollnarkose; daher konnten diese Bilder keine Erinnerung sein. Mittlerweile habe ich jedoch die Erklärung für meine Traurigkeit gefunden: Es ist die tiefe Traurigkeit, die in den Eingeweiden sitzt, wenn das Liebesrendezvous mit dem Kind versäumt wurde. Enteignung und Entmündigung haben in mir eine Wunde hinterlassen, die außerhalb der Zeit Bestand hat. Die Wunde ist immer aktuell, bewusst oder unbewusst, sie ist ein Teil von mir geworden. Ich lebe mit einer tiefen Verletzung, die mein Leben prägt. Aus meinen Kursen weiß ich, dass bei unzähligen Frauen eine immense Trauer tief in ihrem Inneren schlummert und dass es nur ganz wenig braucht, um diese Trauer an die Oberfläche kommen zu lassen. Neue Therapieformen wurden und werden entwickelt, um wieder ganz zu machen, was so früh auseinandergebrochen wurde.

Sind wir selbst schuld an diesem mannigfach wiederholten Vergehen? Oder sind wir Opfer, denen man der Einfachheit halber die Schuld zuweist?

7 Mutterersatzmittel

»Guten Tag«, sagte der kleine Prinz.
»Guten Tag«, sagte der Händler.
Er handelte mit höchst wirksamen, durststillenden Pillen. Man
schluckt jede Woche eine und spürt überhaupt kein Bedürfnis mehr,
zu trinken.
»Warum verkaufst du das?« sagte der kleine Prinz.
»Das ist eine große Zeitersparnis«, sagte der Händler. »Die Sach-
verständigen haben Berechnungen angestellt. Man erspart dreiund-
fünfzig Minuten in der Woche.«
»Und was macht man mit diesen dreiundfünfzig Minuten?«
»Man macht damit, was man will...«
»Wenn ich dreiundfünfzig Minuten übrig hätte«, sagte der kleine
Prinz, »würde ich ganz gemütlich zu einem Brunnen laufen...«

Antoine de Saint-Exupéry: Der kleine Prinz[1]

Zeitverständnis

In den Industrienationen gelten Zeitmuster, die wir an anderen Prioritäten festmachen als an unseren eigenen Bedürfnissen. Die Missachtung der Lebensrhythmen führt, wie jeder weiß, zu Unfällen, beispielsweise nachts, wenn uns die Müdigkeit überkommt. Schichtarbeiter
haben eine niedrigere Lebenserwartung, und bei internationalen Flug-
piloten ist das Risiko, einen Herzinfarkt zu erleiden, hoch.

Mit der Perfektionierung der Zeitmessung erfährt die uns angemessene Zeit immer seltener Berücksichtigung. Neugeborene kennen unsere Zeiteinteilung nicht. Sie sind noch nicht zivilisiert, obwohl sie im
Uterus schon Rhythmen und Takte ihres Kulturkreises wahrgenommen
haben. Im Moment der Geburt jedoch konfrontieren wir sie mit
unserem Zeitverständnis, doch ihre Bedürfnisse sind nicht darauf

abgestimmt; für Babys existiert nur die Gegenwart. Mit dem eigenen Kind können wir uns auf einen Weg begeben, auf dem Zeit nie verloren ist. Es wird uns einen anderen Umgang mit der Zeit lehren. Damit aber werden wir im völligen Widerspruch mit dem Zeitgeist stehen, der uns sein Zeitmanagement aufoktroyiert hat. »Time is money!« Und Liebe ist unbezahlbar. Die Babys sind da – ohne Geld, ohne Wort, ohne jeglichen Besitz. Ihre Schätze sind ihre Hilflosigkeit, ihr Hunger, ihre Tränen und ihr Lächeln. Das Unvermögen, diese zu schätzen, führt zu der Abwertung derjenigen, die sich ihrer annehmen. Zeitsparende, angeblich gleichwertige Alternativen werden erfunden und in neue Theorien verpackt, um Mütter zu entlasten. Die Frau wird überflüssig, von Gegenständen ersetzt. Wir verlieren viel, wenn nicht alles, wenn wir keinen Sinn mehr im Zusammenleben mit Kindern finden. Uns fehlt die Intelligenz dafür, dann die Zeit, schließlich das Herz.

Wie schnell sollen Mütter wieder ins Erwerbsleben einsteigen? Die Wirtschaft und die Industrie sind voller guter Absichten, wenn es darum geht, neue Gegenstände zu erfinden, die dabei helfen sollen, bei der Pflege, der Ernährung und der Versorgung der Babys Zeit zu sparen. Sie alle wurden entwickelt mit dem Ziel, die Mutter zu ersetzen, damit sie sich wieder »wichtigeren« Aufgaben widmen kann. Die Verkaufsstrategien der Werbefachleute nutzen die im Westen als erstrebenswert geltende Eigenschaft: Autonomie. Es sollen Individuen heranwachsen, die ihre Probleme eigenständig lösen können. Die Autonomie, die wir für uns beanspruchen, soll durch käuflich erwerbbare Hilfsmittel schon beim Neugeborenen gefördert werden. Babys sind aber von Natur aus abhängig, und Menschenbabys mehr als alle anderen auf der Erde. Sie müssen es sein, damit sie erfahren können, wie ihre physischen und emotionalen Bedürfnisse in einer Atmosphäre der Sicherheit und Geborgenheit befriedigt werden. Darauf basierend werden sie in ihrem individuellen Rhythmus die Unabhängigkeit ansteuern. Die Zeit, die wir ihnen schenken und auf die sie grundsätzlich einen Anspruch haben, ist volkswirtschaftlich gesehen eine Investition, die sich lohnt und sich auch langfristig gesehen bezahlt macht.

Auch für die Mutter verliert die Zeit in dieser Phase, in der ihr Körper wunderbar auf die Sehnsüchte des anderen reagiert, oft ihre Struktur. Vergleichbar ist dieser Zustand nur mit der Zeit der amourösen Leidenschaft. »Ich schwebte«, sagen Frauen manchmal verklärt oder irritiert über ihr »Nicht-ganz-da-Sein«. In der warmen Atmosphäre, wenn der Schlaf unterbrochen wird, verlieren Tag und Nacht ihre Grenzen, und das Gleiten in andere Ebenen wird dadurch begünstigt. Die außergewöhnliche Intensität der Erlebnisse schärft die Sinne, alles fühlt sich an, schmeckt und riecht nach dem anderen, das Kopfkissen, das Kleid, die Bettlaken. Das ist keine romantische Vision, das ist die Realität, die wir erleben dürfen, wenn wir uns die Zeit dazu gönnen. Wir müssen uns nicht dagegen wehren, die Trennung vom Kind nach neun Monaten der Innigkeit, langsam und nach unserem eigenen Rhythmus sich entwickeln zu lassen. Was drängt uns, von wem lassen wir uns diese privilegierte Zeit stehlen? Die Fülle und Intensität der Emotionen sind einmalig – vielleicht fürchten wir uns gerade davor? Große Gefühle vermeiden zu wollen scheint eine Eigenschaft zu sein, die mit Depressionen generell und insbesondere mit PPD einhergeht. Wer weiß, was da alles passieren könnte ...

Kompetenz im Zweifel

Das Experiment von Harlow mit Babyaffen ist vielen bekannt. Diese wurden von ihrer Mutter getrennt. In ihrem neuen Käfig wurde eine »Drahtmutter« installiert, die eine Saugvorrichtung für Milch hatte. Eine »Schmusemutter« aus weichem Stoff befand sich in der anderen Ecke des Käfigs. Die kleinen Affen hielten sich viel länger bei der Stoffmutter, die ihnen keine Milch geben konnte, auf. Das Experiment wurde fortgeführt. Zusätzlich zum Milchspender erhielt die Drahtmutter ein Warmluftgebläse, das angenehm blies. Die Babyaffen hielten sich diesmal lieber bei der milchspendenden warmen Drahtmutter auf.

Ist das Ergebnis des Experiments auf Menschenbabys übertragbar? Pierre-Constant Budin, der Erfinder des Brutkastens, hatte sich sehr viel Mühe gegeben, um den Frühgeborenen eine möglichst heimelige Atmosphäre zu schaffen. Seine beheizbaren Geräte waren so erstaunlich, dass sie später sogar mit dem Dampfer von Frankreich nach Amerika verschifft wurden und so auf beiden Seiten des Atlantiks gebührlich gefeiert werden konnten. (Die Sterberate der Babys war zwar trotzdem noch enorm, doch immerhin war die inkompetente Mutter größtenteils ersetzt worden.) Es kommt heute noch vor, dass Schwangere im Geburtsvorbereitungskurs erzählen, wie sie selbst als Frühgeborene zu Hause am Kamin in Watte gebettet die ersten Wochen verbracht haben. Die ständige, tröpfchenweise eingeflößte Muttermilch, die pausenlose, besorgte menschliche Zuwendung und die daraus wachsende Kompetenz der Mütter hat ihnen mit großer Sicherheit beim Überleben geholfen. Die Arbeit von Dr. Marina Markovich bestätigt dies eindeutig.

Wie viel Zeit verbringen Sie täglich mit Stillen? »Viel zu viel!« war die Antwort der meisten Mütter bei einer Umfrage. In verschiedenen Sprachen hat »Stillen« wie im Deutschen mehrere Bedeutungen. Der englische Begriff »to nurse« heißt sowohl an der Brust trinken, dem Kind die Brust geben, versorgen als auch pflegen jeglicher Person. Die englische »nurse« war ursprünglich die Amme, dann die Pflegerin oder Krankenschwester. »Nourrir« bedeutet im Französischen mit Muttermilch nähren, füttern, wobei damit aber auch alle geistige und emotionale Nahrung gemeint sein kann. Eine Französin, die nicht stillt, sagt wortwörtlich: »Ich nähre mein Kind nicht.« Die »Nourrice« war die Amme, heute nennt man die Tagesmutter so. Lebenswille heißt »appétit de vivre«, Lebensappetit. Dieser kleine Exkurs soll verdeutlichen, dass die Ernährung nicht nur einen Aspekt hat, nämlich den Magen zu füllen, sondern dass dieser Vorgang viel mehr beinhaltet.

Dieses »Mehr« mag die Erklärung für die archaische Ambivalenz dem Stillen gegenüber sein. Muttermilch schützt und heilt, auch im Sinne von »ganz machen«, sie schafft Bindungen nicht nur zwischen Nährender und Genährtem, sondern auch unter denjenigen, die von der gleichen Brust getrunken haben. Im Koran steht geschrieben, dass zwischen den Kindern, die von einer Frau gestillt worden sind, Familienbande entstehen, die ebenso stark sind wie Blutsbande unter Geschwistern. Die stillende Frau wird zur gemeinsamen Mutter der gestillten Kinder und die Milchgeschwister werden später nicht untereinander heiraten dürfen. In Marokko ist es beispielsweise noch üblich und selbstverständlich, dass eine Tante oder eine Großmutter einem Säugling ihre Brust anbietet, wenn die leibliche Mutter aus einem triftigen Grund nicht stillen kann. Muttermilch tröstet. Durch sie können Götter und das ganze Universum zum Leben erweckt werden.

Um den heiligen Bernhard rankt sich folgende Geschichte: Als er sieben Jahre alt war, besuchte er die Christmette. Er blieb vor einer Darstellung der stillenden Maria stehen. Als in ihm die große Sehnsucht nach dieser Milch, die für Jesus bestimmt war, aufstieg, nahm Maria ihrem Kind die Brust aus dem Mund und bot sie Bernhard an. Er trank von dieser Milch und wurde erfüllt von Weisheit und Erkenntnis, so dass er mit sieben Jahren als Kirchengelehrter angesehen wurde.

Die vielen Mythen, Sagen und Fantasien um das Thema Muttermilch lässt einen sich durch zahlreiche Kulturen ziehenden männlichen Neid gegenüber der urweiblichen Nähraufgabe spürbar werden. In äußerst extremen Situationen haben sich Männer – laut Sage – ein Herz gefasst und, wie Sankt Findchua in Irland, ein Baby gestillt. Dieses hatte man der Mutter für die Taufe entwendet, woraufhin er das Kind behielt. Er erbarmte sich seiner, als es schrie, legte es an seine rechte Brust und stillte es. Bei dieser Legende wird betont, dass sich das Kind besser entwickelte, als wenn es von neun anderen Frauen, inklusive der eigenen Mutter, gestillt worden wäre. Die Figur dieses Heiligen hat ihr Pendant auch in anderen Ländern, Sankt Mammant in Italien, Sankt Mamert in der Bretagne. Die lateinische Wurzel »mamma« für Brüste ist in diesen Namen vorhanden. Der Meister Djelad ed-din Rumi in Persien soll auch in der Lage gewesen sein zu stillen, ebenso wie in China Yüan tsu chih seinen verwaisten Neffen genährt haben soll. Diese männlichen Wunderfiguren wurden von den Ammen verehrt, die um ihre Milchproduktion bangten. In der Bretagne waren

Ammenwallfahrten am Anfang des 20. Jahrhunderts noch üblich. Am Wallfahrtsort befanden sich meistens Quellen, deren Wasser für Anwendungen benutzt wurde. Der Heilige war gleichzeitig für Sterilitätsprobleme zuständig! In männlichen Initiationsritualen der Pubertät findet die Thematik der väterlichen Milch einen weiten Platz. Milch, Blut und Sperma sind Träger der gleichen Symbolik.

Darwin hatte 1871 darüber nachgedacht, dass männliche Säugetiere in einer entfernten Vergangenheit ihren Nachwuchs gestillt haben könnten. Auf den Salomon-Inseln im Pazifischen Ozean wird erzählt, dass die Männer früher große Brüste hatten und ihre Kinder stillten. Doch sie fanden diese Tätigkeit langweilig und überließen sie deshalb anderen. Immerhin scheint der Brust- oder Milchneid noch recht lebendig. Die Karnevalszeit, die närrische Zeit, die alles erlaubt oder ermöglicht, wird heute immer noch von Männern zum Anlass genommen, sich vorübergehend weibliche Brüste oder einen schwangeren Bauch anzueignen. Aspekte der Ambivalenz dem Stillen gegenüber waren einerseits der Neid um diese Fähigkeit, andererseits das Wissen um die Notwendigkeit dieser Nahrung für das Überleben des Nachwuchses. Die (widersinnige) Behauptung, Kolostrum sei schlecht und sollte ausgedrückt und weggeworfen werden, findet man heute noch überall auf unserem Planeten (nur der Koran betont seine Bedeutung für das Wohlergehen des Säuglings). Die erste Milch wird häufig dem Eiter oder einem Gift gleichgestellt, das dem Baby schaden könnte.

Wenn Väter heute ihre Frauen dazu bewegen, das Baby abzustillen, eröffnet sich ihnen die Möglichkeit, mit der Flasche selbst zu nähren, was in früheren Zeiten nicht ohne weiteres machbar war. Umso mehr florierte damals das Ammenwesen. Den üblichen Vorstellungen entgegen, wurde das Ammenwesen von Männern organisiert. Der Vater des Kindes schloss einen Vertrag mit dem »Ammenvater«, dem Ehemann der Amme. Die Bezahlung, die Dauer und weitere Modalitäten des Geschäfts wurden zwischen den Männern verhandelt, ebenfalls der Zeitpunkt des Abstillens. (Ähnlichkeiten mit der Zuhälterei drängen sich auf: Weibliche Ressourcen werden in klingende Münze für Männer umgesetzt.) In den Stillverträgen des 15. Jahrhunderts in Florenz wurden die Frauen äußerst selten genannt, weder die leibliche Mutter noch die Amme.[2] Im Zusammenhang mit Flaschenernährung hört man oft das geflügelte Wort »eine Flasche mit Liebe verabreicht, ist besser als Stillen mit Unlust«. Womit wir wieder an dem Punkt angekommen wären: Was Männer nicht können, wird den Frauen als lästig dargestellt und subtil weggenommen. Eine bestimmte Richtung der Frauenbewegung hat die Befreiung und Gleichberechtigung auf diese Weise verstanden. Das, was uns Frauen auszeichnet und eigen ist, wurde abgelehnt und abgegeben, um den Männern ähnlicher zu werden. Doch man sollte nie daran zweifeln, dass Frauen wunderbar dafür geeignet sind, Babys auszutragen und zu nähren.

Die physiologischen Aspekte des Stillens und deren Auswirkung auf das Liebesverhalten wurden bereits dargestellt. Zu diesem Thema gibt es zahlreiche Veröffentlichungen, und doch scheinen die überzeugenden Erkenntnisse nicht auszureichen, um das Stillen generell zu fördern. »Das Fachpersonal in der Neonatologie hat mich zur Verzweiflung gebracht. Es war so widersprüchlich. Ich habe das Stillen meines Kindes mit Gewalt durchgesetzt, gegen den Rat einiger Schwestern«, sagte eine Mutter, deren Kind in eine andere Station verlegt worden war. WHO und UNICEF haben deshalb 1992 eine weltweite Aktion gestartet: die BFHI, Baby Friendly Hospital Initiative, deren Richtlinien im Anhang aufgeführt sind (s. S. 233). Nach diesen Richtlinien soll das Fachpersonal in den Geburtsstationen geschult und ihm die unersetzbaren Vorteile des Stillens beigebracht werden. Der Deutsche Bundestag hat im Juni 1994 ein Gesetz verabschiedet, das die Werbung für Säuglingsnahrung einschränken und das Stillen fördern will: Das Verteilen von Gratisproben in Krankenhäusern ist verboten, außerdem muss Informationsmaterial für Schwangere und Mütter die Vorzüge des Stillens darstellen. Es war höchste Zeit, der einseitigen Einflussnahme der Hersteller entgegenzuwirken. Diese schreckten in Frankreich nicht davor zurück, in die Personalkasse der Geburtsstationen pro Neugeborenen 100 bis 500 Francs einzuzahlen, damit die Mütter bei der Entlassung Proben und Empfehlungen ihrer Firma erhielten.

Ist Muttermilch mit Schadstoffen belastet? In Deutschland werden bei den Müttern diesbezüglich immer wieder Zweifel und Besorgnis ausgelöst. Vergifte ich mein Kind, indem ich ihm diese gefährliche Substanz, die nur ich produzieren kann, anbiete? Eine bange, erschütternde Frage. Muttermilch ein Menschenrecht? Ist Kuhmilch reiner und unbelasteter als Muttermilch? Die Industrie wird diese Frage bejahen, aber Mütter sollten wissen, dass Kolostrum Antikörper enthält, die das Baby nicht erzeugen kann und die auch nicht durch die Plazenta zum Kind gelangten. Kolostrum enthält unglaublich viele Entzündungshemmer. Zudem scheiden gestillte Kinder mehr Schwermetalle aus, als sie zu sich nehmen.[3] Trotz allem sind die Forderungen der Stillgruppen nach weniger Schadstoffemissionen natürlich gerechtfertigt, zeugen sie doch zusätzlich von der Sorge um die Erhaltung der Natur und um eine lebenswerte Zukunft. In der Muttermilch findet der kindliche Organismus die für das Wachstum des Gehirns unentbehrlichen Fettsäuren: die essentiellen, langkettigen, mehrfach ungesättigten Fettsäuren, die der Körper nicht herstellen kann. Die Säuglingsnahrungsindustrie hat sich beeilt, ihrem Pulver diese Fettsäuren beizumischen. Kuhmilch, die Ausgangsbasis jeder Pulvermilch, ist jedoch nur für den Muskelaufbau des Kalbes die richtige Ernährung. Zur Zeit laufen in den Niederlanden Experimente, um mittels Gentechnologie Kühe zu züchten, die »Frauenmilch« produzieren können. Die schon erwähnten Hormonausschüttungen, die beim Stillvorgang geschehen, sind unersetzlich: Oxytozin als natürliches Antidepressivum spielt eine bedeutende Rolle für das seelische Gleichgewicht der Mutter, Endorphine bringen Mutter und Baby in den bereits beschriebenen Schwebezustand.

Muttermilch mit ihren noch geheimen Mechanismen ist wenig untersucht. Vielleicht liegt es daran, dass die Studien hauptsächlich von der Industrie, in der Männer vorrangig tätig sind, finanziert werden. Diese sind im Allgemeinen immer mehr daran interessiert gewesen, das Stillen einzuschränken oder dafür Ersatz zu finden, als seinen Wert hochzuschätzen. Die Industrie hat sich dieser Einstellung dankbar angenommen und schlägt die Emanzipation mittels Flaschennahrung vor. Stillen macht die Mutter wichtig, ja unentbehrlich! Nur Nachteile? Sind das nicht Bezeichnungen, die den Wert eines Managers ausmachen, ohne den keine Geschäfte abgeschlossen werden können? Was die Babys betrifft und damit gesamtgesellschaftlich gesehen auch unsere Zukunft, wird dem Stillgeschäft der Frauen in ihrem weiteren Umfeld wenig Anerkennung beigemessen, was wiederum für das eigene Selbstwertgefühl nicht förderlich ist.

Obwohl sich die Einstellung zu stillenden Müttern in den letzten 20 Jahren gebessert hat, wird Stillen in der Öffentlichkeit noch nicht durchgehend akzeptiert und trägt zur Isolation der Frauen bei. Das kann einen schon wundern, denn sonst werden Brüste in allen Medien zur Schau gestellt. Eine stillende Frau wurde in Florida, im Februar 1993, wegen »Erregung öffentlichen Ärgernisses« angezeigt. Aber gewisse Restaurants, Clubs und neuerdings ein Frisörsalon in Budapest erfüllen Extrawünsche: Die Angestellten bedienen oben ohne, und der Anblick scheint den Gästen die Laune nicht zu verderben. Was soll man von einer scheinbar so enttabuisierten Gesellschaft halten, die es immer wieder fertigbringt, Gerüchte über mögliche Gründe für das Abstillen in die Welt zu setzen? Eine Entwicklung übrigens, die sich in vielen verschiedenen Ländern – je nach Mentalität – mehr oder weniger abzeichnet. Die aktuelle Form, stillende Mütter in Großbritannien zu verunsichern, besteht darin, ihnen die Furcht vor Herzkrankheiten einzureden. Diese wären eine Folge von hohen Cholesterinwerten, die sich nach einem Stilljahr bei der Mutter einstellen würden! In den USA wird das Thema dem Bereich von sexuellem Missbrauch zugeordnet. Eine Mutter verlor in New York das Sorgerecht für ihre zweieinhalb Jahre alte Tochter, die sie noch stillte, wegen des »Brust-Mund-Kontakts«.

Das geltende Vorbild unserer heutigen Gesellschaft ist: individuell, unabhängig, ungebunden, männlich. Wo stehen stillende Mütter mit ihren abhängigen Säuglingen in diesem absurden Modell? In einer Gesellschaft, in der die Nachteile für Frauen, die zugunsten des Stillens und der Kindererziehung nicht am Erwerbsleben teilnehmen, noch nicht abgebaut sind, kann die Perspektive der finanziellen Benachteiligung Grund genug sein, um die Abhängigkeit des Babys von der Mutter zu begrenzen.

In Frankreich wird durchschnittlich wenig und nur kurz gestillt. Der Wille oder der Zwang, so bald wie möglich wieder arbeiten zu gehen, führt dazu, sich die anfänglichen Schwierigkeiten und die Mühen des Abstillens von vornherein zu ersparen. Dafür gibt es dann Hormonspritzen, die den Milcheinschuss verhindern, d.h., es wird kaum Prolaktin produziert. Neuerdings werden diese Präparate in den USA nicht mehr verwendet. Die amerikanische Überwachungsinstitution Food and Drug Administration hat festgestellt, dass das Risiko schwerer Zwischenfälle bei weitem den Nutzen des Prolaktinhemmers übersteigt. Risikoärmer und ebenfalls wirkungsvoll sind das Hochbinden der Brüste und Kältepackungen. Die Pharmaindustrie hat nichts zu verdienen bei diesen Methoden, die sich Frauen untereinander weiterreichen und die heute widersinnigerweise als Alternativen bezeichnet werden.

Die Hemmung von Prolaktinausschüttungen und anderer beim Stillvorgang vorkommender Liebeshormone hat bei Säugetieren die Hemmung der mütterlichen Verhaltensweisen zur Folge. Schutz- und Pflegeinstinkt, die Tendenz, sich den Bedürfnissen der Schwächeren unterzuordnen, Barmherzigkeit, die Neigung, die inneren Rhythmen zu berücksichtigen, sind mit den Erfordernissen der Arbeitswelt schwer oder gar unmöglich zu vereinbaren. Mütter, die lange Zeit stillen, sind überrascht über die Intensität ihrer Bindung zum Kind. Insbesondere wenn sie ein früheres Kind kürzer gestillt haben, fällt ihnen der Unterschied auf. Wenn größere Babys anfangen, ihre eigenen Wünsche zu äußern, die nicht selten von denen der Mutter abweichen, fällt es den stillenden Müttern leichter, die Bedürfnisse des Kindes im emotionalen sowie im Gesundheits- und Sicherheitsbereich wahrzunehmen und auf einfühlsame Weise Grenzen zu setzen oder Weichen zu stellen. Beide schwingen nämlich im gleichen Rhythmus.

Langgestillte Kinder, die nicht geimpft worden sind, gedeihen besser und erkranken weniger als andere.[4] Über das Saugen gibt ein Baby dem mütterlichen Organismus Informationen darüber, ob es

Abwehrkräfte braucht und ggf. welche. Darauf reagiert das mütterliche System und stellt die notwendigen Abwehrstoffe her, die dann beim nächsten Stillvorgang für das Kind bereitstehen. Wenn Mutter und Kind in der gleichen Umgebung wohnen, sind sie den gleichen Krankheitserregern ausgesetzt. Das reife Immunsystem der Mutter produziert Antikörper, die sie über ihre Milch dem Säugling zuführt. Im sechsten Lebensmonat, wenn das Kind anfängt zu krabbeln und damit verstärkt Keimen ausgesetzt wird, erhöht sich in der Muttermilch der Anteil an Antikörpern deutlich.

Wenn also die Zeitfrage ein entscheidender Faktor sein sollte, ob oder ob nicht gestillt werden soll, dann wären die Kontrahenten gut beraten, eine Langzeitvision zu entwickeln, denn Kinder, die oft erkranken, nehmen nicht nur viel Zeit in Anspruch, sondern bereiten auch eine sorgenreiche Elternschaft und eine unglückliche Kindheit. Informationen über die Ausbildung des Immunsystems und das Wachstum des Gehirns könnten für Frauen, die sich eher intellektuell mit diesem Thema beschäftigen, eine Entscheidungshilfe sein!

Die biochemischen Aspekte der Muttermilch sprechen für häufige Stillmahlzeiten. Bei Spezies, die an lange Trennungsphasen angepasst sind (zwischen vier und zwölf Stunden) trinken die kleinen Säugetiere eine Milch, die reich an Proteinen und Fetten ist, dafür arm an Wasser. Junge Säugetiere, die entweder vom Muttertier getragen werden oder ihm ständig folgen, um jederzeit saugen zu können, erhalten eine Milch mit niedrigem Fett- und Proteingehalt. Menschenmilch hat einen niedrigen Fettgehalt und extrem niedrige Proteinwerte. Daraus folgt, dass es keinen Grund gibt, die Abstände zwischen den Stillmahlzeiten zu regulieren und deren Anzahl zu reglementieren. Nicht selten entwikkeln Mütter ein Gefühl des Versagens, weil das Baby den Aussagen von Besserwissenden zufolge viel zu oft trinken will. Die Selbstzweifel und das Gefühl der Unzulänglichkeit kann leicht dazu führen, dass die Milch nicht ausreicht oder dass Brustentzündungen die Situation noch verschärfen. Vielmehr ist die Frage berechtigt: Aus welchen Gründen sind in diesem Bereich Einschränkungen empfohlen worden und wieso werden solche Empfehlungen heute noch weitergegeben, obwohl bekannt ist, dass diese unvermeidlich zum Abstillen führen? Vielleicht gerade deshalb?

Durchschlafen ist das angestrebte Ziel, je schneller, umso besser. Sicher ist chronische Müdigkeit ein Zustand, der entkräftet und die Labilität im Postpartum erhöht. Viele Mütter fühlen sich deshalb erschöpft, aber hat das etwas mit der Muttermilch direkt zu tun? Sind es nicht eher die anderen Anforderungen an eine stillende Mutter oder die selbst auferlegten hohen Ansprüche, die das Ruhen tagsüber nicht zulassen und dann diese chronische Müdigkeit verursachen? Das Kind schreit nicht nur aus Hunger, ebenso wird es auch nicht nur aus Hunger wach. Babys, die nachts gestillt werden, erhalten über die Muttermilch gleichzeitig das Hormon Melatonin, das ihre Mutter in ihren Schlafphasen verstärkt produziert, und dadurch wird der Tag-Nacht-Rhythmus sogar eher gefördert.[5] Wie viele Hormone, wird Melatonin pulsierend produziert, und seine größte Ausschüttung findet mitten in der Nacht statt. Wenn das Baby im Bett der Mutter schläft, spürt es mit allen Sinnen, insbesondere am Atemrhythmus der Mutter, dass jetzt eine Ruhephase einkehrt – eine Erfahrung, die es auch schon im Mutterleib gemacht hat. Die Körpernähe, der Geruch, die Geborgenheit sind Merkmale der Nachtruhe. Verdauungssäfte erhöhen die Schläfrigkeit des Säuglings wirksam. EEG-Aufzeichnungen haben gezeigt, dass Mütter während des Stillens ebenfalls schläfrig werden.[6] Mutter und Kind können nachts beim Stillen dösen und anschließend wieder einschlafen.

Die Missachtung der subtilen Zusammenhänge führt zu unglaublichen Exzessen. In Frankreich beispielsweise verschlimmert sich die Mutter-Kind-Situation bedenklich. Es wird dort nicht nur sehr selten gestillt, sondern Frankreich ist das Land, in dem Babys, Kinder und Frauen am meisten Beruhigungs- und Schlafmittel (Psychopharmaka) zu sich nehmen. 16 Prozent der Babys in der Pariser Region erhalten vor dem neunten Lebensmonat regelmäßig Schlaf- und Beruhigungsmittel.[7] Der Flaschennahrung lässt sich so ziemlich alles beimischen.

Je mehr wir Frauen und Mütter unsere eigenen Rhythmen erspüren und respektieren, umso eher werden wir die des Kindes auch annehmen können. Wenn der Eisprung durch die Pille verhindert wird und sich ein Pseudo-Zyklus einstellt, wenn Medikamente gegen Müdigkeit eingenommen werden, am Abend aber Schlafmittel notwendig sind, wenn die Geburt eingeleitet und dem Milchfluss mittels Hormonspritze Einhalt geboten wird, ist das Vertrauen in die innere Uhr des erwachsenen Menschen kaum vorhanden. Da wundert es nicht, dass man auch dem Neugeborenen die Fähigkeit abspricht, sich selbst zu regulieren. Wenn die Zeit nicht reicht, um einfühlsam mit sich umzugehen, wird auch der Umgang mit anderen davon geprägt, und sehr schnell werden dann Liebkosungen durch Medikamente ersetzt.

Was ist normal, wer stellt die Norm auf? Die Anweisungen bezüglich der Menge und Häufigkeit des Fütterns von industriell hergestellter Babynahrung wurden unreflektiert an stillende Mütter weitergegeben, und weil Flaschen und Sauger desinfiziert werden müssen, schloss man daraus, dass die Brustwarzen vor jedem Anlegen ebenfalls zu desinfizieren seien. Dieser Unsinn ist – so viel ich weiß – in Deutschland heute nicht mehr üblich, in den östlichen Ländern wird die Desinfektion jedoch noch stark empfohlen. Vergleiche im Umgang mit Babys in verschiedenen Völkern und Gruppen hinsichtlich Stillhäufigkeit, Weindauer, Schlafbedürfnis und Dauer des Getragenwerdens haben Unterschiede im Verhältnis 1:15 gezeigt, d.h., dass beispielsweise ein Baby in industrialisierten Ländern nur eine Minute lang getragen wird, wohingegen ein Baby in nicht industrialisierten Ländern 15 Minuten lang getragen wird. Die Gesellschaften, die die Grundbedürfnisse der Mütter und ihrer Säuglinge als Priorität betrachten, sind keine Industrieländer und eher matriarchalisch geprägt.

Was auch immer die Hintergründe dafür sein mögen, wenn es sich um ein gestilltes Kind handelt, wird die Mutter aufgrund ihrer Milch für schuldig und inkompetent befunden. Moralische bzw. wertende Urteile treffen sie ganz besonders, zumindest solange sie nicht das volle Selbstvertrauen entwickelt hat, für ihr Kind gut sorgen zu können.

Als meine Tochter und ich nach zehn Tagen Krankenhausaufenthalt zu Hause waren, konnte ich mich endlich selbst um sie kümmern. Ich durfte sie im Krankenhaus nicht wickeln, denn dafür war eine Fachfrau zuständig. Ich entdeckte also erst zu diesem Zeitpunkt den Körper meines Kindes. Weil ich die Zweitgeborene von sieben Kindern bin, stellte ich mich ganz geschickt an; Stillen und Pflegen waren schnell selbstverständlich geworden. Nach ein paar Tagen fielen mir auf der Haut meiner Tochter kleine rote Pünktchen auf, und mit jedem Wickeln wurden es an diesem Tag mehr. Ich fuhr zur Kinderärztin, um mir Rat zu holen. Nachdem mein Baby länger als zumutbar nackt gewartet hatte, warf sie einen Blick auf es und schrieb auch schon das Rezept: Heilnahrung und Reisschleim, täglich Rotlichtbehandlung. Ich war erschüttert über die Schnelligkeit der Diagnose und darüber, dass keine Frage nach der Nahrung nötig war, um »Heilnahrung« zu verschreiben! Auf dem Heimweg besorgte ich die Heilnahrung und den Reisschleim, was für mich bis dahin absolute Fremdworte waren. Zu Hause brach ich in Tränen aus, denn ich war der Meinung, dass meine Milch es war, die der Haut meines Babys schadete ... Ich fing an, die Fläschchen zu sterilisieren, den Schleim zu kochen, abzukühlen, Klumpen zu entfernen, um dann meinem Kind die Flasche zu geben. In der Zwischenzeit schwollen meine milchspendenden Brüste an ... bis mich eine Mutter am Abend im Treppenhaus fragte, wie es mir gehe. Ich erzählte ihr mein Abenteuer und warf daraufhin alles weg. Mütter wissen es besser! Rote Pünktchen auf Babys Bauch sind nichts Besonderes. Meine Milch ist das Beste für mein Kind. Meine Skepsis Ärzten gegenüber hat durch dieses Erlebnis gewaltig zugenommen! Ich habe nie die Initiative ergriffen, die Ärztin über ihre Unfähigkeit zu informieren, sondern habe stattdessen meinen Bekanntenkreis vor ihr gewarnt. Wie die meisten stillenden Mütter, wenn ihnen so etwas widerfährt, dachte ich daran, es der Verantwortlichen irgendwann mitzuteilen. Ich tat es aber nicht. Stillende Mütter sind in dieser Phase nicht auf Kampf und Streit aus, die Hormonbalance stimmt die Mütter eher auf Schutz und Pflege des Nachwuchses ein. Das niedrige Aggressionspotential der stillenden Mütter führt dazu, dass sie ihre Interessen nur wenig in der Öffentlichkeit bekunden und daher auch wenig für sich fordern.

Konsum im Kinderzimmer

Techniker und Wirtschaftsexperten sind voll guter Absichten. Pausenlos bringen sie neue Produkte auf den Markt, die versprechen, den Eltern bzw. den Müttern das Leben zu erleichtern. Die Listen der unentbehrlichen Gegenstände in den Zeitschriften und Bestellkatalogen, die als »Erstlingsausstattung« notwendig sein sollen, nehmen schier kein Ende. Die Kinderzimmer sind viel zu klein, um das Ganze zu fassen. Oft ist die Feststellung, dass das Einkommen nicht reicht, die einzige Bremse, die Konsumwut in Bahnen zu halten. Geschürte Angst und erwerbbare teure Sicherheit werden geschickt als Verkaufsstrategien eingesetzt. Die Kompetenzen der Mütter bleiben unerwähnt und unberücksichtigt. Eine Mutter, die gerade ihr erstes Kind bekommen hat, kann in diesem Kontext nicht ahnen, welche Fähigkeiten sie entwickeln wird. Die unterschwellige Botschaft lautet »unsere Produkte bringen ihnen Sicherheit, Gesundheit, Freiheit und Glück«, anders ausgedrückt: Ohne unsere Konsumgüter lauern alle möglichen Gefahren.

Den Werbeprospekten zufolge sollte in jedem Babyzimmer ein Atemüberwachungsgerät angebracht werden, denn der plötzliche Kindstod droht! Diese Geräte haben unter bestimmten Bedingungen ihre Berechtigung, wie z.B. in Krankenhäusern. Wollen wir die Sorge um unsere Babys zunehmend Geräten überlassen und das Zuhause in eine Hochsicherheitszone verwandeln? Was geschieht, wenn der Strom ausfällt, ist dann ein Notstrom-Aggregat notwendig? In welchen Strudel lassen wir uns da hineinziehen? In Großbritannien, Frankreich und in den Niederlanden haben die Gesundheitsbehörden den Eltern empfohlen, ihre Babys nicht mehr auf dem Bauch schlafen zu lassen. Daraufhin sank die Sterblichkeit durch plötzlichen Kindstod überraschend schnell um 50 Prozent. Die Sorge um das Kind ist normal und permanent, dadurch werden Mütter und Väter aufmerksam und schützend. Gleichzeitig ist Sorge Bestandteil unserer Liebe. In Frankreich steht seit 1995 zusätzlich zu den Erklärungen über Schlafpositionen im Gesundheitspass des Kindes die Empfehlung, auf Schlafmittel für Babys zu verzichten.

Auch die Autoindustrie profitiert vom neuen Erdenbürger. Mindestens ein Kombi mit extra Sicherheitszonen ist nötig, um nur das Notwendigste zu befördern. Inzwischen können zwei Paare mit ihren zwei Säuglingen nicht mehr in einem normalen PKW Platz finden. Die neuesten Sicherheitsbestimmungen für den Transport von Babys in Autos haben dazu geführt, dass es für Familien erschwert wird, gemeinsam etwas zu unternehmen, wenn nicht jede Familie ein Auto besitzt.

Auch in die Wegwerfwindel sind Sicherheitszonen eingebaut. Das bedeutet aber nicht, dass man das Baby deshalb weniger oft wickeln muss. Im Gegenteil, man muss es sogar öfter wickeln als mit Stoffwindeln, weil der Urin im luftdichten Plastik schnell warm wird und die zarte Haut des Kindes angreift. Ständige Kontrolle und häufiges Windelwechseln ist also Tag und Nacht ratsam. Schließlich wird vom Hersteller mitgeteilt, dass Babys nur dann gut schlafen, wenn sie trocken sind, was, solange sie luftdicht verpackt sind, auch stimmt. Wie wär's mit luftdurchlässigen Baumwollwindeln, die, ohne den Komfort des Kindes zu beeinträchtigen, Zeit lassen für andere Beschäftigungen? Von der Höhe der Ausgaben einmal abgesehen, kann das zeitraubende Windelwechseln ein solches Ausmaß annehmen, dass die Interaktion zwischen Mutter, Vater und Kind sich fast nur noch auf das leidige Trockenlegen beschränkt. Trockensein wird zur fixen Idee, und das Kind wird zu einem Windelbeschmutzer. Babys haben eine feine Antenne dafür, mit welchen Gefühlen wir sie anfassen und ob der Umgang mit ihrem Körper von Ärgerlichkeit oder Wohlwollen begleitet ist. Da braucht es einen nicht wundern, dass sie sich mit Geschrei dagegen wehren, wenn sie zum x-ten Male ausgezogen werden.

In der Angst vor dem Wundsein beispielsweise, steckt die Angst, nicht perfekt zu sein. Wenigstens was den Po des Kindes angeht, könnten wir doch schließlich einen gewissen Grad an Perfektion erreichen ...

Die Tatsache, dass Mütter kompetent sind, wird zunehmend als das bestgeschützteste Geheimnis gehandhabt. Frauen sind voller Stärken und Ressourcen, und wenn sie diese entdecken und entfalten, sind sie schlechte Verbraucherinnen. In unserer Konsumgesellschaft werden solche Menschen allerdings nicht gerne gesehen. Es gilt also, ihnen durch subtile Werbung diese Fähigkeiten abzusprechen, damit sie auf Ersatzmittel zurückgreifen. Ist es nicht so, dass Frauen, die ihr Potential entfalten und daraus schöpfen, Arbeitsplätze vernichten? Dieses Argument habe ich jedenfalls in Frankreich schon gehört ...

8 Die Bemutterung der Mutter

»Mutterschaft ist ein einschneidendes Lebensereignis. Die Familie
und ihr stützendes Netz von Verwandten und Freunden müssen die
Veränderungen nach der Geburt verstehen und darauf vorbereitet
sein. Die im Gesundheitswesen tätigen Fachkräfte und sonstige
Mitarbeiter müssen die Aspekte der Gesundheit der Frau ebenso
beachten wie die des Babys.«

Symposium der WHO zum Thema
»Bedarfsgerechte Technologie nach der Geburt«, Triest, 1986

Isolation

Die Isolation der Mütter ist neu in der Geschichte der Menschheit. In
den meisten Kulturen wurde die Mutter um die Zeit der Geburt von
Verwandten begleitet und unterstützt. Alle beachteten die überlieferten
Traditionen und Rituale, die dazu beitrugen, die Wochenbettzeit als
Übergangsphase zu definieren. Es ist heute allgemein anerkannt, dass
ein subjektiv erlebter Mangel an sozialer und emotionaler Unterstützung mit Depressionen einhergeht.[1] So gesehen kann die Rate der PPD
als niedrig betrachtet werden, wenn man bedenkt, dass die Isolation
das eigentliche Los der modernen Mütter in den Industrienationen ist.
Bis vor gar nicht so langer Zeit ließ man eine junge Mutter nach der
Niederkunft nie ganz auf sich allein gestellt. Vielmehr war es üblich,
dass die Frauen der Familie oder die Nachbarinnen der jungen Mutter
zur Seite standen, den Haushalt führten, für sie kochten und sich um
sie wie um ein Kind kümmerten, kurz: sie bemutterten.

Eine Inderin, die in Frankreich und Deutschland studierte und dort
auch ihr erstes Kind gebar, erhielt nach der Geburt Besuch von ihrer
Mutter. Sie reiste an in Begleitung der alten vertrauten Hausangestell-
ten, und beide Frauen blieben sechs Monate lang bei ihr. Sie wendeten

die überlieferten Rituale und Praktiken ihrer Kultur, die das Postpartum begleiten, an. Während der ersten 30 Tage wurden Mutter und Kind täglich massiert. Es wurden ihnen Bäder bereitet, die heilten und entspannten. Die Ernährung der Mutter wurde sorgfältig ausgesucht und auf ihren Geschmack abgestimmt, gleichzeitig sollte sie aber auch eine gute Milchbildung ermöglichen und Blähungen beim Baby vermeiden. In dieser Atmosphäre erfährt sich die Mutter als zentrale Person, die so viel Aufmerksamkeit und Rücksicht verdient, weil sie Großartiges leistet. Zeiten der Erholung sind eingeplant und müssen eingehalten werden. Beim Stillen und bei der Pflege des Säuglings erhält die Mutter liebevolle Einführung und entwickelt unter dieser Obhut schnell eigene Fähigkeiten, Zuversicht und ein gesundes Selbstwertgefühl. Diese Tradition trägt die Merkmale der bewährten Kontinuität von Generation zu Generation in sich.

Mit ihrem Buch *Midwives without Training*[2] hat Yvonne Lefèber eine akribische Arbeit geleistet. Sie zählt die Praktiken und Traditionen auf, die sich in Asien, Afrika und Lateinamerika zum Thema Geburt und Postpartum gebildet haben. Die Zahl 40 erscheint dabei immer wieder als die Anzahl der Tage, an denen Mutter und Kind ganz besondere Rücksicht und Behandlung benötigen. In der Bibel und im Koran werden die 40 Tage nach der Niederkunft ebenfalls als besondere Schutzphase geachtet. Während dieser Zeit galt die Mutter vielerorts als »unrein«. Dieser Begriff stößt bei mir auf Ablehnung, und ich fange an, mich zu fragen, ob der ursprüngliche Sinn dieses Begriffs nicht entstellt wurde. Denn die »unreine« Frau darf z.B. nicht kochen, die Küche nicht betreten und muss viele Tätigkeiten unterlassen. Diese werden für sie von Helferinnen erledigt. Sie erhält besondere Behandlungen, darunter Massagen mit parfümiertem Öl, und es werden bestimmte Getränke für sie vorbereitet, die sie dreimal täglich trinken muss. Die Hebamme betreut sie, ansonsten werden nur ausgewählte Besucher zu ihr gelassen, denn immer wieder könnte der böse Blick bei Mutter oder Kind Schaden anrichten. Diese Schonzeit endet meistens mit einer Zeremonie. Die Wiedereingliederung der Mutter nach der Absonderung ist dann ein festliches Ereignis. Das Kind wird in die Gemeinschaft aufgenommen, die Mutter erhält oft Geschenke. Die Tauffeste, die häufig lange nach der eigentlichen Taufe stattfanden, dienten ebenfalls diesem Zweck. In den Märchen wurden zu diesem Anlass die guten Feen eingeladen (wobei es manchmal auch passierte, dass eine böse Fee dazukam). Maria Lichtmess, ein katholisches Fest, erinnert noch heute an den Brauch, Mutter und Kind für eine Weile zu schonen: Es findet 40 Tage nach Weihnachten statt.

Verglichen mit unserer Gesellschaft, in der jedes Paar versucht, so gut es kann, seinen Weg zu finden, erscheinen solche menschlichen Vorgehensweisen, die in Umbruchzeiten Begleitung für die ersten Unsicherheiten und Zweifel anbieten, eine beneidenswerte Institution zu sein. Doch die Traditionen der Gemeinschaften haben auch etwas Starres an sich. In einem solchen Solidaritätsnetzwerk beruht die Sicherheit nämlich auf der Stabilität von Nehmen und Geben. Veränderungen, individuelle kreative Einfälle finden daher schwer Eingang in die etablierten Strukturen. Indem wir das Individuum hervorgehoben und es theoretisch mit Macht und Entwicklungsmöglichkeiten ausgestattet haben, wurde zugunsten der neuen Freiheit so ziemlich alles über Bord geworfen, was jungen Müttern gegen Isolation und Vereinsamung hilfreich gewesen ist. Unsere Fähigkeit, Neues zu schaffen und individuelle Wege zu entdecken, mündete, was die emotionale und soziale Grundversorgung der Mütter betrifft, in Einfallslosigkeit. Um Neues dort zu schaffen, wo die alten Muster nicht mehr zu passen scheinen, müssen die Grundbedürfnisse erkannt und genannt werden. Für die speziellen Bedürfnisse und Belange der jungen Mütter hat sich lange Zeit (auf institutioneller Ebene) niemand recht interessiert. Nur auf der medizinischen Seite hat sich die Branche entwickelt, die, wie wir schon gesehen haben, Medikamente für das Postpartum anbietet, ohne dass die persönlichen Nöte der jungen Mütter auf ihrem Weg in die Mutterschaft Platz fänden. »Ich war sehr unruhig, die einfachsten Tätigkeiten waren mir aber zu viel. Die Angst, das könnte nie aufhören, es würde immer so sein, das war die Hölle: Ich fürchtete, ich würde nie wieder die sein, die ich eigentlich bin, ich war mir so fremd ... Man muss kämpfen, um da rauszukommen, es bedarf so viel Ausdauer ...«

Der Status »Mutter« ist nicht nur biologisch zu verstehen, sondern wird unterlegt von symbolischen und soziokulturellen Normen und Weltanschauungen. Wenn diese fehlen, wie es inzwischen der Fall ist, wenn Frauen in Afrika plötzlich mit der europäischen geburtshilflichen Praxis konfrontiert werden, fehlt ihnen etwas, und sie raten anderen Frauen von dieser Art des Gebärens ab – »einmal und nie wieder«, wie Yvonne Lefèber bei ihrer Feldforschung in Afrika beobachtet hat. Für Frauen, die mit der neuen Situation als Mutter nicht zurechtkommen, gibt es eine Reihe von Medikamenten! Ist das die Unterstützung, die Mütter mit Recht erwarten können? Die Rituale haben die verschiedenen Ebenen des Körpers, der Psyche und der Kultur mit ihren Symbolen berücksichtigt und bildeten ein ganzheitliches System. Das Respektieren dieser Rituale konnte gewährleisten, dass die Grundlage für körperliche Gesundheit, seelische Stabilität und kulturelle Identität vorhanden war.

Unsere Erfahrung hat gezeigt, dass die Zeit nach der Geburt besser verläuft, wenn sie in den Geburtsvorbereitungskursen mitbedacht wird. Eine genaue Planung ist kaum machbar, aber konkrete Themen können erörtert werden, was beispielsweise die Anzahl der Besucher betrifft, die Absprache mit den Freunden und Verwandten, sich anzumelden und nicht böse zu sein, wenn eine Absage erteilt wird, die grobe Planung der Hilfe für die ersten Wochen mit Aufgabenverteilung usw. Es braucht viel Überzeugungsarbeit bei den werdenden Eltern, die entscheidende Bedeutung dieser Zeitspanne ins Bewusstsein zu holen, so sehr sind sie mit dem Ereignis Geburt beschäftigt. Die Vorfreude auf das Kind und die Vorstellung, es jedem zu zeigen und zu feiern, lässt leicht vergessen, dass die erste Zeit eine Schonzeit sein sollte. Wie wichtig die Erholung der Mutter, ihre Genesung, die Einrichtung des Lebens mit dem neuen Baby in der schon bestehenden Familie von Anfang an sind, um der Überforderung, die sich dann in PPD wandeln kann, vorzubeugen, kann hier nicht genug betont werden. Die Hilfsbereitschaft vieler Menschen könnte Wunder vollbringen; Voraussetzung hierfür ist jedoch, dass sie erfahren, wie es einer jungen Mutter geht.

Nach einer Geburt im Geburtshaus schreibt eine Frau: »Die erste Woche nach der Geburt habe ich als sehr schön erlebt, ich hatte viel Unterstützung, viele Besuche, und der Vater meines Kindes hatte Urlaub. Als der Alltag einkehrte und ich mehr oder weniger alleine war, war alles schwieriger. Das Anstrengendste war, ein ganzes Wochenende ohne irgendwelche Hilfe zu verbringen.« Eine andere Mutter beschreibt ihren Aufenthalt im Krankenhaus: »In der Wochenbettstation hörte der Besucherstrom nicht auf. Familienmitglieder, Arbeitskolleginnen, entfernte Verwandte, alle kamen sie mit Plüschtieren, Strampelanzügen oder Pralinen, für die ich mich bedanken musste. Alle wollten mein Baby sehen, Ähnlichkeiten mit Urahnen meiner Schwiegerfamilie feststellen, die ich nicht einmal kenne. Am liebsten hätte ich mein Kind versteckt. Ich war so müde und wäre am liebsten mit meinem Baby an der Brust eingeschlafen. Diese Leute waren mir zum Teil plötzlich so fremd, am liebsten hätte ich sie hinausgeworfen. Und doch habe ich gelächelt. Nachdem sie weg waren, bin ich mehrmals in Tränen ausgebrochen, weil ich sie nicht mehr ertragen konnte, doch dann hatte meine Bettnachbarin Besuch.«

Viele Frauen fühlen sich in dieser labilen Zeit wund und offen. So wie ihr Körper sich geöffnet hat, um das Kind durchzulassen, so sind auch ihre Seele und ihr Herz offen und verwundbar. Daher können sie auch so empfindsam auf die feinsten Signale des Kindes reagieren. Außenstehenden kommt ihr Verhalten jedoch oftmals übertrieben vor. Schreianfälle und plötzliche Stimmungsschwankungen sind häufige äußere Ausdrücke dessen, was innerlich in Aufruhr gerät. Fragen, die vergessen waren, tauchen aus bewusster oder unbewusster Ebene auf: über die eigene Vergangenheit, die Paarbeziehung, die Zukunft, die ungelösten Konflikte ... und die Verantwortung für das neue Leben, die eigene Abhängigkeit ... Wer hört diesen Frauen zu, ohne zu fliehen oder zu verharmlosen?

Nachdem man die Besuchszeiten auf den Wochenbettstationen äußerst großzügig ausgedehnt hat, wird heute in den Kliniken überlegt, ob das Eindämmen der Besucherlawinen sich nicht vorteilhafter für die Mütter auswirken würde. Das könnte einen Anfang darstellen, um eine neue Kultur des Wochenbetts zu schaffen. Das Vinzenz-Pallotti-Hospital in Bensberg bei Köln zählt zu den Vorreitern in vielen Bereichen. Die Lehrhebammen haben stark an der Umgestaltung der Wochenbettstation mitgewirkt. Von begeisterten Müttern weiß ich, dass das, was die Broschüre des Krankenhauses verspricht, auch eingehalten wird:

Die Wochenstation
Eine Wochenstation im Krankenhaus ist in gewisser Weise ein Widerspruch in sich, denn die Mütter und Kinder sind in der Regel gesund. Trotzdem befinden sie sich in einer sensiblen Ausnahmesituation und bedürfen eines besonderen Schutzraumes. Wir bemühen uns, diesen beiden Besonderheiten in der Betreuung und Begleitung der Familien gerecht zu werden.

Es beginnt damit, dass jede Mutter ihr Kind rund um die Uhr selbst versorgen kann, dass sie es stillt, wickelt und badet und ihm jederzeit so viel Körperkontakt gibt, wie beide es möchten (Tag- und Nacht-Rooming-in). Wenn sie Hilfe braucht, wendet sie sich an die für sie zuständige Schwester oder Hebamme, die am besten über »ihre« Frauen Bescheid weiß. Diese ist Ansprechpartnerin für alle Fragen, die in dieser Zeit aktuell werden. Sie unterstützt beim Stillen und kontrolliert, ob die körperlichen Rückbildungsvorgänge nach der Geburt normal verlaufen. Stellt sie fest, dass es Probleme gibt, informiert sie die Stationsärztin oder den Stationsarzt. (...)

Die Neugeborenenversorgung
(...) Der Tagesablauf nimmt sehr viel Rücksicht auf die Bedürfnisse der Kinder. So haben wir die jeweiligen Essenszeiten verlängert, damit der Stillrhythmus, den das Kind vorgibt, nicht gestört wird und die Mütter ihrerseits in Ruhe ihre Mahlzeiten einnehmen können. Dazu wurde ein Aufenthaltsraum eingerichtet, in dem außerhalb der Essenszeiten auch Besuch empfangen werden kann, denn die Mutter-Kind-Zimmer sind sonst nur den Vätern und Geschwisterkindern zugänglich, um auf einer so großen Station ein Maximum an Rückzugsmöglichkeiten zu gewährleisten.

Nicht nur in Bensberg wird zunehmend versucht, auf die Mütter Rücksicht zu nehmen. Doch der Prozess des Umdenkens geht sehr langsam voran. Schon Ende der 60er Jahre hat man in Pithiviers, Frankreich, jungen Müttern Folgendes mitgeteilt:[3]

○ Während Ihres Aufenthalts auf der Wochenbettstation können Sie sich nach Belieben mit Ihrem Kind beschäftigen.

○ Das Personal wird sich so wenig wie möglich zwischen Eltern und Kind drängen, weder durch Eingriffe noch durch Ratschläge.

○ Für die Pflege und Versorgung des Neugeborenen gibt es keine bestimmten Regeln.

○ Niemand kann die wirklichen Bedürfnisse eines Neugeborenen besser wahrnehmen als seine Mutter.

○ Seien Sie Menschen mit viel Erfahrung gegenüber misstrauisch.

○ Seien Sie gegenüber mündlichen oder schriftlichen Ratschlägen ebenfalls misstrauisch.

○ Wir hoffen, Sie werden sich hier sehr bald wie »zu Hause« fühlen.

Im geschützten Raum dieser Wochenbettstationen sollten die Frauen in ihrer Kompetenz gestärkt werden. Ratschläge können den Müttern oftmals ein Gefühl der Unfähigkeit vermitteln. Ein ganz anderes Bewusstsein kann sich hingegen einstellen, wenn die Botschaft die Gewissheit vermittelt: »Du kannst es.« Dabei wurden die Mütter ermuntert, auf ihre individuelle Weise ihre eigene Geburt als Mutter zu vollziehen. Wohl aufgehoben im Rahmen dieser damals so besonderen Klinik, wurde es ihnen leicht gemacht, sich und ihr Kind eine Woche lang kennenzulernen. Die Zurückhaltung der Fachleute gibt den Raum für eigene Entdeckungen, und das Gefühl, bei Fragen einen Ansprechpartner zu haben, bietet den nötigen Schutz. Leider erlebt man auf den meisten Wochenbettstationen jedoch eher die Missachtung der Bedürfnisse der Frauen: Wenn sie Begleitung und Unterstützung brauchen, ist niemand für sie da, wenn sie sich aber nach Zurückgezogenheit und Ruhe sehnen, sind plötzlich viele Menschen um sie.

Die Tabus in den Traditionen und die Freiheit in der modernen Gesellschaft haben beide ein doppeltes Gesicht. So ist z.B. die Geburt eines Mädchens in Gesellschaften, bei denen Unterstützung und Begleitung der Mutter zur Tradition gehören, noch heute oft ein weniger erfreuliches Ereignis und manchmal sogar eine Katastrophe. Es mag widersprüchlich erscheinen, diese Tatsache hier in Erinnerung zu rufen, doch spiegeln sie die Realität und die Komplexität wider, die unser Leben gerade in existentiellen Lebensphasen begleiten.

Die Vereinsamung der Mütter in der modernen Gesellschaft ist ein noch nie dagewesenes Phänomen. Sehr oft kommt es vor, dass schwangere Frauen mir im Geburtsvorbereitungskurs mitteilen, dass sie gerade in unsere Stadt oder in eine neue Wohnung gezogen und ihnen die neuen Nachbarn und die Gegend völlig fremd seien. Häufig melden sich Frauen für die Kurse in unserem Zentrum mit der Einschränkung an, dass sie noch vor Abschluss des Kurses umziehen werden und dann nicht mehr teilnehmen können. So viele umherziehende Schwangere im In- und Ausland hat es noch nie gegeben! Weil ich auch Kurse in Fremdsprachen anbiete, komme ich mit Ausländerinnen zusammen, die die Schwangerschaft vollkommen isoliert erleben und der Zeit nach der Geburt mit sehr gemischten Gefühlen entgegensehen. Die Tatsache, dass sie sich auf die Geburt ihres Kindes in ihrer »Mutter«-Sprache vorbereiten können, aktiviert emotionale Kräfte. Könnte PPD ein Preis sein, den wir für die uns so wichtig gewordene Mobilität bezahlen müssen?

Auf solch einer Wanderschaft ziehen beide Partner zusammen durchs Land, durch die Welt. Alte Freunde und die Verwandten sind weit weg. An die Beziehung zwischen Mann und Frau werden damit neue Anforderungen gestellt. Jeder muss für den anderen gleichzeitig beste/r Freund/in, Mutterersatz, Schwester/Bruder sein und dabei gleichwertiger Partner bleiben und einziger Vertrauter. Die gegenseitigen Erwartungen haben ein Ausmaß angenommen, das schwer zu bewältigen ist. Die Erziehung hat die Einzelnen nicht auf diese Aufgaben vorbereitet. Die Mehrheit der werdenden Eltern stammt heute selbst aus Kleinfamilien, die mehrmals umgezogen sind. Für die meisten ist das Leben mit einem Neugeborenen völlig fremd und voll unrealistischer Fantasien, weil die Erfahrung in der erweiterten Familie fehlt. Unter diesen Umständen verspüren Frauen bereits in der Schwangerschaft ein Gefühl des auf sie zukommenden Ausgeschlossenseins. Der Anfang des Mutterschaftsurlaubs ist von zwiespältigen Gefühlen begleitet: Einerseits ist da die Erleichterung, nicht mehr arbeiten zu müssen, andererseits aber der Mangel an sozialen Kontakten und Austausch. Denn von der Arbeitswelt abgesehen, kennen viele Frauen nur wenige Menschen, geschweige denn solche mit Säuglingen oder Kleinkindern.

Negative Gefühle, Ängste und Depressionen in der Schwangerschaft scheinen nicht unbedingt auf ein erhöhtes Risiko, an PPD zu erkranken, hinzuweisen. Es mag aber sein, dass das Wahrnehmen solcher Zustände die Frauen dazu bewegt, an Gruppen teilzunehmen, die wiederum eine therapeutische Wirkung haben; dort können emotionale Schwierigkeiten angesprochen, Erfahrungen ausgetauscht, Wut und Enttäuschung ausgedrückt werden. Die sogenannten ganzheitlichen Geburtsvorbereitungskurse bieten die Möglichkeit, diese Aspekte der Schwangerschaft in einer geschlossenen Gruppe zu thematisieren. Darüber hinaus lernen die Schwangeren einander kennen, und oft bilden sich auch Gruppen, die jenseits der Säuglingszeit Bestand haben und so der Isolation vorbeugen.

Die Einzigartigkeit dieser Situation findet gleichzeitig statt mit einer anderen Entwicklung, die in der Vergangenheit ihresgleichen sucht. Die jungen Frauen und Mütter vermeiden zum großen Teil den Kontakt mit der eigenen Mutter bzw. Schwiegermutter. Die Ansichten über Schwangerschaft, Geburt und Stillen gehen innerhalb einer Generation so weit auseinander, dass nicht einmal der Versuch unternommen wird, sich darüber zu unterhalten. Auseinandersetzungen werden durch Abstandsstrategien und Schweigen vermieden. Es gibt Reizworte, die eine Lawine ins Rollen bringen können, wie beispielsweise »Hausgeburt« oder »Stillen nach Wunsch«, »das Kind verwöhnen« und vieles mehr. Die Vorgehensweisen der werdenden Mütter variieren entsprechend ihren vorangegangenen Erfahrungen. Vielfach wird die Einmischung der Großeltern dermaßen gefürchtet, dass schon im Vorfeld Besuchsregelungen getroffen werden oder gar ein Besuchsverbot besteht. Eine Zwillingsmutter hatte ihrer Schwiegermutter ein solches Verbot erteilt. Sie konnte sich lebhaft vorstellen, wie ihre Ansprüche – nämlich beide Kinder zu stillen – mit den

Ansprüchen der Schwiegermutter kollidieren würden. Für diese waren eine aufgeräumte Wohnung, jeden Tag eine richtige Mahlzeit – hauptsächlich für ihren Sohn – und saubere Enkelkinder vorrangig. Nach der Geburt ihres ersten Kindes hatte die Zwillingsmutter unter PPD gelitten, und nun traf sie auf Grund ihrer Erfahrung Vorkehrungen. Und doch ist es ein Urbedürfnis, in dieser Phase eine Mutter oder einen Mutterersatz bei sich zu haben. In Zeiten der körperlichen Schwäche und der Regression rufen Menschen oft nach ihrer Mutter. So diese Frau aus Jamaika, die mich bei Wehenbeginn anflehte: »Ich brauche meine Mami, du wirst meine Mami sein!«

Im modernen Japan ist es heute noch üblich, dass die Frauen nach der Geburt, wenn sie das Geburts- oder Krankenhaus verlassen, für 40 Tage zu ihrer Mutter in die Obhut der Blutsverwandtschaft ziehen. Diese Tradition scheint sich trotz aller Generationskonflikte aufrechtzuerhalten, denn es gibt bisher keine Alternative dazu, außer das Alleinsein. Eine japanische Hebamme hat beim Besuch unseres Zentrums mit mir über die Probleme gesprochen, die sich auf Grund unterschiedlicher Ansichten ergeben können. Der Gedanke, Kurse für werdende Großmütter zu etablieren, beschäftigt sie schon länger, denn die Vorstellung, diese Tradition aufzugeben, erscheint außerhalb des Möglichen.

Die Gegenwartskultur ist Ergebnis einer langen Geschichte; erst vor ihrem Hintergrund werden Probleme des heutigen Alltags verständlich. Die plötzlich aufgetretene moderne Geburtsmedizin führt zu einer Schwächung der kulturellen Macht der Frauen, Mütter und Großmütter. Nach dem Krieg haben die Siegermächte in Japan vieles verändert. So wurde beispielsweise das amerikanische Geburtsmodell erfolgreich eingeführt. Die traditionellen kleinen Geburtshäuser, die hervorragende Statistiken aufweisen konnten, sind damit aus der Mode gekommen. Dort hat die Hebamme die Wöchnerin versorgt, für sie gekocht und bis zu deren Entlassung tagelang die Rolle der Mutter übernommen. Die Konkurrenz hat die Väter in die Kreißsäle geholt und Lamaze-Kurse vor der Geburt angeboten; für die Zeit nach der Geburt ist nichts vorgesehen. Der kulturelle Bruch schlägt sich in der Sprache nieder:

In Japan spricht man von der »Lamaze-Scheidung«. Paare, die sich gemeinsam auf die Geburt vorbereiten (nach der Lamaze-Methode), die Geburt in einer Klinik zusammen erleben, um dann nach ein paar Tagen mit dem Baby nach Hause zu gehen, lassen sich statistisch öfter scheiden als die Paare, die Geburt und die Zeit danach weiterhin traditionell gestalten. Das spezifische orientierungsbietende traditionelle Modell wurde abrupt verlassen zugunsten eines untauglichen Modells. Im westlichen Modell, das als erstrebenswert importiert wird und das außer medizinischen Werten nichts kennt, finden die Paare nicht den ihrer Mentalität entsprechenden erforderlichen Halt. Unter der Obhut des Mutterhauses hingegen wird der jungen Frau eine Art Abhängigkeit ermöglicht, die als eine Regression in einen ursprünglichen Zustand verstanden werden kann und die Raum bietet für die Entstehung des Neuen. Die sexuelle Enthaltsamkeit gehört ebenfalls dazu.

Hierzulande stellt sich für die junge Mutter, die nicht isoliert sein müsste, weil sich ein Familienmitglied um sie kümmern kann, das Problem auf eine andere Weise: Ist die wohlgemeinte Hilfe in der kleinen Wohnung nicht eine zusätzliche Belastung? Muss die Ermöglichung der wohlverdienten Ruhe vielleicht mit anderen Einschränkungen bezahlt werden? Weil die Wohnorte immer öfter weit voneinander entfernt liegen, wird aus einer erwünschten Stippvisite manchmal ein belastender längerer Aufenthalt. Die Vor- und Nachteile werden gegeneinander abgewogen. Durch die Vermeidungsstrategie bleibt die junge Mutter also oft auf sich allein gestellt. Und doch braucht sie Orientierungshilfen, um ihren neuen Standort zu finden, sei es durch Identifikation oder Konflikt mit den Frauen, die ihr vorausgegangen sind: Mutter sein wie die eigene oder wie die Großmutter, oder eine bessere werden als diese, oder ganz anders? »Ich werde den tieftraurigen Blick meiner Mutter nie vergessen, als sie mir zum ersten Mal beim Stillen meiner Tochter zusah. Ihr ganzer Schmerz, keines ihrer drei Kinder gestillt zu haben, weil es damals nicht üblich war, erfüllte das Zimmer.« Die Übergabe bzw. Übernahme der Rolle kann problematisch oder hilfreich sein, aber gleichzeitig möchte jede Frau das

Gefühl haben, dass sie die einzige ist, die mit ihrem Säugling die Zwiesprache finden kann. Deshalb wird ein gut gemeinter Ratschlag schnell als Einmischung aufgenommen, wenn der Sensibilität der Mutter nicht genug Rechnung getragen wird. Der enorme Druck durch die Idealisierung der Mutterschaft, der sich aus Unerfahrenheit aufgebaut hat, kann in der Einsamkeit nicht verteilt werden. Wenn der Partner nach den paar Urlaubstagen morgens regelmäßig in die Arbeit geht, fühlen sich die Mütter oft verlassen und hilfsbedürftig. Eine Umfrage hat ergeben, dass Frauen oftmals täglich acht bis zwölf Stunden allein mit dem Säugling verbringen.

Ist die Mutter ihrerseits bemuttert worden? »Wahre oder vermeintliche Schwierigkeiten zwischen einem Kind und dessen Eltern werden, wenn dieses Kind selbst Mutter wird, in die Beziehung zum eigenen Kind übergehen und in ihr Ängste und Zweifel auslösen, ob sie als Mutter tauglich ist. Ein Hauptbestandteil der Pathologie in depressiven Zuständen sind exzessive Schuldgefühle und die Furcht vor aggressiven Gefühlen und Fantasien, die aus der Kindheit stammen und der eigenen Mutter gelten.«[4]

Es scheint inzwischen festzustehen, dass Frauen, die sich mit traurigen Gefühlen an ihre frühe Kindheit erinnern, oder deren Mutter verstarb, bevor sie sich in der Pubertät mit ihrer weiblichen Identität auseinandersetzen konnten, ein erhöhtes Risiko haben, an PPD zu erkranken. Während ihnen durch ihr Baby ein Stück ihrer eigenen Kindheit begegnet, kann es leicht passieren, dass sie mit intensiven Gefühlen des Verlassenseins und der Trauer konfrontiert werden. Die Ergebnisse von Studien haben auch gezeigt, dass Mütter, die in ihrer Kindheit den Tod eines Elternteils, Scheidung oder Trennung erlebt haben, selbst weniger Interaktionen mit ihren Babys aufnehmen. Wenn eine Frau also die bemutternde Mutter vermisst hat, fällt ihr das Bemuttern schwerer. Sie kann ihr Kind sogar für die Bemutterung, die ihm von ihr zuteil wird, beneiden und so in ihrer Großzügigkeit gehemmt werden. Immer mehr junge Mütter gehören selbst zur Kategorie derer, die Bemutterung nur bedingt erfahren konnten. Vielleicht wurde auf der Basis dieser Erkenntnisse 1994 das erste »Institut de maternologie«, was als »Institut für Bemutterungswesen« übersetzt werden kann, in Frankreich gegründet. Dort soll Müttern das Bemuttern vermittelt werden, wobei der Lernprozess zum Teil durch Videoaufnahmen unterstützt wird. Die Mütter werden während des Badens, Wickelns, Fütterns und Schmusens gefilmt, und sie können sich diese Aufnahmen dann später, zusammen mit Fachleuten, anschauen und daraufhin Verhaltensweisen und Handhabungen erlernen, besprechen und ausprobieren. Die Angst und Verkrampfung dieser Mütter im Umgang mit ihren Babys macht nachdenklich. Die Frage, wie mit ihnen als Säugling umgegangen wurde, drängt sich auf.

Die Frau, die in der Lage ist, der eigenen Mutter ihre Unvollkommenheit zu verzeihen, wird sich eher an Momente der Liebe und der Hilfe erinnern, die ihr dann dabei helfen werden, mit den eigenen Unvollkommenheiten und Ambivalenzen zurechtzukommen. Die ausgelebte ambivalente Beziehung zu der eigenen Mutter scheint an sich eine gesunde Basis zu sein, um mit der Mutterrolle fertig zu werden. Depression ist oft der Ausdruck eines nach innen statt nach außen gerichteten Ärgers.[5] Daraus folgt, dass die Freiheit, die wir vermeintlich genießen, nur bedingt ist. Als Mutter reihen wir uns ein in die Generationsfolge und sind somit Glied einer Kette, die wir, zum Teil wenigstens, nicht aus eigener Kraft unterbrechen können.

Die Freiheit und Unabhängigkeit, die wir in dem heutigen sozialen Kontext für uns beanspruchen, erfordern viel Energie. Diese in der verwundbaren Zeit des Postpartums zu erbringen, stellt eine emotionale und körperliche Überforderung dar, die eher schwächt als stärkt und so der Depression förderlich ist. Die Familiengemeinschaft hatte ihre Zwänge und Kontrollmechanismen, die heute abgelehnt werden. Sie bot aber als Gegenleistung Arme, um das Kind zu schaukeln, Gesprächspartnerinnen, um mit Stillproblemen zurechtzukommen, sie bot zum Teil erlernenswerte Verhaltensweisen, Möglichkeiten der Regression, des Rückzugs und des Ausschlafens, sie bot Schultern, um sich auszuweinen ... Unbewusst – weil nicht reflektiert – war eine Kultur vorhanden, die sich in Sprache, Gestik und Mimik ausdrückte. Eine Fülle von überlieferten Angeboten bildete ein Netz, das es möglich machte, sich im Alltag zu verständigen, um dann einigermaßen reibungslos in Krisensituationen mit gemeinsamen Problemen umzugehen. Wenn alles durch nichts ersetzt wird, neigen wir dazu, in die Vergangenheit zu schauen und sie zu idealisieren. Wenn die erträumte Glückseligkeit mit dem Kind nicht aufkommen will, fühlen sich Frauen verantwortlich für ihr Unglück. Aber sind wirklich sie diejenigen, die versagen?

Kontinuität

In den ersten zehn Tagen nach der Geburt hat in Deutschland jede Mutter Anspruch auf tägliche Hebammenhilfe, auch nach der regulären Klinikentlassung am sechsten Tag. Wenn Probleme auftreten, sind noch maximal acht Hausbesuche bis acht Wochen nach der Geburt möglich, in besonderen Situationen und mit ärztlicher Anordnung noch darüber hinaus.

In den Niederlanden, wo ca. 66 Prozent der Mütter die Wochenbettzeit daheim verbringen, werden sie von einer Wochenbettpflegerin täglich betreut. In den ersten acht Tagen kommt diese Fachkraft und bleibt bis zu zehn Stunden im Haus. Ihre Aufgaben betreffen den medizinischen Bereich und auch die Haushaltsführung (einkaufen, kochen, Geschwisterkinder versorgen ...). Sie hat ein offenes Ohr für kaum ausgesprochene Unsicherheiten, sie bestärkt und bestätigt die Mutter in ihren Fähigkeiten. Die Komplexität der Bedürfnisse der Frauen in den Tagen und Wochen nach der Geburt kann nur von Personen verstanden werden, die viel Zeit zur Verfügung haben, um einfühlsam und individuell auf deren für Außenstehende manchmal sprunghaft launisch anmutenden Erwartungen einzugehen. Die intensive Betreuung, die den Niederländerinnen zugute kommt, ermöglicht das frühzeitige Erkennen von Problemen, die daraufhin auch gelöst werden können. Die Frau erholt sich schneller, und das Zusammenwachsen der Familie ist erleichtert. Weil sich in den Niederlanden die

Praxis der Hausgeburt erhalten hat (mehr als 33 Prozent), hat sich parallel dazu die Wochenbettkultur ebenfalls erhalten und sogar weiterentwickelt.

Auch wenn die holländische Hebamme H.A. Wijnen gerade einen Artikel veröffentlicht hat, wonach sich die Rate von »Baby blues« und Depressionen bei den Wöchnerinnen in den Niederlanden hinsichtlich des Geburtsortes nicht unterscheidet[6], konnten wir feststellen, dass in Frankfurt die PPD nach einer geplanten Geburt im Geburtshaus äußerst selten auftritt (s. Anhang, S. 226 ff.).

In den Ländern wie den USA, wo sich die Kranken- bzw. Gesundheitsversicherung (Health Insurance) von unserer bisher drastisch unterschieden hat und wo es keine Betreuung der Frauen nach der Geburt gibt, grassiert die PPD. Im Normalfall werden Frauen noch am Tag der Geburt oder am Tag danach entlassen, ohne dass besondere Vorkehrungen getroffen wurden, seien es Hebammenbesuche oder Vorsorgeuntersuchungen daheim. Die 3. Stufe der Gesundheitsreform in Deutschland könnte mit der Krankenhauspauschale für eine Geburt dazu führen, dass Frauen nach der Geburt baldmöglichst nach Hause geschickt werden. Wenn dies ein Schritt sein soll, der langfristig die Gesundheitsausgaben drosselt, wären die Finanzexperten gut beraten, für die Betreuung der frisch entbundenen Mütter zu Hause eine gute Versorgung zu sichern. Die Panik, in die Frauen geraten, ist verständlich. Plötzlich allein und ohne Erfahrung bangen sie um das Leben ihres Neugeborenen. Versagensängste plagen sie schnell in dieser Krisenzeit; bis heute wurde noch keiner Generation von Frauen zugemutet, diese Ängste allein zu bewältigen. »Die panischen Anfälle waren schrecklich, mein Herz schlug wahnsinnig schnell, meine Brust war wie eingeklemmt, ich konnte kaum atmen, ich konnte nicht schlafen, nichts essen, das einzige, was ich tat, war weinen. Die körperlichen Symptome waren so stark, dass ich wirklich dachte, ich sterbe, was mich dann dazu bewegte, schnell ärztliche Hilfe zu holen.«

In dem 1977 erschienenen Roman *Frauen* beschreibt Marilyn French das Schicksal der Durchschnittsfrau, die Mutter wird. Im amerikanischen System, in dem Emanzipation, Geschlechtergleichheit,

Chancengleichheit größer geschrieben werden als irgendwo sonst auf der Welt, wurden die Mütter vergessen. Den alltäglichen Grausamkeiten ausgesetzt, die der Gedankenlosigkeit entspringen, sind dort das Abgleiten in die tiefe Depression, Alkohol- und Medikamentenmissbrauch und eine hohe Rate an Selbstmordversuchen bei jungen Müttern ernste Warnsignale geworden.[7] Auf privater Basis wurde von Frauen ein System neu entdeckt und weiterentwickelt: die Doula. »Die Betreuung mit einer Doula geht einher mit positiven Ergebnissen im sozialen Bereich, wie Abnahme der Ängste der Mütter und Abnahme der Depression, Zunahme der Stillhäufigkeit und erhöhte Zufriedenheit mit der Beziehung zum Partner.«[8] Doula ist ein Begriff, der im antiken Griechenland eine Sklavin bezeichnete, die sich um Mutter und Kind kümmerte. Dieser Begriff hat eine neue Bedeutung erhalten und meint heute eine Frau, die die Gebärende begleiten und sie anschließend zu Hause im Wochenbett unterstützen wird. Die Doula gehört im Idealfall zur gleichen Bevölkerungsgruppe und hat den gleichen kulturellen Hintergrund. Sie kennt daher auch den Verhaltenskodex der Frau und spricht die gleiche Sprache. Eine Doula ist selbst Mutter und kann auf eine persönliche positive Erfahrung, was Geburt und Muttersein betrifft, zurückblicken. Entscheidend bei ihr ist mehr, wer sie ist, als das, was sie tut. Sie bemuttert, ohne die eigene Mutter zu sein, und ermöglicht dadurch die Statusveränderung der Frau von der Tochter der Mutter zur Mutter des Neugeborenen. Auf diese Weise kann die Identitätsfindung problemloser vollzogen werden.

Brief an meine Doula, Mai 1993:

Liebe ...,
mein Engel! Endlich finde ich Zeit, dir zu schreiben. Erleichterung!!! Denn du sollst wissen, dass ich unglaublich viel und oft voller Wärme im Herzen an dich denke. Es ist fast ein Gefühl von Verliebtheit, gepaart mit Bewunderung und Hoch-Achtung im wahrsten Sinne des Wortes. Was du für mich, was du für uns getan hast, das lässt sich ja kaum anders erwidern als mit eben so einem großen Gefühl. Immer wieder erscheint mir dein Gesicht, engelsgleich vor meinem geistigen Auge. Mit welcher Hingabe, mit wie viel

Vertrautheit du mich durch die Geburt von Jamila begleitet hast. Wie du jede Wehe abgefangen und gezähmt hast, mit welchem Mut du dich in diesen stürmischen Ozean geworfen hast, bedingungslos, schrankenlos, und über die Wellen hinweg zu mir, die ich ertrunken wäre ohne dich. Und mit mir mein Kind, mein Goldstück, mein Alles.

Sie ist ein Wunder, voller Vertrautheit von Anfang an. Und ich bin überzeugt, ihre Ruhe und tiefe Entspanntheit ist nicht zuletzt ihrer sanften Geburt zu verdanken. Auch finde ich immer wieder Gesichtszüge in ihr, die mir aus deinem Buch im Gedächtnis haften. Ich kann es kaum erwarten, dich wiederzusehen, und ich bin auch gespannt, wie du Jamila empfindest. (...)

Mit viel Liebe und Umarmungen ...

Mütter müssen viel zu viele Ansprüche erfüllen. Die Belastung führt zu Übermüdung und Überforderung (»Ich möchte wieder einschlafen, den ganzen Tag nur schlafen, um dem Ganzen zu entfliehen!«), die sich dann plötzlich in übertriebenen Reaktionen Luft machen. Sie übernehmen sich, leisten Übermenschliches. Die Tendenz zu überschwänglichen Gemütsäußerungen versetzt die Angehörigen oftmals in besorgtes Erstaunen. Ist dieser Zustand ein normaler Übergang in die Mutterschaft?

Wer setzt die Norm? Normalität richtet sich nach der Mehrheit, daraus folgt, man kann normal und krank sein, aber man kann sich auch über die Norm erheben und gesund sein. Die Psychodiktatur des normalen Erwachsenen, der sich als Norm empfindet und an dem diese gemessen werden soll, führt zu dramatischen Irrtümern. Die Norm ist in unserer Kultur nämlich männlich, die anderen sollten lieber schweigen, die Frauen, die Kinder, die Alten und die Ausländer. Für die Geburt und die erste Zeit danach gilt jedoch diese Norm noch weniger als sonst. Ist es nicht erstaunlich, in der Fachliteratur zu lesen, dass man bei den meisten Frauen nach der Geburt zum einen eine Überfunktion bestimmter Drüsen nachweisen kann, zum anderen dort aber auch eine Unterfunktion bestimmter anderer Drüsen beschrieben ist? Ist das dann nicht normal? Solange Mütter auf Grund ihrer körperlichen und seelischen Andersartigkeit als krank bezeichnet werden können, muss man sich wohl keine großen Gedanken machen. Wenn Frauen jedoch kein Gehör finden, weil sie aus dieser Norm herausfallen, werden Auffälligkeiten bei ihnen ausgelöst.

Frauen nach der Geburt sind extrem empfindlich. In den Worten, die zur Beschreibung ihres Zustandes gebraucht werden, schwingt meist eine gewisse väterliche Überheblichkeit mit, die der Frau die Lust zu übertreiben unterstellt. Empfindlichkeit ist eine Tugend, Überempfindlichkeit ein Makel und das Gegenteil ebenfalls. Sollen wir Frauen nach dem Erleben eines solchen Ereignisses wie das des Gebärens mittelmäßig bleiben? Nach der Geburt ihres Kindes im Geburtshaus erzählte eine Mutter: »Ich schaue mein Baby an und weine, auch die Blumen oder der Besuch meiner besten Freundin treiben mir Tränen in die Augen und verschnüren meine Kehle. Es ist alles so rührend. Die Hebamme hat mir empfohlen spazierenzugehen, aber es ist noch zu früh, mein Kind der weiten Welt auszusetzen. Es ist alles so unglaublich, unwirklich, ich schwebe ...« Dünnhäutig, aber nicht traurig, sensibel, »nah am Wasser«, das sind sie meistens, die Frauen nach der Geburt! Wasser hat eine therapeutische Kraft: weinen, fließen, reinigen, loslassen, entspannen. Beispiele von einem respektvollen Umgang mit den Frauen nach der Geburt haben wir nun schon viele kennengelernt.

Man kann nicht davon ausgehen, dass Erstgebärende gefährdeter sind, Depressionen zu bekommen als Frauen, die wiederholt Mutter werden. Aber natürlich verursacht die Geburt des ersten Kindes eine Hauptumstellung im Leben der Frau. Es macht sie zur Mutter. Zahlreiche Aspekte ihres Lebens müssen nun neu geordnet werden: die Beziehung zu ihrem Partner, soziale Aktivitäten, Status, Arbeitsleben, Ausbildung, Studium ... Mehrgebärende haben ebenfalls ein großes Bedürfnis nach Unterstützung, was häufig unterschätzt wird. Nicht selten möchten Mütter beim nächsten Kind genau das besser machen, was ihnen ihrer Meinung nach beim ersten Kind misslungen war, so beispielsweise das Stillen. Oft führt die Lebensgeschichte einer Frau dazu, dass sie mit relativ großem Abstand ihre Kinder bekommt. Nach einer Scheidung beschließen die neuen Paare, ein gemeinsames Kind zu haben, dessen Halbgeschwister schon viel älter sind. Der Zeitgeist hat sich zwischenzeitlich möglicherweise derart geändert, dass die Hebamme oder der Arzt mit genauso überzeugenden Argumenten die Vorteile der Muttermilch beschreiben wie vor Jahren die der Flaschennahrung. Die Unsicherheiten und Ängste der Mutter werden auf Grund der schlechten Erfahrung von damals verstärkt. Genau in diesem Bereich sind Hilfe und seelischer Beistand notwendig.

Eine Frau erzählte mir, wie sie beim ersten Kind unter PPD gelitten hatte. Unmittelbar nach der Geburt ihres zweiten Kindes, als sie die Plazenta geboren hatte, wurde sie von Schüttelfrost erfasst, und in ihr stieg die große Angst hoch: »Es wiederholt sich.« Sie sah die bekannten dunklen Wolken über sich, die Freude war weg, sie wusste, was kommt. Sie sprach mit dem Arzt darüber, der aber beschwichtigte sie nur.

Nach jahrelanger Erfahrung im Bereich der Geburtsvorbereitung haben bei Kursleiterinnen neue Ideen Gestalt angenommen. Seit einiger Zeit bieten Geburtsvorbereiterinnen Gruppen für Schwangere an, die ein zweites oder weiteres Kind erwarten. »Die Geburt im Geburtshaus war für mich ideal. Alles war perfekt. Meine erste Geburt im Krankenhaus war einfach schrecklich. Ich fühlte mich entmündigt, ausgeliefert. Im Krankenhaus lief alles, wie ich es nicht wollte. Erst als ich nach drei Tagen auf ›eigene Verantwortung‹ entlassen wurde, ging es mir besser. Ein schlechtes Gewissen meinem Kind gegenüber habe ich aber nach fast drei Jahren immer noch, weil es in einer so kalten, hektischen, lieblosen Atmosphäre zur Welt kommen musste«, schreibt eine betroffene Frau. Die Besprechung der Enttäuschungen und Schwierigkeiten, die mit der ersten Geburt zusammenhängen, ermöglicht oder vereinfacht zumindest deren Verarbeitung. Damit werden auch die Probleme und Freuden der postpartalen Zeit nach der zweiten Geburt in einem größeren Zusammenhang gesehen. Die Befürchtung, »wieder ins schwarze Loch zu fallen«, verliert möglicherweise dabei an Schärfe. Zunehmend bieten Zentren Kurse für Mütter und Babys nach der Geburt an. Dort treffen sich häufig jene Frauen, die sich bereits aus der Geburtsvorbereitung kennen. Die Vertrautheit untereinander, die bekannte Kursleiterin und die besondere Atmosphäre der Räume bieten Bedingungen für die Kontinuität, die so erwünscht ist und zu einem Grundbedürfnis der Mütter gehört. Im zweiten Teil des Buches werden verschiedene Angebote zur Unterstützung detailliert besprochen.

An diesem Punkt können wir uns wieder einmal dem Tierreich zuwenden und feststellen, dass bei Säugetieren die Gewährleistung, dass Mütter und ihre Sprösslinge die ersten Wochen gut überstehen, zu einer der wichtigsten Stationen ihres Daseins gehört. Die Erfordernisse für das Fortbestehen einer Tierart haben zu erstaunlichen Strategien geführt. Bei den Menschenaffen können die Weibchen nur dann ihr Liebes- und Bemutterungspotential entfalten, wenn sie bis zur Geburt des eigenen Nachwuchses häufig Gelegenheit hatten, Verhaltensweisen durch Anschauung zu erlernen. Von Geburt an erleben diese Tiere, wie die Weibchen ihre Kleinen bemuttern, stillen und erziehen (wie Diana, die Gorillamutter, im zweiten Kapitel). Noch nicht erwachsene Äffinnen betteln um das Privileg, Babys unter der Aufsicht des Muttertiers berühren und tragen zu dürfen. Primaten sind soziale Wesen und in Bezug auf Bemutterung (wie auch Kopulation) von der Konditionierung durch die Gemeinschaft abhängig. Versuche mit diesen Tieren in Gefangenschaft haben gezeigt, dass sie stark auf das Erlernen in der Gruppe angewiesen sind.

Die erwachsenen Barbiepuppen haben den Babypuppen den Platz streitig gemacht. Vor ca. 25 Jahren wurden den Jungen Teddybären regelrecht aufgedrängt, sie sollten das »Bevatern« trainieren. Den Mädchen wurden zur gleichen Zeit keine Puppen und Wiegen geschenkt; sie durften unter den strengen Augen der nach Emanzipation strebenden Mütter und Erzieherinnen die Bemutterung nicht üben. »Wie spricht man zu einem Baby?« fragte mich eine Schwangere. Ungeachtet der Hormonausschüttungen und der Jahrmillionen der Evolution, fällt es der (Primaten-)Mutter nicht ein, sich dem neuen Ankömmling völlig zu widmen, wenn sie diese Verhaltensweise nirgends erlernt hat. Sie hat das biologische Potential, um zu bemuttern, dieses Potential entfaltet sich aber nur im richtigen Kontext.

9 Vater und Mutter –
Mann und Frau

ERINNERUNG

du bist zur Tür hereingekommen
hast deine Tasche abgestellt
das Kind hat dich beim Essen gestört
und später beim Zeitunglesen

du wolltest von deinen Dingen erzählen
und ich von meinen
für beides zusammen reichte
die Zeit nicht aus

dann bist du schlafen gegangen
und als ich mich neben dich legte
vermischte sich dein Atem
mit meinem
das erinnerte mich an Liebe

Renate Fueß[1]

Partnerschaft

In zahlreichen Studien hat man den Zusammenhang zwischen der partnerschaftlichen Beziehungen und PPD untersucht. Daraus geht hervor, dass konflikthafte Beziehungen mit dem Lebenspartner und Vater des Kindes, geringe Hilfe seinerseits bei alltäglichen Besorgungen und Kommunikationsschwierigkeiten Faktoren sind, die das Auftreten von PPD fördern.[2] In einer Studie wurden die Frauen gefragt, inwieweit sie normalerweise mit ihrem Partner über Sorgen und Probleme sprechen können oder es für nötig halten, bestimmte Angelegenheiten von ihm fernzuhalten; weiter wurden sie befragt, ob ihnen ihr Partner aktiv zuhören oder Situationen eher vermeiden würde, die seine Aufmerksamkeit erfordern. Die Auswertung ergab, dass bei den Frauen, die unter PPD leiden, die Kommunikationsqualität innerhalb der Partnerschaft wesentlich schlechter ist als bei den anderen Frauen. Die Partner der erkrankten Frauen erreichten eine niedrigere Punktzahl, beispielsweise bei den Fragen zur Mithilfe im Haushalt oder bei der Erziehung der Geschwisterkinder. Diese Aspekte des Zusammenlebens, die hier zu wünschen übrig lassen, fördern zudem die Entwicklung von PPD bei Frauen, die zusätzlich gerade ein unglückliches Ereignis erlebt haben, wie beispielsweise den Tod eines geliebten Menschen, eine Krankheit oder einen Umzug. Die Qualität der Beziehung scheint also ein Faktor zu sein, der die Verwundbarkeit erhöht, wenn andere Stressmomente dazukommen.[3]

»Mein Arzt sagt, dass ich unter PPD leide. Alles, was ich weiß, ist, dass mein Herz zerbricht, ich fühle mich hereingelegt und bin sauer. Mein Mann hat meine vielen Optimismusschichten langsam abgeschält. Er machte mir damals Vorwürfe, schwanger zu sein. Er gibt mir ein Gefühl von finanzieller Unsicherheit, so dass ich kalt und berechnend werden muss, sogar bei Sachen, die mich eigentlich begeistern. Er liebt das Kind. Ich kann ihn nicht verlassen, weil ich einen Vater für mein Kind möchte, aber ich wollte so sehr auch eine Partnerschaft. Klar, ich bin depressiv! Es hat aber nichts mit dem Baby zu tun, sondern damit, dass ich keinen richtigen Partner habe. Ich habe den Eindruck, dass er seine Zuneigung nur vorspielt. Während der Schwangerschaft hat er sich von mir entfernt, er berührte nur meine Wange, nie streichelte er meinen Bauch, er erzählte auch niemandem, dass wir ein Baby erwarten. Dann fand ich heraus, dass er eine Geliebte hatte. Jetzt bestätigt er mich nie als Frau. Ich weiß, dass ich zu dick bin, aber neun Monate lang habe ich *sein* Kind getragen.«

Eine betroffene Frau, die sich für die Gründung von Selbsthilfegruppen engagiert, teilte mir ihre Beobachtungen mit, wonach Frauen in festen, sicheren Partnerschaften eher zu ihrem depressiven Zustand stehen können als Frauen, die ihre Partnerschaft als labil empfinden.

Letztere würden sich ihre negativen Gefühle weniger eingestehen, weil sie unbewusst fürchten, sie würden damit die Partnerschaft zusätzlich belasten und damit die Gefahr einer Trennung, die sie in dieser Situation vermeiden wollen, erhöhen. Mit wem sollten sie sprechen, sich austauschen? Über kleine Sorgen und Freuden gemeinsam scherzen, mit wem die Probleme relativieren? Mit dem Partner, der abends erschöpft von der Arbeit kommt und mit derartigen Details nichts anfangen kann? Nach der Geburt besteht bei Frauen ein großes Bedürfnis nach sozialen Kontakten und Austausch, den ein Partner selten befriedigen kann. Alleinstehende Mütter berichten manchmal anlässlich der Treffen, die im Anschluss an Kurse in der Schwangerschaft nach der Geburt stattfinden, wie erleichternd es für sie sei, sich in der postpartalen Zeit ganz und gar dem Baby widmen zu können und sich nicht zusätzlich mit einem Partner auseinandersetzen zu müssen.

Es wurde jedoch festgestellt, dass ebenso Väter eine Art Depression nach der Geburt ihres Kindes durchmachen können. Bei einer Untersuchung in Großbritannien wurden Väter befragt, deren Frauen wegen schwerer PPD in eine Mutter-Kind-Einheit stationär aufgenommen worden waren. 42 Prozent der Väter wurden als depressiv oder krankhaft ängstlich eingestuft. Diese Symptome waren verbunden mit einer unbefriedigenden Ehebeziehung und mit sozialen Problemen.[4]

Als vor ca. 20 Jahren den Vätern in Deutschland allmählich der Zutritt in die Kreißsäle gewährt wurde, entstanden törichte Vorstellungen. Man versprach sich von der Anwesenheit der Partner bei der Geburt eine erhöhte Festigkeit der Bindung zwischen Mann und Frau, was logischerweise eine Senkung der Scheidungsquote hätte mit sich bringen müssen. Bemerkenswerterweise war diese jedoch noch nie so hoch wie in der heutigen Zeit, obwohl die Anwesenheit der Väter nahezu bei 100 Prozent liegt. Dr. Strouk, Chefarzt der Geburtshilfeabteilung der Klinik des Lilas, Paris, stellt im Alltag fest, was Studien bestätigen: »Die Anzahl der Paare, die sich nach der Geburt des ersten Kindes scheiden lassen, beeindruckt mich.«[5]

Zu Anfang wurde allgemein beobachtet, dass Frauen weniger Schmerzmittel benötigen, wenn ihre Partner sie ins Krankenhaus begleiten. Die Kaiserschnittrate ist indessen um 10 Prozentpunkte angestiegen und erreicht heute die 17-Prozent-Marke. Die Anwesenheit eines Partners, der logische Erklärungen verlangt, Fragen stellt und sich manchmal aus Verlegenheit klug und informiert gibt, kann die Frau daran hindern, sich dem Geburtsprozess hinzugeben. Die Liebes- und Sexualpartner tun sich schwer, wenn ihre Partnerin den Geburtsschmerz laut äußert. »Sie litt so sehr. Ich war hilflos, und weil ich es nicht aushalten konnte, ergriff ich Partei für die Technik. Danach hatte ich Schuldgefühle, ich hatte versagt. Ich habe vier Jahre gebraucht, um meine Tochter zu akzeptieren«, erzählte ein Vater. Jetzt ist er geschieden, und seine neue Partnerin erwartet ein Baby. Er möchte diese Erfahrung nicht wiederholen.

Nicht selten entwickelt sich über die Gebärende hinweg ein Männerbündnis. Der Arzt erklärt dem Vater die Auswertung der Untersuchung, und die beiden Herren besprechen die nächsten Schritte. Der Angst des Vaters wird mit Logik begegnet, und weil dieser die Schmerzen der Frau nicht aushält, werden die Schmerzmittel verstärkt oder eine PDA gesetzt. Wenn das Kind schon fast geboren ist, kann es passieren, dass der Vater zusammen mit dem Arzt seine Frau auffordert, noch stärker zu pressen. Anschließend berichtet er dann von der Geburt in der »Wir«-Form. »Mein Mann erzählte jedem, der ihm zuhören wollte, wie die Geburt unserer Tochter verlaufen war. Er sparte nicht an intimen Details über mich, meinen Körper und mein Verhalten. Es war mir unwohl dabei. Er sagte ›wir haben gepresst‹, ich war doch diejenige, die die Arbeit geleistet hat! Irgendwann wurde ich wütend und erklärte ihm, dass er nicht so über mich sprechen dürfe.« In diesem »Wir« verschwinden die Unterschiede. Die Gefahr, sich nur noch als elterliche Einheit zu verstehen, erschwert die Findung der eigenen neuen Position und verzögert das Wachstum in die neue Rolle mit ihren spezifischen Aufgaben. Wo bleibt die ureigenste Leistung der Frau, wenn der Vater sagt »wir stillen«? In der Pseudoverschmelzung geht die Ich-Stärke verloren, die die nötige Basis für die neue Lebensphase bietet. Die Frauen, die unter PPD leiden, verlieren den Boden unter den Füßen, sie sagen: »Ich erkenne mich nicht mehr, ich bin nicht mehr die Alte.« Gerade die Zuschreibung des Erfolges auf ihre Fähigkeiten und die Anerkennung der großen Leistung der Frau bei Geburt und Stillen seitens des Partners können bei der Identitätssuche unterstützend wirken. Auf die übliche Frage:»Was habe ich heute überhaupt getan außer Stillen und Wickeln?« sollte ein Partner entschieden bestätigend reagieren.

Übergangsrituale für den Vater

Warum sind Männer der Geburt ihrer Kinder so lange ferngeblieben? In den langen Jahrhunderten der Hausgeburt waren die Väter nur in Ausnahmefällen anwesend, wenn das Kind geboren wurde. Geburt blieb eine Frauensache und wurde als solche geschützt. Die Aura des Geheimnisvollen und Gefährlichen, die das lebenspendende Ereignis umgibt, blieb erhalten. Vielleicht haben die Männer das Grenzerlebnis, das im Gebärakt enthalten sein kann, vermieden. Die Erfahrung der eigenen Schwäche und Ängste angesichts der Zügellosigkeit, die eine spontane Geburt ohne Medikamente annehmen kann, sollten Männer lieber nicht machen, denn im Berufsleben kam es früher noch mehr als heute darauf an, körperliche Stärke und Mut, Tapferkeit und aggressives Verhalten zu zeigen. Es könnte von Vorteil gewesen sein, die eigenen verletzlichen Seiten nicht aufzudecken. Kriegsdienst und Jagd beispielsweise lassen sich nicht gut mit den starken Emotionen, die eher Gefühle wie Gerührtsein und Mitleid mit Leidenden und Schwächeren auslösen, vereinbaren.

Eine Gebärende hatte mich rufen lassen, weil ihr Mann sich nicht sicher war, die Geburt ertragen zu können. Als ich den Kreißsaal betrat, saß er auf einem Hocker zwei Meter von dem Bett entfernt, auf dem sie lag. Große Tränen kullerten über seine Wangen. Zwischen den Wehen, die schon heftig waren, schaute sie ihn an und versuchte ihn zu beruhigen.»Ich muss ganz schrecklich aussehen, wenn er so weinen muss«, sagte sie zu mir. Immer wieder kümmerte sie sich um ihn und tröstete ihn bis zu dem Zeitpunkt, wo im Einvernehmen mit ihr und für ihn mit großer Erleichterung verbunden die Entscheidung getroffen wurde, dass er nicht im Kreißsaal bleiben musste und dass wir ihn sofort benachrichtigen würden, wenn das Baby geboren wäre. Unmittelbar nach seinem Weggehen nahm die Geburt einen neuen Verlauf, so, als ob die Frau in den fünften Gang geschaltet hätte. Die große Freiheit war möglich, sie musste ihren Mann nicht mehr schonen, sondern sich selbst, indem sie sich der Gewalt der Wehen ohne Vorbehalt ergab. Für mich war sie schön anzusehen, ihrer Sache sicher, immer intensiver nach innen orientiert. Jules Michelet, ein französischer Historiker, schrieb 1858: »Man muss den Frauen zuhören. Sie sagen ganz ehrlich (wenn man sich traut, sie zu diesem diffizilen Thema eingehend zu befragen), dass ihre ganze Stärke in diesem Moment der extremen Anstrengung die Freiheit der Anstrengung selbst ist; diese Freiheit ist gleich null, wenn ein Mann sich im Raum befindet.«[6] Der Mann, von dem hier die Rede ist, ist der Geburtshelfer, der zu dieser Zeit auf dem Vormarsch war, die Hebamme von der Seite der Gebärenden zu verdrängen.

Vor 15 Jahren hatte ich die Vision, dass, wenn alle Männer bei der Geburt ihres Kindes dabei wären, sich die Welt verändern würde. Inzwischen gehen fast alle Väter mit zur Geburt, und die High-Tech ermöglicht sowohl Tod als auch Geburt auf Knopfdruck ohne bewusstseinsverändernde Emotionen. Das soll nicht heißen, dass Männer ihrer Partnerin nicht beistehen sollten, es bedeutet aber, dass man eingehend prüfen sollte, ob nicht gewisse Technologien und Maßnahmen in der Geburtshilfe erst durch die Anwesenheit der Männer bedingt sind, primär deren Befinden zugute kommen und damit nicht unbedingt der Frau entsprechen und dem Geburtsprozess förderlich sind. Wir wissen, wie die Gegenwart bestimmter Personen das Verhalten hemmen kann. »Ohne dich hätte ich es nicht geschafft«, klingt optimal im heutigen Verständnis von Partnerschaft und verstärkt das Wir-Gefühl. Ob damit den Frauen jedoch wirklich gedient ist, bleibt fraglich.

Mit der Anwesenheit des Vaters bei der Geburt, seiner Teilnahme an Kursen, die das Erwerben von Fertigkeiten in der erweiterten

Familie ersetzen, ist die Erwartung der Mütter an die Väter bezüglich Kinderpflege und Erziehung verbunden. Es sind Frauen, die sich bemühen, die Männer zu integrieren. »Im Geburtsvorbereitungskurs atmen sie mit, bei der Geburt auch, dann aber geht ihnen schnell die Luft aus«, berichtete eine Zweitgebärende. Die Enttäuschung darüber, die gemeinsam entworfenen Pläne nicht umsetzen zu können, ist eine harte Schule, die unmittelbar nach der anfänglichen Euphorie beginnt. Der Umgang mit dieser Art von Enttäuschungen kann zeitweise Zweifel auslösen, die, wenn sie nicht ausgesprochen werden, eine emotionale Dauerbelastung bedeuten können. »Mein Mann hilft kaum mit im Haushalt. Ich kann es schon verstehen, schließlich bin ich ja zu Hause. Aber andererseits fühle ich mich allein gelassen. Wir sind uns in der letzten Zeit nicht näher gekommen, sondern fremder geworden. Er hat seine Welt, und die hat sich mit der Geburt unseres Kindes nicht verändert, ich kenne sie auch. Ich habe meine Welt, er kennt sie nicht, und ich finde keine Worte, um sie ihm begreifbar zu machen«, stellte eine depressive Mutter fest.

Vaterwerden wurde in zahlreichen Traditionen von Ritualen begleitet, die als »rites de passag« (Übergangsriten) und »Couvade« bezeichnet werden. Der Ausdruck »Männerkindbett« wird ebenfalls verwendet. Auf den ersten Blick können gewisse Seiten der Bräuche amüsant erscheinen. Die Frau hat geboren und ist bald wieder aktiv, nun legt sich der Mann hin, weil er an der Reihe ist: »Er windet sich und übergibt sich, und sein Gesicht ist vom Schmerz gezeichnet. Wenn die ›Geburt‹ vorüber ist, gibt man ihm das Kind, das er dann herzt und bevatert; manchmal gibt er ihm zum Schein die Brust, und bei den Arapesh in Neuguinea enthält er sich, um die Gesundheit des Kindes nicht zu gefährden, derselben Speise wie die Mutter.«[7]

Die unterschiedlichsten Interpretationen sind möglich, und weil auf der ganzen Welt ähnliche Bräuche vorzufinden waren, gibt es wahrscheinlich mehrere Erklärungen dafür. Sie besagen alle, dass die Entstehung der Bindung zum Vater anders verläuft als die Mutter-Kind-Bindung, und sie bestätigen den Unterschied. Eine Wirkung war allen Bräuchen gemeinsam: Der Vater wurde für eine festgelegte Zeit an das

Haus gebunden. Vater, Mutter und Kind, fern der Gefahren der feindlichen Welt, konnten sich aneinander gewöhnen, binden und kennenlernen. Der Vater, dessen Rolle bei der Empfängnis nicht immer klar war, wurde von der Mutter als solcher bezeichnet. Daraufhin musste eine Bindung entstehen, die der jeweiligen Kultur entsprechend einen bestimmten Pfad einschlug. Die Couvade entsprach einem Annahmeritual, bei dem der Vater das Neugeborene als sein Kind anerkannte und akzeptierte. Damit war auch die Übernahme der Verantwortung für das Kind verbunden. Diese Bräuche trugen dazu bei, den Mann in seinen neuen Status als Vater in die Gemeinschaft einzuführen.

Der heutige Vater steht ähnlich wie die Mutter in einem gewissen Niemandsland. Er kann nicht auf die Erfahrung seines Vaters als Geburtsbegleiter und täglicher Betreuer des Kindes zurückgreifen, denn dieser war höchstwahrscheinlich nicht bei seiner Geburt anwesend. Er hört, wie seine Frau sagt: »Wir haben das Kind gemeinsam gemacht, also gibt es keinen Grund dafür, dass du jetzt kneifst«, und versteht es als seine Pflicht, mit ihr im Kreißsaal zu bleiben, obwohl ihn Versagensängste beunruhigen. Ein paar Stunden nach der Geburt im Krankenhaus gibt man ihm zu verstehen, dass es jetzt an der Zeit wäre, nach Hause oder sonst wohin zu gehen. Wenn es sich um eine ambulante Geburt handelt, fahren alle drei gemeinsam nach Hause. Früher oder später, wenn Mutter und Kind daheim sind, übernimmt er vielleicht die verschiedensten Rollen. Selten wird ihm von offizieller Seite die Zeit geschenkt, sich mit der neuen Situation auseinanderzusetzen; ein paar Tage Urlaub plus ein bisschen Resturlaub, wenn der Betrieb zustimmt, sind wenig, um sich in die neue Rolle als Vater einzufinden.

Die zuständigen Krankenkassen bezahlen eine Haushaltshilfe nur ungern, und auch dann nur, wenn der Vater keinen Urlaub bekommt. Am Wochenende wird keine Hilfe bezahlt, weil dann vom Vater erwartet wird, dass er den Haushalt versorgt. Diese Vorgehensweise widerspricht oft den Bedürfnissen der Väter, die ebenfalls Zeit brauchen, um die starken Eindrücke und Emotionen zu verarbeiten. Die angepasste Art, in dem geltenden System Raum dafür zu schaffen, ist die Erkrankung. Väter sind nach der Geburt oft krankgeschrieben, doch nicht aus ärztlicher Gefälligkeit! Die moderne Couvade bedarf tatsächlich des Arztes und der Krankenversicherung. Während der Kaiserschnittgeburt seiner Zwillinge bedeckte sich der Körper eines Vaters mit einem beeindruckenden Ausschlag. Ihm war übel, und er musste ärztlich versorgt werden. Er durfte die Wochenbettstation nicht betreten, bis eindeutige Testergebnisse vorhanden waren. Um die Gefahr der Ansteckung zu vermeiden, blieb er zu Hause, wo er Zeit hatte, die Situation zu verarbeiten. Der Ausschlag verschwand und kam nie wieder.

Vom Minimalprogramm zum Neuen Vater

In seinem Buch *The Selfish Gene* (Die selbstsüchtigen Gene) hat Richard Dawkins 1976 die These aufgestellt, dass im Tierreich die Pflege der Nachkommenschaft dem Elternteil zufällt, der nicht als erster das Weite sucht. Bei Säugetieren ergibt sich die Unzertrennlichkeit von Mutter und Kind während der Trächtigkeit und der Zeit des Säugens aus rein physiologischen Gründen. Im Tierreich gilt zusätzlich noch die allgemeine Regel: Je anstrengender die Aufzucht der Nachkommen ist, umso mehr beteiligen sich die Männchen daran. Daraus folgt, dass Männer im Laufe der Geschichte der Menschheit gewisse Fertigkeiten entwickelt haben sollten, um bei der Versorgung der langsam wachsenden, hilflosen Babys den Frauen tatkräftig beizustehen. Das haben sie auch getan. Die meisten Väter sorgen dafür, dass ihre Nachkommen ein Dach über dem Kopf haben, sei es eine Hütte oder eine Mietwohnung, wofür sie durch Arbeit die Miete verdienen. Die meisten Väter sorgen ebenfalls dafür, dass die Mutter ihrer Kinder genug zu essen bekommt, und auch dafür, dass die Kinder satt werden. In den Fällen, in welchen das Minimalprogramm nicht gesichert ist, schaltet sich der Sozialstaat ein und leistet Hilfe. Der Nachwuchs von männlichen Tieren, die das Minimalprogramm nicht erfüllen, hat geringe Überlebenschancen, so werden die Gene von unwürdigen Vätern im Tierreich selten weitervererbt.

Die Erwartungen und Anforderungen an die Paare, die in unserer Zeit eine Familie werden, machen die normalen Anpassungsschwierigkeiten vielleicht noch schwerer als je zuvor. Die strenge Rollentrennung zwischen den Geschlechtern ist verwischt. Es wird nicht mehr von jeder Frau erwartet, dass sie Mutter wird, und wenn sie Kinder bekommt, wird nicht automatisch davon ausgegangen, dass sie die Kleinen selbst betreut und erzieht. Es wird auch nicht mehr erwartet, dass sich jeder Mann mit der Rolle des Beschützers und Ernährers begnügt und identifiziert. Die Möglichkeit, andere Lebensweisen als die der eigenen Eltern und Vorfahren zu wählen, bietet theoretisch viele Optionen für die Lebensgestaltung. Doch obwohl sich allmählich gesellschaftliche Veränderungen abzeichnen, ist und bleibt es nicht einfach, die Träume der Selbstverwirklichung mit der Wirklichkeit zu vereinbaren, zumal die Verwirklichung in der Elternschaft selbst selten Anerkennung oder Gültigkeit findet. Frauen werden in unserer Gesellschaft ziemlich stark unter Druck gesetzt, und kaum eine wagt es, sich glücklich als »nur Mutter« zu schätzen, sie muss wenigstens eine »Superfrau« sein, eine Managerin für Haus, Beruf und Kinder und eine permanent attraktive Partnerin dazu. Gleichsam dürfen Männer nicht nur die Brötchen verdienen, sondern sollen ergänzend gefühlvolle Partner und versierte Väter sein. Das Recht, etwas nicht zu wissen, scheint niemand mehr zu haben. Und doch muss wieder eine Orientierung gefunden werden. Die zeitaufwendige Suche nach der neuen Balance kann für die stabilste Partnerschaft eine harte Herausforderung sein, umso mehr, wenn die Frau depressiv wird.

Dem hohen Glücksgefühl der ersten Wochen folgt beim Vater häufig ein diffuses Unbehagen. Weil ihm die Bedeutung der Zweisamkeit von Mutter und Kind nicht klar genug ist, fühlt er sich als Außenseiter. Er stellt fest, dass nur seine Frau das Kind in bestimmten Situationen beruhigen kann, und er ist sich unsicher, ob er für das Baby überhaupt wichtig ist. Die väterliche Frustration führt zu Unzufriedenheit und Auseinandersetzungen, die manchmal in Konkurrenz ausarten: Wer ist die bessere Mutter – Vater oder Mutter? Der Diplompädagoge Hermann Bullinger spricht in diesem Zusammenhang von »Mappi«. Manchmal stürzen sich Väter in die Arbeit und in die Karriere, oder das Hobby und der Stammtisch nehmen neue Dimensionen an, nämlich die der Flucht. Der Mann kann sich auf diese Weise immer weniger in das Alltagserleben der Frau hineinfühlen, und so fehlt ihm z.B. auch die Erfahrung, was es für die Frau bedeuten kann, den ganzen Tag für das Neugeborene oder den Säugling in einer Wohnung der neuen Siedlung zuständig zu sein. Wenn das Baby schreit und anstrengend wird, wenn es sich mit Blähungen plagt und windet, empfindet die Frau das Muttersein als eine Aufgabe, die ihr über den Kopf wächst. »Ich fühle mich unfähig oder ungeschickt, auch schaffe ich es einfach nicht, mich vor dem Mittagessen anzuziehen, ich komme auch selten dazu, mir eine richtige Mahlzeit vorzubereiten.« So wie sie, sieht auch er die Ursache der Probleme in ihrem Verhalten, was ihm wenig Anlass gibt, seinerseits etwas zur Krisenbewältigung beizutragen.

Die Paarbeziehung wird zusätzlich auch dadurch belastet, dass wenig Zeit für ungestörte gemeinsame Unternehmungen oder auch nur Gespräche übrig bleibt. Das Unausgesprochene häuft sich an. Frauen, die an PPD leiden, brauchen einfühlsame Partner, die ihnen viel Zeit lassen, um über ihre Gefühle und Empfindungen, die so schwer zu benennen und zu beschreiben sind, sprechen zu können. Das kleine Kind nimmt einen enormen Platz in der Familie ein; es verdrängt alles andere. Die Reife der beiden Eltern wird geprüft. Das Verbindende ist gleichzeitig das Trennende: das gemeinsame Kind. Wenn sich der Vater nicht nur am Haushalt, sondern auch umfangreich an der Pflege des Babys beteiligt, kann diese Aktivität bei ihm auch ein schützendes Verhalten auslösen, das mit einer Prolaktinausschüttung einhergeht und nicht nur dem Kind zugute kommt, sondern auch der Mutter. Männer und Väter verändern sich, wenn auch nicht immer freiwillig, wie eine Ankündigung für eine Lesung mit dem Autor Hermann Bullinger in der Volkshochschule Regensburg vermuten lässt: »Wenn Männer Väter werden. Sie sind gezwungen, auf das neue Frauenbewusstsein zu reagieren, wollen aber auch aus eigenem Antrieb aus der alten Vaterrolle ausbrechen.« Laut neuester Erhebungen der Berliner Agentur Hoff ist der Neue Vater eine irreführende Erfindung der Medien, denn jede Frau weiß, dass dieser nicht bei ihr daheim wohnt. Sie vermutet ihn eher bei der Nachbarin oder bei der Freundin, die mit dem Baby so gut zurechtkommt.

Der Arbeitszeitberater Jan Kutscher fasste 1995 eine Repräsentativuntersuchung wie folgt zusammen: »Väter sind ausgerechnet die Gruppe von Männern, die am wenigsten an Arbeitszeitreduzierung, beispielsweise in Form von Teilzeitarbeit, interessiert ist. Die Zahl der Männer, die nach Ankunft eines Kindes wirklich in der Praxis etwas verändert, ist verschwindend gering.« Etwa drei Prozent der Väter verändern ihre Arbeitszeiten leicht, indem sie die Möglichkeit der Gleitzeit wählen und die Nachtschicht vermeiden. Ansonsten zeigen die Neuen Väter mehr Interesse an Überstunden als ihre ledigen Kollegen, und das nicht, weil Kinder teuer sind, wie die Umfrage zeigte. Nur ein Prozent der deutschen Väter machen vom Erziehungsurlaub Gebrauch, für die anderen sind im Jahresdurchschnitt zwölf Minuten täglich die Zeit, die sie für ihre Kinder erübrigen können. Die Qualität der Zeit und nicht die Menge der Zeit sei entscheidend, wurde argumentiert, um die Väter zu entschuldigen. Für Kind und Mutter hängt die Qualität dieser wertvollen Zeit jedoch von der Quantität ab. Nur ein Vater, der viel Zeit mit seinem Kind verbringt, kann solche Erlebnisse schildern: »Wenn er weint, erwartet er, dass ich ihn in die Arme nehme, ihn dort berühre, wo es weh tut, es ist wie Hände auflegen, er erwartet, dass ich blase, und tatsächlich kann ich seinen Schmerz wegblasen. Ich wusste nicht, dass ich über solche Kräfte verfüge, entweder habe ich sie durch seine Geburt erhalten oder er hat sie mir geschenkt.« Eine Umfrage bei den tausend größten Firmen der USA zeigte, dass 31 Prozent dieser Firmen ihren männlichen Angestellten nach der Geburt eines Kindes einen Sonderurlaub ermöglichen. 40 Prozent davon aber fügten hinzu, dass ein Vater, der eine erfolgreiche Karriere anstrebt, gut beraten wäre, davon nicht Gebrauch zu machen.

Während die Mutter-Kind-Bindung auf der ganzen Welt eine ziemlich gleichbleibende stabile biologische Basis hat, variiert die Vater-

Kind-Bindung stark je nach Kultur. Die Freiheit, sich eine maßgeschneiderte Vaterrolle zu entwerfen, erfordert Besinnung und Abstand von Machoallüren und Konsumdenken. In Japan wie in den USA sind Selbsterfahrungskurse mit dem Namen »Daddy Stress« entstanden, die in Firmen wie IBM und American Express Seminare für Väter anbieten. Dort wollen sie erfahren, wie sie professionelle Verantwortung und Familie in Einklang bringen können. Hoffentlich lernen sie schnell, denn Kinder und Mütter können nicht auf die Erfolge eines Seminars warten. Sie leben tagtäglich mit dem Gefühl, weniger wert zu sein als der Mehrwert der Firma. Eine radikale Umkehrung hat stattgefunden; die Arbeit, die ursprünglich dazu da war, durch den Erwerb von notwendigen Gütern das Leben zu ermöglichen, ist selbst Lebensziel geworden. Das Leben, und dazu gehört auch das Kind, müssen nebenbei organisiert werden. Gut, dass Frauen und Kinder da sind, um die Rangordnung der Prioritäten immer wieder zu hinterfragen. Nicht alle können es unbeschadet ertragen, über längere Zeit ein Dasein zu fristen, das in den Augen des damals geliebten Partners und der Gesellschaft keine besondere Beachtung verdient.

Liebe, Lust und Sex

Im Kapitel »Die mütterlichen Liebeshormone« wurden die Auswirkungen des Prolaktins auf die Libido bereits angesprochen. Es handelt sich dabei nicht um neue Erkenntnisse, denn schon in der Bibel und im Koran wurden diese Tatsachen berücksichtigt. Die Genesis berichtet, dass Abraham ein großes Fest veranstaltete, als Isaak abgestillt wurde. Sara, seine Frau, und Mutter Isaaks blieb bei ihm. Hagar, seine Geliebte, die Abraham Jahre zuvor ebenfalls einen Sohn geboren hatte, wurde entlassen. Der Heilige Prophet sagte: »Rufe nicht den Tod deiner Kinder hervor, indem du zu den Müttern eingehst, solange sie die Kinder nähren, denn so ein Akt beeinflusst die Entwicklung der Kinder schlecht.« Hier wird vom Mann verlangt, dass er seine Leidenschaft während der Stillzeit zügelt. In China wählte die Frau die Konkubine aus, die sie während der Stillzeit bei ihrem Mann ersetzen würde.

Die Beispiele von Gesellschaften, die den Geschlechtsverkehr in der Stillzeit verbieten, sind zahlreich. Weil sich das Stillen aber auf eine lange Periode erstreckt, ist das Respektieren dieses Tabus nur in polygamen Gesellschaften möglich. Von 849 registrierten Gesellschaften praktizieren immerhin 83 Prozent die Polygynie (Vielweiberei); dadurch kann das weltweit ermittelte, für unser Empfinden erstaunlich späte, durchschnittliche Abstillalter von vier Jahren und zwei Monaten erklärt werden.[8] Umgekehrt können wir feststellen, dass in monogamen Gesellschaften selten eine lange Stilldauer stattfindet, und daraus schließen, dass Monogamie ein langes Stillen erschwert. Die Länge der Stillzeit geht vielerorts mit der Enthaltsamkeitsperiode einher bzw. das frühe Abstillen mit einem kurzen Sexualtabu. Die Abelam in Papua Neuguinea enthalten sich, bis das Baby laufen kann; die Massai warten, bis das Baby Zähne bekommt; die Yorubas in Nigeria glauben, dass der Koitus die Muttermilch vergiftet. Allerdings gibt es auch hier Ausnahmen, denn wenn der Vater ein Lächeln auf dem Gesicht seines Kindes entdeckt, darf er seine Frau wieder begehren.

Wir wissen auch von wenigen Gesellschaften, die eine lange Stilldauer mit der Monogamie vereinbaren. Es handelt sich dabei um Hindu-Sekten, die für diese Zeit einen besonderen Singsang praktizieren. Die Väter, die gleichsam Mönche sind und keusch leben wollen, singen geeignete Lieder. Von den Mönchsgesängen in Europa weiß man auch, dass sie zur Keuschheit beitragen, indem sie Schwingungen auslösen, welche wiederum die Produktion von Prolaktin im Stammhirn anregen. Männer, die unter einer bestimmten Krebsform leiden, entwickeln große Brüste, verlieren ihre Libido und werden impotent. Buddha wird als lächelndes, wunschlos glückliches Wesen dargestellt. Es fällt auf, dass seine Brüste stark entwickelt sind. Große Prolaktinmengen bewirken also auch bei Männern ein Abnehmen der Libido.

Wir kennen keine Tabus mehr, so meinen die meisten. Dabei entwickelt sich ein neues Tabu, es handelt sich um die Libidolosigkeit. Wir wissen inzwischen wohl, dass Sperma die Milch nicht vergiftet. Die

Lochien, die von den Hebammen als hochinfektiös deklariert wurden, damit der Mann ja nicht auf die Idee käme, während der Wochenbettzeit seine Frau zu belästigen, haben ebenfalls ihren Schrecken verloren. Es war vielerorts üblich, für die Wochenbettzeit der Mutter eine Schwester oder eine Freundin als Bettgefährtin zu geben. Sie sollte die Mutter entlasten, aber natürlich auch eine zu frühe Wiederaufnahme des Geschlechtsverkehrs verhindern. Die Polygynie ist gesetzlich verboten; Kirche und Pädagogen haben die Verlagerung der Säuglinge in die Wiegen forciert. Mütter stillen kürzer, allgemein gilt hierzulande eine sechsmonatige Stilldauer als lang. Viele Frauen erklären, dass sie abgestillt haben, weil sie die versteckte Eifersucht ihres Mannes nicht mehr ertragen wollten. Eine Frau nahm sich vor, ihrem Mann gegenüber zu behaupten, dass sie abgestillt habe, um dann insgeheim weiterzustillen. Andere fürchten, durch langes Stillen hässliche (!) hängende Brüste zu bekommen. In einer Gesellschaft, die mädchenhaftes junges Aussehen höher bewertet als das Frausein und die Erfahrung der Mutterschaft, ist es verständlich, dass Frauen nicht einmal daran denken wollen, ihr Baby zu stillen. Eine Frau, die nicht stillen möchte, hat einen ausreichenden Grund, damit aufzuhören, sie hätte aber auch einen ausreichenden Grund, sich nach den Hintergründen dafür zu fragen, denn die Physiologie des Stillens bietet alle Elemente, um daraus ein langwährendes Vergnügen zu machen. Hat das etwas mit Feminismus zu tun? Diese ausgesprochen weibliche Tätigkeit schränkt die Freiheit ein und kann sich für die Mutter wirtschaftlich nachteilig auswirken, weil die Gesellschaft derart männlich geprägt ist, dass Kinderkriegen und Stillen an Wert und Ansehen verlieren.

Die männliche Ausprägung der Gesellschaft findet sich wieder in der Paarbeziehung. Inzwischen fällt es vielen Frauen schwer, ihre eigene Lust von den Kriterien, die die Gesellschaft propagiert, zu unterscheiden. Gerade während der Stillzeit spüren Frauen die Widersprüche sehr deutlich und neigen eher dazu, sich selbst in Frage zu stellen als die allgemein gültigen Vorstellungen. Nicht jede Mutter, die in der Stillzeit eine niedrige oder gar keine Libido hat, ist krank, nicht normal und depressiv. Wer sagt, dass es sich dabei um einen

Mangel handelt? Den Frauen mangelt es oft an nichts! Es sind die Männer, die etwas brauchen und nicht bekommen: Sie haben einen Mangel. Diese Feststellung löst bei Müttern, die verunsichert und befremdet sind, sichtliche Erleichterung aus. Auch die Mitteilung, dass die Feuchtigkeit, die sich bei sexueller Erregung in der Scheide entwickelt, während der Stillzeit häufig ausbleibt, löst die gleiche entspannende Reaktion aus. Während der unzähligen Workshops, Fortbildungen, Vortragsabenden, die ich gehalten habe und bei denen ich diese Informationen weitergab, konnte ich immer wieder beobachten, wie Frauen sich nun vieles erklären und sich wieder als »normal« einschätzen konnten. Die Erleichterung und Entlastung, die aus diesem Wissen entstehen, sind beeindruckend. Es wird dabei jedoch sichtbar, unter welchem Druck die Frauen auch in diesem Bereich stehen. Die Bereitschaft, sich über das heikle Thema unter Frauen auszutauschen, zeugt neuerdings von der Notwendigkeit, diese Tatsache öffentlich zu machen. So werden auch die Männer etwas mehr Verständnis entwickeln können und ihre Vorwürfe vielleicht zurücknehmen. Libidolosigkeit gehört zu den Merkmalen der PPD, aber sie ist nicht an sich eine Krankheit. Vorsicht also!

Wenn Frauen gebären, schlüpft dabei mühsam ein ganzes Kind durch die Vagina. Diese wird bis zum äußersten gedehnt, so dass vielleicht ein Dammschnitt vorgenommen wird oder ein Damm- oder Scheidenriss passiert, der anschließend genäht und versorgt werden muss. Die Heilung dauert einige Zeit und ist möglicherweise schmerzhaft. Der Beckenboden erholt sich und erlangt wieder Spannung, die Rückbildung geschieht langsam, die Blasenschließmuskeln brauchen vielleicht neues Training. Der Körper hat neue Formen, rund und weich, ungewohnt, ein bisschen fremd. Die Brüste sind prall und befriedigend, zu voll und schmerzhaft – oder leer und besorgniserregend? Blut, Milch, Schweiß und oft genug auch Tränen laufen unwillkürlich, bei Mehrgebärenden sind die Nachwehen ebenfalls belastend. Eine Kaiserschnittnaht bleibt lange berührungs- und druckempfindlich. Der Säugling verlangt unentwegt, und die Frau gibt ihm alles, was sie kann, und erhält dafür Zärtlichkeit. Bei der Entlassung aus der Klinik wird ihr die Frage nach der Familienplanung und Verhütung gestellt. Daraus schließt sie, dass jeder erwartet, dass sie bald wieder Geschlechtsverkehr haben soll und dass das normal sei.

In keiner ähnlichen Situation der Welt, wenn so viele Umstellungen stattfinden und wenn so viel Neues von einem Menschen abverlangt wird, würde jemand auf die Idee kommen, von diesem Menschen noch zusätzlich etwas zu erwarten. Und noch weniger würde es jemandem einfallen, denjenigen zu bemitleiden, der entgegen aller Vernunft etwas verlangt und berechtigterweise nicht erhält. Nach der Geburt ist diese Situation aber oft gegeben, nur die Klarheit darüber ist nicht vorhanden. Die Männer schaffen es immer wieder, in die Opferrolle zu schlüpfen: »Die Männer tun mir oft wirklich leid«, sagte eine Frauenärztin und Psychotherapeutin, die nicht genannt werden wollte, in einem Elle-Interview und bezeichnet die Babys als »geborene Lustkiller«. Wo bleibt der Mann mit seinem sexuellen Verlangen?! Er empfindet das Kind als Konkurrenz. Ein erwachsener Mensch fühlt sich von einem hilflosen Baby bedroht! Babys sind keine Lustkiller, aber weil die Lust, die sie auslösen können, den Männern nicht dienlich ist und sie diese auch nur begrenzt erleben können, wird hier der Spieß erneut umgedreht. Die Lustlosigkeit der Frauen auf genitale Sexualität wird von einer völlig neuen Erfahrung der Sexualität vorübergehend abgelöst und später integriert. Die altruistische Liebe, die auf Grund physiologischer Prozesse und Bindungsprozesse in ihr entfacht wird, ist für Menschen, die mehr mit Eigenliebe und Egoismus vertraut sind, schwer nachzuvollziehen. Der Vorwurf der Frigidität in einer Gesellschaft, die Genitalität mit Sexualität verwechselt und darauf reduziert, kann destabilisierend wirken. Die Ganzheitlichkeit der Sexualität mit ihren vielfältigen Facetten ist abhanden gekommen. Ironischerweise geschieht dann das, was unter anderen Umständen schier unglaublich klingen würde, aber in der Frau-Mann-Beziehung modellhaft funktioniert: Die Frauen entwickeln Schuldgefühle, machen sich Sorgen um ihren Partner, wünschen, behandelt zu werden. Ihnen wird empfohlen, zu einem Therapeuten oder einer Therapeutin zu gehen. Zwar kennen diese aber meist die Zusammenhänge zwischen Prolaktin, Stillen und Libido nicht, aber eine Therapie kann trotzdem angefangen werden, denn eine Frau, die der Norm nicht entspricht, ist offenbar behandlungsbedürftig. »Mütter hören nicht genug auf die Väter, dann würden sie merken, wie übertrieben sie reagieren«, ist die skandalöse Stellungnahme einer französischen Psychologin in einem Werk zum gleichen Thema wie diesem.[9]

Es wird Zeit, dass Männer, die Väter geworden sind, selbst zur Entschärfung dieser Situation beitragen. Ein junger Vater erzählte, dass er seit seiner Jugend nie so lange in Enthaltsamkeit gelebt hatte wie während der Stillmonate. Es war für ihn jedoch eine völlig neue Erfahrung, die er mit Neugier verfolgte. Er beobachtete, wie er einen neuen Blick für »scharfe« Mädchen entwickelte, und lernte die prickelnden Gefühle von Lust und Treue kennen. Männer lernen dabei auch, dass sie nicht immer aus eigener Anstrengung etwas verändern können und dass sie auch nicht immer die zentrale Rolle spielen. Statt zu sagen, dass die Frau sich von ihm abwendet, kann er feststellen, dass sie sich dem Kind widmet. Ein verwöhntes erwachsenes Kind, um das sich auch nach der Geburt des Babys alles drehen sollte, kann eine Frau nicht gebrauchen. Die Frau, die sich an den Bedürfnissen des Mannes orientieren muss, wird überfordert. Der Mann muss wissen, dass er in dieser Lebensphase nicht die Priorität hat, was aber nicht heißt, dass sie ihn nicht liebt.

Paare tun sich schwer, Formen der Liebe und Zuneigung zu entwickeln, die den Koitus nicht einbeziehen. Frauen sehnen sich nach der Geburt nach Liebkosungen und Streicheleinheiten, die ihnen die Bestätigung geben, dass ihr neuer Körper angenommen wird, als schön empfunden wird. Daraus schöpfen sie Kraft und Glück. Männer können diese unentbehrlichen sättigenden Gefühle bei ihrer Partnerin auslösen, und das ist schon viel. Frauen verzichten aber lieber auf diese Zeichen der Zuneigung, wenn sie die Erfahrung gemacht haben, dass es dann unweigerlich zur Penetration kommen wird. Dann lehnen sie lieber jede Form der Annäherung ab und ziehen es vor, in Ruhe gelassen zu werden.

Männer haben sich noch nicht zusammengeschlossen, um über diese Aspekte des Lebens zu sprechen. Ein französischer Arzt bietet in seiner

Geburtsklinik seit 15 Jahren Gruppen für Väter an. Hier treffen sich Väter und werdende Väter: »Frauen fällt es leichter, über solche Sachen zu sprechen ... Die Männer haben hier die Gelegenheit, ihre Furcht und Ängste loszuwerden. Diese verraten viel über ihre innere aggressive Haltung und Verwirrung. Wo traut sich jemand sonst zu sagen ›ich ekle mich vor meiner Frau‹? Den Vätern geht es besser, wenn sie erfahren haben, dass es solche Probleme gibt.«[10]

Die reiche Erlebniswelt der weiblichen Sexualität und die verschiedenen Möglichkeiten, wie Frauen sie leben könnten, werden auch nach der Geburt amputiert und von Männern bestimmt, die vergleichsweise wenig Auswahl haben. Was sie nicht erleben können, findet schwer eine Daseinsberechtigung. Die Tendenz, alles zu reduzieren auf das, was sie selbst empfinden können, ist hoch.

Ratschläge für Väter und Angehörige

Männer, die sich kaum Zeit für die Auseinandersetzung mit ihrer neuen Rolle gönnen, sollten wenigstens diese Zeilen lesen, denn die Hilfe des Partners ist von unschätzbarem Wert und unersetzlich.

PPD kann eine Bedrohung werden für die Gesundheit von Vater und Mutter, für die Ehe und die Freundschaften, für den Beruf und ebenfalls für das Wohl des Kindes. Das Alltägliche wird zur Herausforderung. Mit Kenntnissen, Geduld, Liebe und Verständnis, können Sie der Frau eine Menge Unterstützung geben und aktiv zu ihrer Genesung beitragen.

- ❍ Erkundigen Sie sich, wo fachliche Hilfe angeboten wird.
- ❍ Informieren Sie sich über PPD. Lesen Sie in diesem Buch!
- ❍ Ermuntern Sie die Mutter, eine Gruppe zu besuchen.
- ❍ Sagen Sie ihr immer wieder, dass ihr Zustand sich bessern wird, dass sie sicher wieder ganz gesund wird. Sie dürfen auch selbst davon überzeugt sein, denn es stimmt.

❍ Väter, Familien und Freunde, die helfen, brauchen ebenfalls Hilfe. Suchen Sie sich eine Möglichkeit, sich auszusprechen (Beratung bei Ihrem Arzt oder siehe Adressen im Anhang).

Die Frau ist nicht verrückt, sie ist nicht faul, sie ist ernsthaft krank und braucht Hilfe. Bieten Sie Ihre Hilfe unaufgefordert an. Es fällt ihr schwer, sie schämt sich für etwas, was sie selbst zu tun nicht in der Lage ist, nämlich, um Hilfe zu bitten. »Wie kann ich jemanden darum bitten, sich um mein Kind zu kümmern, wenn ich es selbst überhaupt nicht kann?«

Erschöpfung:

Geistige und physische Erschöpfung sind häufige PPD-Symptome. Dazu kommen oft die Unfähigkeit, sich zu konzentrieren und Entscheidungen zu treffen. Die Frage »Was ziehe ich dem Baby jetzt an?« kann die Mutter völlig überfordern. Gedächtnisschwäche, ein niedriges Selbstwertgefühl, keine Lust auf Sex und kein Interesse für Aktivitäten, die früher Spaß gemacht haben, sind symptomatisch.

Sie können helfen:

❍ Helfen Sie ihr dabei, sich eine oder zwei Aufgaben auszusuchen, und machen Sie mit ihr dafür eine bestimmte Uhrzeit aus.
❍ Helfen Sie bei der Suche nach einem Babysitter oder einer Haushaltshilfe.
❍ Machen Sie Vorschläge, auch wenn sie abwinkt, zusammen einen Spaziergang zu machen, gemeinsam einen Film zu Hause anzuschauen, ein Fertiggericht liefern zu lassen oder ein Gericht im Restaurant abzuholen.
❍ Sie müssen wissen, dass es trotz besten Willens Zeiten geben wird, in denen nichts möglich ist.

Spannung und Angstzustände:

Die Mutter erscheint vielleicht nicht depressiv. Sie mag aber Ängste, Sorgen oder sogar Panikanfälle erleben. Schmerzen in der Brust mit Atembeschwerden oder Kopfschmerzen können sie plagen.

○ Ermutigen Sie sie, die besprochenen Tätigkeiten und Angebote für sich in Anspruch zu nehmen.
○ Begleiten Sie ihre Atmung bei akuten Anfällen mit Streicheln, beruhigen Sie sie, bieten Sie ihr feuchte warme Tücher für Hals und Schultern an.

Schlaflosigkeit:
Obwohl die Mutter erschöpft ist, kann sie vielleicht nicht einschlafen.

Sie können helfen:
○ Bereiten Sie ihr vor dem Schlafengehen ein warmes Bad.
○ Reichen Sie ihr warme Milch oder eine Kleinigkeit zu essen, je nachdem, was sie sich wünscht.
○ Legen Sie eine Wärmflasche in ihr Bett.
○ Versichern Sie ihr, dass Sie das Baby hören werden und sie sich nicht zu sorgen braucht.

Aufgekratztsein und wirre Gedanken:
Das Elend, das die Mutter verspürt, kann sie dazu verleiten, unvernünftig und überkritisch zu werden. Sie wird Ihnen vielleicht Ihre guten Absichten vorwerfen. Wegen ihres labilen Nervensystems sind plötzliche Gemütsschwankungen zu erwarten. Beispielsweise kann es passieren, dass sie an einem Abend ganz ausgeglichen erscheint, um dann plötzlich völlig verschlossen und ablehnend zu sein.

Sie können helfen:
○ Kritisieren Sie sie nicht. Versuchen Sie, in solchen Phasen das Streiten zu vermeiden.
○ Es ist Ihr gutes Recht, aufgebracht und frustriert zu sein. Versuchen Sie aber, Ihre Wut und Frustration auf die Situation und auf die Krankheit zu richten und nicht auf Ihre Frau. In ihrer jetzigen physischen und emotionalen Verfassung macht sie das ihr Bestmögliche.

10 Muttererde – ein Ausblick

Die Kenntnisse über die Komplexität der Physiologie führen zu Fragen, die die Vergangenheit betreffen, sie fordern uns aber gleichzeitig mit Dringlichkeit auf, die Zukunftsvision, d.h. die Gesellschaft, die entstehen soll, langfristiger als je zuvor zu entwerfen. Zukunft entsteht jetzt. So wie unsere Gegenwart die Zukunft unserer Mütter war, so wird die Zukunft der nächsten Generationen in der Gegenwart vorbereitet und geprägt. Die Zukunft ist ewig, wir betreten das Morgen, ohne zu verstehen, dass sich die Unsicherheiten und Gefahren, die uns bedrohen, gewandelt haben. Die Atomversuche Frankreichs können hier beispielhaft als überholte Strategien für die Sicherung der Zukunft erwähnt werden. Welche Zukunft bereiten wir vor? Haben sich die Prioritäten nicht geändert? Die Bedrohungen für die Menschheit lassen sich eher mit Begriffen wie Ökologie, Arbeitslosigkeit, Rassismus und Extremismus beschreiben als mit »Kaltem Krieg« oder »Ostblock«. Wonach sich die Menschen sehnen, lässt sich nicht im »Vaterland« erreichen. Die Sehnsüchte sprengen sowohl die Staatsgrenzen als auch die Grenzen, die die Vernunft errichtet hat: Menschenwürde, Frieden, Gleichberechtigung, Glück, Lebensqualität, Respekt, Liebe ... Die sexuelle weibliche Kraft, die sich im Geburtsprozess entfaltet, ist unmittelbar mit der Lebens- und Liebesfähigkeit verbunden. Bestandteil der Physiologie der Geburt ist die bedingungslose Liebe, die das Mutter-Kind-Paar bindet. Ein Modell für die Zukunft? Menschen, die sich anmaßen, die Komplexität dieses Prozesses zu stören, sie gar verbessern zu wollen, handeln wie Goethes Zauberlehrling.

Mutter und Kind wohlauf?

Die heutige westliche Gesellschaft besteht zu beinahe 100 Prozent aus Individuen, die bei ihrer Geburt Opfer von institutionalisierter Trennung von der Mutter geworden sind. Ist es möglich, dass diese Trennung, die einen ersten Gewaltakt beinhaltet, ohne Folgen bleibt? Die Forschungsergebnisse der pränatalen und perinatalen Medizin und Psychologie liefern ständig neue Beweise dafür, dass das, was in dieser sensiblen Phase geschieht, die Gesundheit prägt, und dass Traumen und Gesundheitsschäden, die in dieser Zeit ausgelöst werden, das Leben der Einzelnen subtil oder massiv beeinflussen und sich gesamtgesellschaftlich empfindlich niederschlagen. Auch Ärzte und Schwestern, die diesen Gewaltakt bei ihrer Geburt ertragen mussten, geben ihn an das Neugeborene weiter. So gilt die eigene Geschichte trotz aller Vernunft und Fortbildungen als einzige Wahrheit. Sie trennen das Kind weiterhin von seiner Mutter und schicken das Neugeborene ins Exil. Das leblose Bettchen, in das es nach den neun Monaten im warmen lebendigen Uterus gelegt wird, lässt ihn schon den Tod erahnen. Einmalige Verbrechen machen Schlagzeilen, doch andere finden mit einer solchen Regelmäßigkeit und Selbstverständlichkeit statt, dass kaum jemand es für wert hält, darüber zu berichten. Von wenigen Ausnahmen abgesehen, glich die Behandlung, die wir als erste erfahren haben, einer Kriegserklärung. Sind nicht in der groben bis grausamen Behandlung der Neugeborenen die Wurzeln der historischen Gewalt und der Lieblosigkeit zu suchen? Schon in der Wiege wird das Gewaltpotential aktiviert. Die Mutterliebe, deren Basis besser als je zuvor verstanden werden kann, wurde mehrfach amputiert. Bis zu ein Fünftel der Mütter in den Industrienationen leiden oder haben im Laufe der letzten Generationen unter einer Form von PPD gelitten. »Ich habe daran gedacht, mein Kind zur Adoption freizugeben, weil ich mich seiner nicht würdig fühle.«

Die Zukunft von Kindern, deren Mütter an PPD erkrankten, findet neuerdings Interesse bei den Epidemiologen. Die Langzeitwirkungen bei Söhnen, deren Mütter erkrankt waren, lassen sich vorläufig mit »Gesundheits- und Verhaltensauffälligkeiten« grob beschreiben.[1] Der Intelligenzquotient (IQ) von Söhnen, deren Mütter an PPD gelitten hatten, war noch im achten Lebensjahr deutlich niedriger als der Durchschnitt. Über die Schwierigkeiten der Töchter wurde bereits berichtet.

Wo die Liebe nicht wachsen kann, entsteht oft Gewalt. Die ultimative Form der Gewalt drückt sich im Selbstmord aus. In Deutschland finden jährlich 13.000 Selbstmordversuche bei Jugendlichen statt. Die Selbstmordrate bei Jugendlichen zwischen 15 und 24 Jahren ist innerhalb der letzten 20 Jahre in 11 der 14 Industrienationen stark angestiegen und hat sich in Spanien und Norwegen verdoppelt.[2] In Frankreich liegt die Selbstmordrate für diese Altersgruppe bei 18 Prozent der Todesfälle. Dabei ist bekannt, dass die Häufigkeit der Selbstmordversuche zehnmal höher ist als die registrierten Selbstmorde. Alarmierende Zahlen, die Ratlosigkeit auslösen.

Das Ausmaß der Verzweiflung und des Elends, das sich hinter diesen Zahlen versteckt, ist erschreckend. Dank der modernen Datenverarbeitung lassen sich genauere Studien erstellen, um hier möglicherweise ein besseres Verständnis für dieses Phänomen zu entwikkeln. So hat man mittlerweile Zusammenhänge entdeckt zwischen bestimmten Ereignissen bei der Geburt (mechanische Traumen und Erstickungstraumen) und späteren suizidalen Verhaltensweisen.[3] Ebenfalls wurde aus repräsentativem Datenmaterial errechnet, dass Neugeborene, die länger als eine Stunde nach der Geburt unter Erstickungsnot gelitten hatten und dank Wiederbelebungsmethoden am Leben erhalten wurden, später in der Adoleszenz ein erhöhtes Selbstmordrisiko aufweisen. Die Autoren glauben, dass ein Zusammenhang besteht zwischen der dramatischen Zunahme von Selbstmorden in der Adoleszenz und der steigenden Zahl der geretteten Neugeborenen.[4] Statistische Werte erlauben es jedoch nicht, individuelle Schicksale vorauszusagen; sie machen ausschließlich Tendenzen sichtbar. Um Faktoren auszuschalten, die andere Querverbindungen zulassen würden, wurden z.B. die Vergleichsgruppen zu diesen

Studien aus Geschwistern der Testpersonengruppe gebildet. Damit konnten Unterschiede beispielsweise bezüglich Schichtzugehörigkeit, Familienleben und Wohnort minimal gehalten werden. Korrelationen und Risikofaktoren sind keine Ursache-Wirkung-Erklärungen. Die Ergebnisse fordern aber dazu auf, noch behutsamer zu sein und den Babys einen Start ins Leben zu ermöglichen, der ohne Traumen und ohne Trennungen erlebt wird.

Andere überraschende Ergebnisse, die nicht aus dem Bereich der Geburtshilfe stammen und bei den Zuständigen in diesem Bereich wenig Gehör finden, betreffen eine weitere Form der Selbstvernichtung: die Drogenabhängigkeit. Diesbezügliche Studien haben herausgefunden, dass Kinder, deren Mütter während der Geburt bestimmte Schmerzmittelcocktails (Morphium, Valium, Lachgas usw.) erhalten haben, ein erhöhtes Risiko aufweisen, im späteren Leben drogensüchtig zu werden. Es stellte sich heraus, dass der Risikofaktor ebenfalls mit der Dauer, der Häufigkeit der Verabreichung sowie mit dem Zeitpunkt der Darreichung dieses Schmerzmittels variiert. Wurde z.B. ein bestimmtes Mittel zehn Stunden vor der Geburt verabreicht, so konnte kein erhöhtes Risiko erkannt werden, eine Verabreichung unmittelbar vor der Geburt hingegen erhöhte das Risiko.[5] Eine mögliche Erklärung legen die Forscher nahe: Bestimmte empfindliche und natürliche Opiatrezeptoren werden in der äußerst sensiblen Phase der Geburt geprägt. In einer Zeit, in der Drogenabhängigkeit und Sucht dramatische Formen annehmen, wäre es wünschenswert, den Müttern für die Geburt möglichst gute Bedingungen anzubieten, damit sie ihre Kinder ohne unzumutbare Qualen und ohne Schmerzmittel gebären können. In den Krankenhäusern, in denen die Frauen während der Eröffnungsphase oder auch für die Geburt ein Wasserbecken benutzen können, um sich zu entspannen, hat der Gebrauch von Schmerzmitteln drastisch abgenommen.[6] Studien werden eines Tages vielleicht belegen, dass Babys, deren Mütter das warme Wasser als Schmerzmittel während der Geburt genutzt haben, ein sehr niedriges Risiko aufweisen, später in ihrem Leben drogenabhängig zu werden, und dass die Mütter wiederum nur sehr selten an PPD erkranken.

Die Gewalt ist nicht immer gegen sich selbst gerichtet; sie kann auch anderen schaden. In einer bereits zitierten Studie, die 4269 männliche Verbrecher einbezog, fand der Psychologe Dr. Adrian Raine heraus, dass diejenigen, die mit Geburtskomplikationen geboren worden waren (z.B. Zangengeburt) und von ihrer Mutter in der frühen Phase abgelehnt wurden, in einem größeren Ausmaß dazu neigten, später Gewaltverbrecher zu werden.[7]

Der Missbrauch und die Vernachlässigung von Kindern wird von der französischen ODAS (Observatoire de l'Action Sociale Décentralisée) vorsichtig auf 45.000 Fälle im Jahr geschätzt; an deren Folgen sterben jährlich 300 bis 600 Kinder. In Deutschland sind es 200 Kinder im Jahr, die daran sterben. Zwei Drittel der überlebenden Kinder werden als Erwachsene selbst ihre Kinder misshandeln. Wohin wird diese Spirale der Gewalt führen? Doch das Unglück der Menschen erscheint nicht nur in diesen extremen registrierbaren Formen. Wahrscheinlich haben viel subtilere Formen des Unglücklichseins in dieser postnatalen Zeit ihren Ursprung. Unsere Bestimmung, glücklich zu sein, wird von Anfang an vielfältig angetastet.

Diese Studienergebnisse regen dazu an, die Ereignisse der Perinatalzeit nicht nur bezüglich der Mutter, sondern auch bezüglich des Kindes und damit der Zukunft der Gesellschaft ernst zu nehmen und deren generationsübergreifende Reichweite zu überdenken. Tiere passen sich ihrer Umwelt an. Der Mensch dagegen verändert sie seinen momentanen Bedürfnissen entsprechend. Bei seinem Trachten nach Beherrschung des Universums hat er neuerdings aber in gewissen Bereichen, wie z.B. in der Perinatalmedizin, eine Geschwindigkeit und ein Ausmaß erreicht, die seine eigene Anpassungsfähigkeit überfordern! Bis jetzt konnten sich die Einzelnen den Anforderungen der Veränderungen noch anpassen, da diese nicht so vielfältig und zeitlich gehäuft und auch nicht derart tiefgreifend waren. Wie sich die Ereignisse der Perinatalzeit langfristig auswirken, konnten bisher nur die Epidemiologen dank moderner Datenverarbeitung aufdecken.

Parallel dazu ist die perinatale Mortalitätsrate drastisch gesunken und ebenfalls die Müttersterblichkeitsrate. Die niedrige Mortalitätsrate in diesem Bereich wird undifferenziert und irrtümlich als eine Folge des häufigen perinatalen Einsatzes von neuen Technologien und Medikamenten verstanden. Internationale Vergleiche zeigen jedoch auf, dass das Sinken der Sterblichkeitsrate auf bessere Lebensbedingungen, Hygiene, Familienplanung und Ernährung in der Schwangerschaft zurückzuführen sind. Es wird höchste Zeit, die Morbiditätsrate in der Bevölkerung unter die Lupe zu nehmen. Die sogenannten Erfolge der Geburtshilfe sollten jetzt kritisch auf ihre langfristigen Folgen untersucht werden. Und auch, wenn die endgültigen Ergebnisse noch lang auf sich warten lassen, ist es nie zu früh, um mit Mutter und Kind liebevoll und respektvoll umzugehen. »Liebe ist das einzige, was wächst, wenn man damit verschwenderisch umgeht« (Marie Luise Stangl) – las ich vor kurzem in der U-Bahn.

Werte im Wandel

Im Idealfall hat der erwachsene Mensch seine Grundsicherheit entfalten können und kann darauf aufbauend ohne Angst mit anderen in Beziehung treten. Diese Grundsicherheit entwickelt sich auf der Basis von echten Kontakten und emotionalen Reizen, die vor der Geburt und in der Kleinkindzeit, also meistens in der Interaktion mit den Eltern, stattfinden. Ich denke, dass eine Gesellschaft, die die Mütter und Neugeborenen bei der Geburt auf eine Weise behandelt, die dazu führt, dass Babys mit drei Monaten in Krippen untergebracht werden, langfristig suizidal handelt. In Frankreich zeigen 25 Prozent der Kinder unter vier Jahren psychologische Auffälligkeiten.[8] Angesichts dessen kann man die Frage stellen, ob diese Vorgehensweisen ethisch noch vertretbar sind.

Magische Begriffe wie »Individualisierung« verlieren in solchen Zusammenhängen ihren Sinn. Uns wird bewusst, dass sich die Menschheit durch uns und über unsere Kinder weiterentwickelt. Ernste und schwierige Fragen, die die Zukunft betreffen, drängen sich bei der

Ankunft des eigenen Kindes auf. Es lädt uns ein, neue, für uns selbst vielleicht unvertraute Züge unseres Menschseins zu entdecken und zu erkennen, was wirklich erstrebenswert ist. Wenn die von der Psychokultur geforderte Selbstverwirklichung weiterhin als wesentliches Ziel des Lebens deklariert wird und unter Ausschluss der Nächstenliebe gelten soll (was dann unausweichlich auf Kosten der emotionalen Entwicklung der nächsten Generationen geschieht), wird der Altruismus zur reinen Privatsache degradiert. »Das ist dein Problem«, hört man oft.

Wir machen gerade die Erfahrung, dass sich Solidarität, Freiheit und Individualismus ergänzen sollen. Nächstenliebe wird oft mit dem Verweis an die geeignete Stelle, d.h. an Ämter und Einrichtungen, verstanden. Die Kinder lernen früh, was im Leben erstrebenswert ist: Geld! Kein Wunder, denn sie werden deshalb tagtäglich wegorganisiert, und am Wochenende verbringen sie ihre Freizeit mit den Eltern, um es auszugeben. Die industrielle Religion, wie Erich Fromm sie bezeichnete, strebt als Hochziel den Besitz einer möglichst großen Anzahl von industriell gefertigten Gegenständen an. Um diese herzustellen und zu erwerben, hat die neue Religion die Arbeit an die erste Stelle der Wertehierarchie gesetzt. Und so verbringen die Menschen, die, wie die Physiologie es uns zeigt, für das lebendige Leben und Lieben, für Lust und Wonne geschaffen sind, zwei Drittel ihrer Wachzeit mit arbeiten. Die meisten ziehen das Haben dem Sein vor und verlieren damit vor lauter Habgier den Sinn für das Dasein. Wurde uns denn nicht versprochen, dass Technologie und Fortschritt dem Menschen das große Glück bringen würden? Wenn wir gesättigt sind und nicht mehr wissen, warum und wieso wir so viel arbeiten, wenn der Hunger nach Spiritualität im turbulenten Alltag keine Chance hat, gestillt oder zumindest wahrgenommen zu werden, dann sind wir mehr geknechtet als befreit. Kinder wollen sich der Freude widmen, sie haben Lust am Leben, am Sein. Unter den Lebensumständen, die wir ihnen zumuten, verschwindet diese aber schnell. Die Unterdrückung der Lebenslust führt zum Konsumverhalten. Materielle Freuden der Wegwerfgesellschaft als kurzer Ersatz für Lebensglück sind eine traurige Folge der fatalen Verwechslung zwischen Konsum und Lebensqualität, Egoismus und Erfüllung.

Das Dilemma vieler Frauen, ihren Standort zwischen Mutterschaft und Berufstätigkeit zu finden, ist nicht von der Hand zu weisen. Der Wandel in der Struktur und Funktion der Familie bringt neue Zwänge mit sich. Angesichts der Veränderungen in Bildung, Beruf, Familienzyklus und Rechtssystem haben sich die Frauen aus der engen Familienbindung oft herausgelöst. Frauen müssen ihre Existenzsicherung im Alter heute oft selbst planen. Bedrohungen durch Arbeitslosigkeit, steigende Scheidungsraten und nichteheliche Geburten sind Tatsachen, die eine automatische Versorgung durch einen Ehepartner nicht mehr selbstverständlich machen.

Eltern sollten füreinander und für ihre Kinder genügend Zeit aufbringen können. Die Zufriedenheit der Familienmitglieder beinhaltet das Aufwachsen der Kinder in Geborgenheit. Zur Zufriedenheit trägt jedoch auch bei, dass sich die Eltern in ihrer Arbeit so weit wie möglich verwirklichen und wohl fühlen können.

Die Bedingungen, über die eigene Lebensweise selbst bestimmen zu können, müssen gegeben sein. Gesellschaftliche Voraussetzungen müssen entstehen, damit Familien ihre Probleme nicht länger allein zu lösen haben. Aber die echte Freiheit setzt voraus, dass Bewusstsein und Verantwortung vorhanden sind, nicht nur bei den Frauen, sondern auch bei den Männern, und dass auf allen Ebenen Programme für Gleichberechtigung angestrebt werden. Die Gesellschaft braucht auf allen Entscheidungsebenen Frauen, die die Familienphase erlebt haben. Doch oft gestaltet sich die Rückkehr in den Beruf nach der Familienphase extrem problematisch. Auf die Reife, auf die Erfahrung und die Schätze, die diese Frauen in die Politik, in die Wirtschaft und in die Entscheidungsgremien einbringen können, darf nicht mehr verzichtet werden. Bislang wurde ihre Weisheit jedoch eher verachtet; das männliche Modell jedoch kann sich nur noch totlaufen (die Agonie hat mit der hohen Selbstmordrate bei Jugendlichen bereits seinen Anfang genommen). Die Gesellschaft braucht Frauen, die das Muttersein – auch als PPD-Erfahrung – einbringen, Frauen, die das Wohl ihrer

Kinder vor gesellschaftliche und wirtschaftliche Wertvorstellungen stellten, Frauen, die sich dem geltenden Normensystem verweigerten, um die »Mutterphase« zu erleben. Wir werden es uns nicht mehr lange leisten können, die Langzeitwirkungen unseres heutigen Handelns auf die nächsten und übernächsten Generationen zu ignorieren. In die einfallslosen linearen Zukunftsvisionen der heutigen »Macher« haben sie jedoch noch nicht Eingang gefunden. In Deutschland wird das französische Modell oft als erstrebenswert zitiert, weil das Krippensystem und die Unterbringung der Kleinsten in Frankreich Tradition hat. Setzen wir Kinder in die Welt, um sie möglichst schnell in die Obhut anderer zu geben? Dort, wo drei von vier Müttern kurz nach der Geburt wieder arbeiten und wo auch die Väter nicht mehr Zeit mit ihren Kindern verbringen, schläft jedes dritte Kind nur noch mit vom Arzt verschriebenen Schlafmitteln ein, die den Angstzuständen entgegenwirken sollen.[9] Ist das erstrebenswert? So galt die damalige Umweltministerin als beispielhaft, die trotz Schwangerschaft, Geburt und Kind so gut wie keinen Tag im Ministerium gefehlt haben soll. Ich meine, dass gerade die Ökologie besser beraten wäre, wenn sie den Frauen die Bemutterung ihres Kindes nicht versagen würde.

»Arbeitsverhältnisse müssen (...) dem Menschen angepasst werden und nicht umgekehrt«, neben Arbeits- und Freizeit entwirft Nell-Breuning eine Sozialzeit. »In dieser werden Werte geschaffen, die zwar kaum quantifizierbar sind und daher auch in der volkswirtschaftlichen Gesamtrechnung untergehen. Diese Sozialzeit ist jedoch in einem großen Maße ›produktiv‹, denn sie eröffnet nicht nur die Chance zu mehr ›Zuwendung‹ (Beziehungsarbeit) in der Familie, sondern ermöglicht auch politische Partizipation, die nicht mehr nur einer kleinen Elite (›Honoratioren‹) vorbehalten bleibt, die über die dazu notwendige Zeit verfügt.«[10]

In Wirtschaft, Politik und Gewerkschaften, aber auch an den Universitäten und in der Forschung sind für die Heilung der Gesellschaft mütterliche Eigenschaften notwendig. In zahlreichen Frauenprojekten werden die Kompetenzen der Frauen sichtbar. Die eigene Betroffenheit hat manche dazu veranlasst, sich nach der Bewältigung einer Krise für die Belange von anderen Betroffenen zu engagieren. In der akuten Krisenzeit nach der Geburt sind junge Mütter intellektuell und emotional, d.h. auch physiologisch, nicht in der Lage, zu rebellieren und gegen die widrigen Umstände oder Institutionen, die ihnen Leid, Schmerz und Frustration zugefügt haben, aktiv anzugehen. Die nötige Einstellung, das Überschauen der ganzen Zusammenhänge und die für den aktiven Umgang notwendige Aggression ist bei Frauen, die aus der Krise gestärkt hervorgegangen sind, eher vorhanden. Daher kann der dramatische Gehalt bestimmter Situationen nur über Dritte auf die politische Ebene gebracht werden. Die Solidarität der leidgeprüften Frauen, die sich später für die Belange der akut betroffenen Frauen engagieren, bleibt ein Hoffnungsträger in einer Zeit, in der die Sparmaßnahmen der Kommunen und des Staates zuerst Frauen- und Sozialprojekte treffen. Der Mangel an Weitsicht der Bürokraten wird dadurch immer wieder bestätigt.

Diese aktiven Frauen haben die höchst menschliche Fähigkeit entwickelt, sowohl ihr Primärhirn als auch ihren Neocortex harmonisch zu entwickeln und deren Funktionen miteinander zu vereinbaren. Barmherzigkeit und Güte stehen ihrer Intelligenz und ihrem Wissen nicht im Weg, sondern ergänzen sie.

Muttererde

Die hormonelle Balance einer Gesellschaft prägt die Richtung der Entwicklung mit. Wenn wir mit Sicherheit sagen können, dass die Frauen jahrtausendelang den Liebeshormonfluss der Welt in Gang gehalten und somit dem männlichen Aggressionspotential Grenzen gesetzt haben, so können wir angesichts der drohenden Austrocknung dieses Flusses nur zur Vorsicht aufrufen. Die modernen Geburtsumstände und das nur kurze Stillen von Kindern verändern die hormonellen Gegebenheiten eines Volkes völlig; dass daraus ein grundsätzlich neuer Menschenschlag erwächst, kann nicht verwundern. Ein alter

Mann in Senegal drückte seine Bedenken wie folgt aus: »Wenn die Jugend die Traditionen verachtet, hängt das damit zusammen, dass sie nicht mehr an der Brust trinkt, sondern Kuhmilch erhält; aus Kuhmilch werden nie spirituelle Menschen heranwachsen.« Eine weltumgreifende Veränderung bahnt sich an. Ist der Homo sapiens (weiser Mensch) am Ende seiner Weisheit, oder ist er noch nie weise gewesen? Die historische Wahrheit, dass über viele Tausende von Jahren hinweg die ganze Existenz der Spezies Mensch auf der einzigartigen Fähigkeit von Müttern beruhte, kleine Kinder zu lieben, und auf der Fähigkeit der Frauen, die mütterlichen Instinkte zu unterstützen, scheint heute eine Wissenslücke zu sein. Die Strategie der Vermarktung von Muttermilchersatzprodukten kann als ein Großangriff auf die Liebesfähigkeit interpretiert werden. Hier und in der Dritten Welt werden im Sinne des Imperialismus die weiblichen Ressourcen ausgehöhlt. Mit Milchpulver und Flaschen mit Saugern und mit der damit verbundenen Steigerung der Umsätze versickert der Liebeshormonfluss zu einem Rinnsal. Mit der Flaschennahrung wird das Gedankengut (welche Ironie!) des weißen europäischen männlichen Wesens aufgenommen und auf kurz oder lang auf allen Kontinenten als Maß aller Dinge internalisiert. Die Inderin Prof. Dr. Vandana Shiva zeigt in ihrem Buch *Ökofeminismus* auf, wie die wachstumsorientierte »Entwicklung« für Indien eine ökologische Zerstörung ungeahnten Ausmaßes und die Verarmung großer Bevölkerungsteile bedeutet. Frauen sind davon besonders betroffen.

Am Beispiel des Baumes »Nîm« zeigte sie anlässlich eines Vortrages auf, wie sich alles verändert, wenn der weiße europäische Mann kommt, mit seinem Drang, die Welt nach seinem Denkschema zu reorganisieren. In Indien wuchs der Baum »Nîm«, ein echter Wunderbaum, dessen Blüten, Blätter, Rinde und Wurzeln von den Frauen gesammelt und verwendet wurden, ohne dass der Baum je gefällt wurde. Er spendete Schatten, an seinen Ästen wurden Hängematten angebracht, er wurde als Bruder Baum respektiert. Ein weißer Geschäftsmann beobachtete, wie die Inderinnen Tees, Pulver, Medizin usw. herstellten. Daraufhin beantragte er eine weltweite Patentierung dieses Baumes. »Alles, was der weiße Mann berührt, ist neu«, sagt Frau Shiva. Er benimmt sich so, als ob er den Baum erfunden hätte und er deshalb der Besitzer wäre. Diese Vorgehensweise war üblich, als die großen Entdecker sich Amerika und Afrika samt ihren »Wilden« aneigneten. In der Medizin und in der Geburtshilfe sind diese »Raub-züge« daran erkennbar, dass man beispielsweise Drüsen nach dem Mann benannt hat, der sie offiziell entdeckte, was nicht heißt, dass Frauen zuvor nichts von ihrem Vorhandensein wussten, wie z.B. von bestimmten Drüsen in den Genitalien.

Im Ökofeminismus, den Frau Shiva entwickelt hat und vorantreibt, werden die Verhältnisse zwischen Mensch und Natur untersucht und berücksichtigt. Demnach kann die Naturzerstörung als eine Form der Gewalt interpretiert werden, die auf einer patriarchal geprägten Wissenschaft beruht. Die Natur hat jedoch eine Logik, die von unserem kurzfristigen, gewinnstrebenden Denken abweicht. Frau Shiva, selbst Physikerin, befasst sich mit nicht-zerstörerischen Entwicklungsmodellen, die konkrete Erfahrungen und Praktiken von Frauen im Umgang mit natürlichen Ressourcen mit einbeziehen. Untersuchungsergebnissen zufolge sind in Deutschland Frauen eher bereit, Erkenntnisse aus dem Umweltschutz umzusetzen als Männer.[11]

Nicht nur in Indien war die Natur heilig und wurde wie ein Familienmitglied in den Alltag integriert: Schwester Wasser, Bruder Baum, Schwester Luft ... Diese Anreden werden auch in Europa mit den Gebeten des heiligen Franz von Assisi in Verbindung gebracht, der Spiritualität und Ökologie in einem allumfassenden Verständnis vereinte. Ist es erstaunlich, wenn der Autor Christian Bobin in einer Biographie des Heiligen betont, wie viel bedingungslose Liebe der kleine Franz von Anfang an von seiner Mutter erfahren hat?[12] Ob in Indien, in Italien oder überall auf der Welt, diese Naturbezeichnungen besagen, dass der Mensch und seine Natur-Geschwister aus einer gemeinsamen Mutter hervorgegangen sind, der Muttererde. Daraus erwächst ein kosmisches Zugehörigkeitsgefühl, das für Einzelkinder vielleicht schwer nachvollziehbar ist, das jedoch nach Respekt füreinander verlangt. Im achtsamen Umgang mit Muttererde und ihren

Kindern – unseren Geschwistern – drückt sich eine besondere Art von Liebe aus, die einer gemeinsamen Quelle entspringt: der Liebe zum Leben in all seinen Ausdrucksformen und Dimensionen, deren Urform die Mutterliebe darstellt. Das Christentum hat Gott zum Vater deklariert, was nicht ohne erhebliche Schwierigkeiten durchgesetzt wurde. Eine Form der Göttinnenverehrung ist noch lebendig: die Verehrung der Mutter Gottes. Die meisten Völker hatten jedoch ursprünglich Göttinnen. Die Familienbande wurden im Christentum auf die Menschen beschränkt, die allerdings Töchter und Söhne des himmlischen Vaters sind. Natur und Tiere wurden normalerweise aus der Familie ausgeschlossen. Inwieweit sich diese Wende auch auf das ökologische Bewusstsein ausgewirkt hat, ist unschwer zu erkennen.

Schwester Sonne und Schwester Luft, die Städte ersticken und die Menschen auch! Die Sonne scheint an gewissen Tagen nur noch für die Autos. Im Sommer tönt es beim schönsten Wetter aus dem Radio: »Kleine Kinder (und ihre Mütter, versteht sich), ältere Menschen und Kranke, bleiben Sie am besten heute zu Hause.« Die Ozonwerte werden auf der Wetterkarte oder in den Nachrichten angegeben, so als ob dieser menschenverachtende Zustand unausweichlich zu unserem Schicksal gehörte. Wann werden in den Parkanlagen, die sich zu gewissen Tagesstunden in fröhliche Mutter-Kind-Ghettos verwandeln, zusätzliche Warnschilder angebracht, auf denen zu lesen ist »Atmen auf eigene Gefahr«?

In einer Zeit, in der die ökologische Herausforderung brennend aktuell wird, ist es wichtiger denn je zu fragen, welcher Bedingungen es bedarf, damit Menschen mit einem ökologischen Bewusstsein aufwachsen. Einige Pygmäenstämme, die bald von der Erdoberfläche verschwunden sein werden, hatten ihre Antwort gefunden. Ihr Überleben ist nur so lange gesichert gewesen, wie sie im Einklang mit ihrer Umwelt lebten. Sie reihten sich in das Ökosystem ein. Sie fällten keinen Baum und erzeugten keinen Müll. Ihre Hochachtung vor der Natur fand ihren Ausdruck schon bei der ungestörten Geburt und in der langen Stillzeit sowie im lustvollen Umgang mit Neugeborenen und Babys. Das Ökosystem dieser friedliebenden Menschen wird zunehmend von der Rodung großer Waldflächen für den Straßenbau bedroht. Ihr niedriges Aggressionspotential, das sie bisher beispielsweise bei der Jagd ausleben konnten, wird sich erhöhen und andere Ventile suchen müssen.

Um ironischen Bemerkungen vorzubeugen, möchte ich betonen, dass ich hier nicht dafür plädieren will, es den Pygmäen gleichzumachen und in eine fragwürdige »Zurück-zur-Natur-Mentalität« zu verfallen. Vielmehr möchte ich dazu anregen, folgender Hypothese Aufmerksamkeit zu schenken: Wenn Geburt und Stillen an Freiheit und Spontaneität gewinnen würden, könnten neue Menschen entstehen, die liebevoller miteinander und mit der Natur umgehen und die weniger Gewalt entfachen würden gegen sich und ihre Umwelt. Die Bedürfnisse von Babys und ihren Müttern lassen sich mit dem ökologischen Bewusstsein vereinbaren. Ist dieser Weg angesichts des Einsatzes nicht zumutbar? Haben wir noch viele Optionen? Wäre es nicht einen Versuch wert? Es scheint sich mehrfach zu bestätigen, dass die Achtung vor der Natur gleichsam die Pflege der Seele bedeutet.

Die Kreativität, die wir für die Gestaltung der Zukunft brauchen, basiert auf dem ganzheitlichen Verständnis der Komplexität der Naturgesetze. Die Welt auf das momentane Maß und die Fähigkeiten der Menschen auszurichten, funktioniert auf der Basis der Ignoranz und führt zur individuellen und ökologischen Katastrophe. Die Heilung des Planeten wird über die Heilung der Mütter geschehen, oder der Heilung der Mütter wird die Heilung der Muttererde folgen! Wo sollen wir beginnen? Am Anfang, dort, wo er sich für jede(n) von uns befindet.

Das Bewusstsein der Göttin

»Die Geschichte der Menschheit trägt seit den Anfängen die Spuren der spirituellen Fragen des Menschen«, sagt Prof. Yves Coppens, der zusammen mit anderen Kollegen das Skelett des Australopithekus namens Lucy entdeckte. Sie lebte vor drei Millionen Jahren. »Die spirituelle Dimension ist zeitgleich mit dem Menschen aufgekommen«, stellt er weiter fest. Immer haben Menschen spirituelle Gefühle empfunden, und diese haben dann kultische Formen angenommen. Ausgrabungen bringen Kultobjekte an den Tag, die als Spuren des Glaubens interpretiert werden. Durch die künstlerische Ausgestaltung von Kultorten wollten die Menschen den Gottheiten gefallen. Verschiedene Ausdrucksformen sagen uns Jahrtausende später, dass der Mensch schon sehr früh die Fähigkeit gehabt hat, an etwas Übernatürliches zu glauben. Daraus hat sich die Religiosität entwickelt. Der Glaube an ein Leben nach dem Leben ist allgegenwärtig und drückt das Gefühl der Ewigkeit aus, das Menschen in bestimmten Situationen empfinden können. Dieses Merkmal finden wir in allen großen Zivilisationen, und diese sind wiederum davon gekennzeichnet. Die Sehnsucht nach Zugehörigkeit zu einem größeren Ganzen hat im Laufe der Jahrtausende verschiedene Formen angenommen. Als Ausdruck dieser Sehnsucht können wir heute noch Pilgerfahrten zu bestimmten Orten betrachten, wie z.B. nach Lourdes oder Mekka. (Große Demonstrationen, Rockfestivals oder Sportereignisse tragen ebenfalls die Merkmale des Zugehörigkeitsgefühls in sich.) In der großen Gemeinschaft werden Emotionen, die eine Veränderung des Bewusstseins begünstigen, leichter ausgelöst.

Die Religionen haben diese Phänomene erkannt, für sich beansprucht und in Bahnen gelenkt. Schamanen und Priesterinnen waren mit Methoden und Mitteln vertraut, um bei sich selbst oder bei anderen veränderte Bewusstseinszustände herbeizuführen. Um nur ein Beispiel zu nennen, möchte ich auf eine Körperhaltung, das Knien, eingehen, die Menschen beim Beten im Christentum und im Islam häufig einnehmen. Beten, Versenkung, mit Gott sprechen verlangen eine gewisse Beziehung zur Transzendenz. Abschalten wird notwendig. Die Kulträume sind nicht umsonst meistens nur spärlich beleuchtet. Wenn Menschen knien, das Haupt senken, die Augen schließen, sich gar mit dem ganzen Oberkörper nach vorne beugen, so nehmen sie die optimale Haltung ein, um ihre Ratio zum Schweigen zu bringen. Dabei wird das Sehen, der Sinn, der den Intellekt am stärksten angeregt, so gut wie ausgeschaltet. Wenn diese Bewegungen rhythmisch erfolgen und von Gebeten oder Gesängen begleitet werden, verstärkt sich die Wirkung schnell. Die wenigen Geburtshelfer, die zahlreicheren Hebammen, die bei spontanen Geburten anwesend waren, und die Frauen selbst werden die Gemeinsamkeiten erkennen zwischen den Gebärden der Betenden und jenen von Gebärenden.

Eine polnische Frau erzählte mir, wie sie vor Jahren verbotenerweise ihr Kind zu Hause vor dem Marienaltar geboren hatte. Sie hatte Maria angefleht. Eine andere Ausländerin rief in meinem Beisein Jesus zu Hilfe.

Die Forscher interessieren sich heute zunehmend für die verschiedenen Etappen solcher Bewusstseinsveränderungen. Ob Massenhysterie, Trance, Meditation, Ekstase, Gebet oder Orgasmus, alle diese Ausdrucksformen weisen gemeinsame Merkmale auf, wobei die Abschaltung des Neocortex zugunsten des Primärhirns samt seiner Hormonproduktion (wie beim Geburtsprozess) eine Voraussetzung dafür zu sein scheint. Das Primärhirn, Ort der lebenerhaltenden Funktionen, das wir mit den Säugetieren gemeinsam haben, wäre somit auch der Ort der Religiosität. »Es ist zwecklos, den Blick von der Tatsache abzuwenden, dass die Ekstasen der theistischen Mystik mit den Wonnen der sexuellen Vereinigung eng verwandt sind. (...) Die Parallele zwischen dem Geschlechtsakt und der mystischen Vereinigung mit Gott erscheint heute vielleicht blasphemisch, aber die Blasphemie liegt nicht im Vergleich, sondern in der Herabwürdigung der einzigen Handlung, deren der Mensch fähig ist, die ihn Gott gleich macht sowohl durch die Innigkeit seiner Vereinigung mit dem Partner als auch durch die Tatsache, dass er durch sie Mitschöpfer Gottes ist.«[13] Das »Außer-sich-Sein« wurde unter dem Diktat der Kirche schon im Mittelalter streng gemaßregelt und wurde, sobald sich diese Zustände ihrem Wirken entzogen, empfindlich bestraft. Zwischen Heiligen und Hexen stand oft nur die Kirche.

Die bekannte Mystikerin Theresia von Avila beschrieb in ihren Schriften verschiedene Erfahrungen der Ekstase, die sie im Gebet gemacht hatte. Sie teilte ihren Mitschwestern mit: »Ich will euch ein

Zeichen sagen, an dem ihr das Gebet der vorübergehenden Vereinigung erkennen könnt: Wenn Gott die Seele ganz unwissend gemacht hat und sie weder sieht noch hört, noch versteht (...), dann lässt sich Gott auf eine Weise in der Seele nieder, dass diese, wenn sie wieder zu sich kommt, überhaupt nicht zweifeln kann, dass sie in Gott war und Gott in ihr. Sie ist sich dieser Wahrheit so sicher, dass sie auch nach Jahren (...) nicht daran zweifeln kann, dass es so war.«[14] – »Er [Gott] setzt ihm [dem Betenden] den Verstand außer Kraft, indem er den Lauf der Gedanken anhält und ihm, wie man so sagt, das Wort aus dem Munde nimmt. (...) Die Seele flammt auf in Liebe und weiß doch nicht, wie sie zu solcher Liebe kommt.«[15]

Sowohl die Aktivität des Gehirns (man spricht von Alpha-Wellen) als auch die physiologischen Veränderungen können heute leicht gemessen werden. Man weiß, dass bei all diesen Zuständen große Mengen an Liebeshormonen ausgeschüttet werden, insbesondere Beta-Endorphine und Prolaktin; daraufhin treten Emotionen auf, die mit einem Gefühl von kosmischer Zugehörigkeit einhergehen. Dieses verändert unter Umständen das Verhältnis des Einzelnen zum Leben und zur Umwelt vollständig, wie am Beispiel vom heiligen Franz von Assisi bereits erwähnt.

Die physiologische Geburt weist ebenfalls die Merkmale von Ekstase und Trance auf. In der letzten Phase des Geburtsaktes, am Ende des Weges, jenseits der Schmerzgrenze, wenn die Frau spürt, dass sie nur noch im Loslassen und in der Hingabe ihrem Kind das Leben schenken kann, wenn das Kind in einem pulsierenden Schwall von Liebeshormonen kommt, wenn das laute Stöhnen auf »Aaaa« das Herzchakra ebenso weit öffnet wie den Körper, erreicht manche Frau einen ekstatischen Zustand, der sich in keiner Weise von einer religiösen Ekstase unterscheidet. Der mystische Aspekt von Geburt und Mutterschaft kann nicht geleugnet werden. Leid wird von Erlösung und Leidenschaft überwunden, man spricht von Transzendenz. Dieser veränderte Bewusstseinszustand geht einher mit einer allumfassenden Liebe, einer Verschmelzung mit den Gottheiten, wobei die Gebärende selbst vorübergehend Göttin ist. Die Psychologen sprechen von ozeanischen Gefühlen. Während dieser spirituellen Erfahrung entsteht die Schöpferin zeitgleich mit ihrem Geschöpf.

Die Mannigfaltigkeit der Begriffe, die zur Beschreibung dieser Erlebnisse gebraucht werden, verdeutlichen, wie schwierig sich die Mitteilung dessen durch Worte gestaltet. Menschen, die von ihren Erfahrungen im Grenzbereich von Leben und Tod berichten, stoßen ebenfalls an diese Sprachgrenzen.

Die innere Reise des Gebärens, die bei Frauen Tore zu einer anderen Wirklichkeit öffnen kann, können Männer auf diese Weise nie unternehmen. Wir haben schon gesehen, dass Männer die unerfreuliche Tendenz besitzen, den Frauen das wegzunehmen, was sie selbst nicht haben können. Heilung und Religion sind über Jahrtausende hinweg miteinander verbunden gewesen. Die Neuentdeckung von Hildegard von Bingen als Heilerin, Mystikerin, Musikerin und Kräuterfrau ist symptomatisch. Die Hexe war die Heilerin, der Schamane gleichzeitig der Medizinmann. Die Menschen hatten eine Medizin entwickelt, die den ganzen Menschen berücksichtigte. Der Begriff »ganzheitliche Medizin« oder psychosomatische Behandlungsmethoden wurden erst notwendig, als die Trennung zwischen Spiritualität und Gesundheit vollzogen war und Versuche unternommen wurden, die Spaltung der Disziplinen, die eine Spaltung des Menschen widerspiegelt, zu überwinden. Die Institution Kirche und die medizinische Wissenschaft treffen sich zu einer unausgesprochenen Verschwörung, wobei sie sich inzwischen gegenseitig ins Handwerk pfuschen. Die Medizin hat allmählich der Kirche den Platz streitig gemacht. Sie hat magische Kultobjekte entwickelt, deren Namen mit »Ultra« anfangen und deren allmächtigen Aussagen man bedingungslos glauben muss. Sie sind die Orakel des elektronischen Zeitalters. Die Medizin betreibt ihre Magie in Weiß, und unverständliches Fachjargon hat die lateinische Zauberformel ersetzt. Mit Glaubensbekenntnissen, Prozeduren und Lehrmeinungen macht sie uns etwas vor. Das menschliche Bedürfnis nach Transzendenz wird damit jedoch nur vordergründig befriedigt.

Besteht möglicherweise ein Grund für die PPD-Erkrankung in der körperlichen und seelischen Enttäuschung, dass die Geburt nicht mehr gewesen sein soll als eine medizinische Handlung in einer Atmosphäre spiritueller Trockenheit, die jegliche Transzendenz vermeidet? Mütter sind Wesen, denen der Zugang zu ihren spirituellen Dimensionen oft versperrt wurde. Sie erkranken, wenn man sie auf reproduktive und nährende Aufgaben begrenzt. Übergangsrituale hatten unter anderem die Funktion, dem Menschen für den neuen Lebensabschnitt Kraft und neues Wissen zu verleihen. Der routinemäßige Einsatz von Medikamenten während der Geburt schwächt die Kraft und vieles mehr. Die Sehnsucht nach allumfassenden Erfahrungen wird den Frauen nicht in Geburtsvorbereitungskursen oder durch Bücher eingeredet, sie ist vielmehr ein tief im Menschen verwurzeltes Verlangen, das zu der Entwicklung der Kulturen beigetragen hat und das vielleicht besonders bei Frauen auf Grund ihrer Physiologie vorhanden ist. Die Bereitschaft dazu mag individuell verschieden ausgeprägt sein, wobei auch Erziehung, Entwicklung und die Fähigkeit, Endorphine auszuschütten, eine Rolle spielen. Es ist mehrmals vorgekommen, dass Frauen, die ich bei der Geburt begleitet habe, unmittelbar nachdem das Kind geboren und für die Routinebehandlung entfernt worden war, mich blind in die Arme genommen haben und sagten: »Ich liebe dich.« Ich weiß heute, dass diese überschwängliche Liebe nicht mir, sondern dem abwesenden Kind galt.

»In jedem von uns schlummert ein kleiner Buddha«, sagte der Dalai-Lama bei einem Interview. Die bedingungslose Liebe zu unseren Kindern ist Teil des Göttlichen in jeder von uns Frauen. Dieser Instinkt, der sich im Geburtsprozess offenbart, ist der rote Faden, der uns ein Stück Ewigkeit ahnen lässt. Aus der Urzeit geerbt, geben wir ihn unseren Kindern weiter. Wie lange noch? Die Postpartale Depression können wir auch als einen Aufstand gegen die ertragene Verstümmelung verstehen, als eine tiefe Trauer darüber, der himmlischen Dimension ferngehalten worden zu sein.

Der medizinische Rationalismus in der Geburtshilfe reiht sich ein in die reduktive materialistische Sicht des Menschen und trägt dazu bei, das Urbedürfnis nach Ganzheit und Heilung zu leugnen und so eine Kultur zu fördern, die man bald nicht mehr als solche bezeichnen können wird.

Wenn Gebären und Geborenwerden Wege zur Spiritualität und Ganzheit sein können, die aber zunehmend gesperrt werden, suchen Menschen, von diesen Zusammenhängen nichts ahnend, andere Wege, um die Sehnsucht nach bedingungsloser Liebe und das Gefühl der universellen Zugehörigkeit zu befriedigen. Die Ausweitung der New-Age-Bewegung und das Überangebot an Esoterik-Kursen zeugen von diesem ungebrochenen Bedürfnis. Die nicht aufzuhaltenden Forderungen und die mittlerweile erreichten Veränderungen in der Geburtshilfe während der letzten 20 Jahre, sind Menschen zu verdanken, die diese Dimension des Mensch-Seins erfahren haben und nicht zulassen wollen, dass sie verloren geht. Es sind jene Menschen, die an die Unzerstörbarkeit der Liebe glauben und an deren subversiven Kraft nicht zweifeln.

Im Geburtsgeschehen werden die Grenzen überwunden, die unser Geist aufgerichtet hat. Die Physiologie der Liebesfähigkeit eröffnet neue Horizonte, weil sie Philosophie und Spiritualität, Kreativität und Intuition, Natur und Naturwissenschaft, Sexualität und Zukunft zu einem Ganzen verbindet. Das Vermögen, diese Ganzheit zu erahnen und in Liebe zu erfassen, kann aus jeder von uns Frauen eine Prophetin machen. Jenseits der Zeichen und Symptome werden wir dann den tieferen Sinn begreifen.

Sobald wir uns von einer gewissen Schicksalsgläubigkeit lösen wollen und aus dem Sumpf des Bedauerns steigen, treffen wir Menschen – zahlreicher, als wir denken –, die mit neuen Fähigkeiten, Neugierde und Gefühlen der Verantwortung und Bescheidenheit der Schöpfung gegenüber Perspektiven entwickeln, die dem Glück dienen. Wir können die Lösungen nicht in der Vergangenheit suchen. Kreativität ist notwendig, sie kann entstehen aus erfahrenem Leid und durchlebter Angst, die damit ihren Sinn erhalten.

Zweiter Teil

Wechselnde Pfade,
Schatten und Licht,
alles ist Gnade,
fürchte dich nicht.

Hebräisches Lied

11 Mütter treffen ihre Wahl

Vielleicht sind Sie noch schwanger, und Sie denken darüber nach, wie für Sie die Zeit nach der Geburt ablaufen wird. Etliche Karten haben Sie in der Hand, um mit den hier vorliegenden Informationen diese Phase Ihres Lebens so zu gestalten, dass möglichst vieles gut verläuft.

Mutterwerden gleicht einer Revolution. Die echten Revolutionen geschehen von innen nach außen, nicht umgekehrt. Der gesellschaftliche Kontext ist den Frauen, die Mutter werden, nur dem Anschein nach wohlgesonnen, in Wirklichkeit dominieren eher abweisende, wenn nicht gar feindselige Verhaltensweisen. »Etwas mehr gesellschaftliche Anerkennung könnte nicht schaden ...«, schreibt eine Mutter. Wenn Sie das Gefühl haben, dass für Sie an den Informationen, die Sie im ersten Teil dieses Buches erhalten haben, etwas dran ist, dann können Sie anfangen, nicht die Gesellschaft zu verändern, sondern für sich selbst gut zu sorgen. Das sollte für Sie in der Zeit der Schwangerschaft, der Geburt und des Postpartums die Hauptmotivation sein. Später werden Sie vielleicht in das Lager überwechseln, wo Frauen und Mütter politisch aktiv werden, doch jetzt geht es nicht darum, mit Ihnen als Schwangerer oder junger Mutter in den Kampf zu ziehen. Wir sind aber, eine jede von uns, Bestandteile der Gesellschaft, und so kann unsere veränderte Haltung das System langfristig beeinflussen.

Individuelles Wohlbefinden – der Boden, auf dem seelische Gesundheit gedeiht

Sie haben die Ankunft Ihres Kindes inzwischen bejaht. Ihre Schwangerschaft hat einen individuellen Verlauf angenommen. Der Geburtstermin kommt näher, und Sie nehmen emotionale Schwankungen wahr: Ein Abenteuer steht bevor. Eine Reihe von Angeboten kann Sie dabei unterstützen, die Hoch- und Tiefgefühle als normale Bestandteile dieser Entwicklung wahrzunehmen. Sie mitzuteilen bedeutet, sie zu bestätigen und zu entdramatisieren. Ihnen ist auch bewusst, wie selbstbestimmte Entscheidungen dazu beitragen, den Boden, auf dem eine gute seelische Gesundheit gedeiht, zu nähren. Kurse sind dazu geeignet, Ihnen Informationen zu vermitteln, die Sie dazu befähigen werden, Ihre persönliche Wahl zu treffen. In den Schlussfolgerungen des schon mehrmals erwähnten Berichts der WHO zum Thema PPD finden wir die folgende Empfehlung, die eine nicht immer bewusste ergänzende Funktion der Geburtsvorbereitungskurse darstellt: »Gruppen für werdende Eltern für die Zeit vor und nach der Geburt sollten eingerichtet werden, dort sollten Paare die Möglichkeit haben, sich über Freuden und Sorgen auszutauschen, und sich auch gegenseitig soziale Unterstützung bieten.«

Geburtsvorbereitung

In ganzheitlichen Geburtsvorbereitungskursen werden Sie die Bestärkung erfahren, die notwendig ist, um dem natürlichen Geburtsverlauf zu vertrauen. Die Kriterien für die Auswahl eines Geburtsvorbereitungskurses sind in einem Heftchen aufgeführt, das ausserdem Informationen und Kontaktadressen für werdende Mütter und Väter beinhaltet.[1] Zusätzlich zu den Informationen über körperliche Veränderungen werden viele andere Themen in der Gruppe besprochen, wie z.B. Veränderungen in der Paarbeziehung, Ängste, Umgang mit dem Schmerz, die Zeit nach der Geburt, Mutterwerden, Vaterwerden. Die

Körperarbeit besteht aus Wahrnehmungs- und Entspannungsübungen, Atemwahrnehmung, Fantasiereisen und vielem mehr. Diese werden Ihnen und Ihrem Partner auch für die postpartale Zeit von Nutzen sein. Wenn Sie bereits eine oder mehrere Geburten hatten, werden Sie vielleicht einen Kurs finden, der für Mütter oder Paare, die ein weiteres Kind erwarten, organisiert wird. Dort wird dann zusätzlich der Austausch über die vorherige(n) Geburt(en) unterstützt. Frauen äußern häufig den Wunsch, die nächste Geburt möge anders verlaufen. Die Ursachen für schwierige oder verzögerte Geburtsverläufe werden geklärt. Die Verarbeitung der Geburtserlebnisse resultiert in der Klärung der diffusen Ängste, wodurch das Selbstvertrauen der Frauen in ihre Gebärfähigkeit gestärkt wird. Ebenfalls werden Verlauf und Gestaltung des Postpartums bei vorangegangenen Geburten besprochen und eventuell nötig erscheinende Änderungen geplant. »Der Besuch des Geburtsvorbereitungskurses hat mir sehr viel Kraft und Selbstvertrauen für die Schwangerschaft, Geburt und die Zeit danach gegeben«, schreibt eine Frau, die ihr Kind im Geburtshaus geboren hat.

Der Besuch von Geburtsvorbereitungskursen für Paare, ob für die erste oder für eine weitere Geburt, kann auch für die Beziehung eine wichtige Rolle spielen. Oft ist es der erste Anlass für ein Paar, gemeinsam einen Kurs zu besuchen. Das Einfühlungsvermögen und das Verständnis füreinander können dadurch gefördert werden. Wichtige Informationen und Austausch zum Thema »Wochenbettzeit, Stillen und Leben mit dem Kind« werden Sie dazu anregen, diese Lebensphase gemeinsam zu entwerfen.

Säuglingspflegekurs

Diese Kurse richten sich an werdende Mütter und Väter. Weil Sie wahrscheinlich das Leben und den Umgang mit einem Neugeborenen nicht aus direkter Anschauung in der eigenen Ursprungsfamilie, bei Verwandten oder Freundinnen kennenlernen konnten, bieten solche Kurse eine Annäherung an die Realität des Alltags mit dem Säugling. Sie können dazu beitragen, die Angst vor dem Unbekannten zu lindern, indem gewisse Fertigkeiten geübt werden. Gleichzeitig sollten sie die Achtung vor dem Neugeborenen als eigenständigem Individuum vermitteln und Vertrauen in die eigenen Potentiale wecken. Die Hauptbotschaft ist, dass jedes Kind anders ist – es gibt keine »Gebrauchsanweisung«. Sie werden den richtigen Umgang mit Ihrem Baby in der konkreten Zweierbeziehung entdecken und kreieren.

Informationsabende

Nutzen Sie die Chance, Themenabende oder Filmvorführungen mit anschließender Diskussion beispielsweise in Familienbildungsstätten zu besuchen. Aktuelle Erkenntnisse zu Themen wie Impfung, Babyernährung, Homöopathie, Kinderkrankheiten und Entwicklung im ersten Lebensjahr, Allergien und vieles andere werden dort vermittelt und diskutiert. Für Alleinerziehende werden zunehmend Einzelveranstaltungen angeboten, bei denen Sie erfahren können, welche rechtlichen, materiellen und sozialen Hilfen es gibt oder auch nicht gibt. Diese Veranstaltungen werden Sie natürlich auch nach der Geburt Ihres Kindes besuchen können, mit Baby im Arm. Es geht aber jetzt für Sie darum, zu Ihrer eigenen Beruhigung die Informationen zu sammeln, die Sie meinen zu brauchen.

Yoga für Schwangere

Atem- und Entspannungsübungen sind dazu geeignet, Körper, Geist und Seele in Einklang zu bringen. Das seelische Gleichgewicht, das Sie suchen, kann durch sanfte konzentrierte Übungen gefördert werden. Die Kraft, die Sie daraus schöpfen, wird für die Geburtsarbeit und für die Zeit danach eine Stütze sein.

Stillgruppe

Stillgruppen treffen sich im Allgemeinen ein Mal in der Woche. Meist können auch Frauen daran teilnehmen, die erst vorhaben zu stillen. Es ist heute keine Ausnahme mehr, zu den Frauen zu gehören, die sich fragen, ob sie überhaupt stillen können. Sheila Kitzinger sagte dazu: »Fragen sich Frauen auch, ob sie verdauen können?« So selbstverständlich erscheint Ihnen das Stillen vielleicht nicht, und die Kontaktaufnahme mit der Stillgruppe vor der Geburt wird Ihnen den Schritt zu dieser Einstellung nach der Geburt erleichtern. Außerdem wird die Leiterin Ihre Fragen beantworten. Das Gespräch mit den stillenden Müttern wird Ihnen bestätigen, dass es geht. Die Stillgruppe ist nicht, wie Sie vielleicht meinen, nur für Frauen, die Schwierigkeiten haben.

Doula – Treff für Schwangere und Mütter

Unter diesem oder anderem Namen finden Treffen statt, wo erfahrene Frauen und Mütter mit Schwangeren zusammenkommen und sich austauschen. Mütter kommen mit ihren Säuglingen, Schwangere bestaunen Babys und dürfen sie ein bisschen halten, wiegen und trösten. Ein Kreislauf gegenseitiger Unterstützung kann daraus entstehen, der Halt und Sicherheit bedeutet.

Der Besuch der Gruppen wird sich umso wichtiger erweisen, wenn Sie neu in der Stadt sind, aus dem Ausland kommen oder nur »Nicht-Mütter« als Freundinnen haben. Die Frauen, die Sie dort treffen werden, sind in der gleichen Lebensphase, also die besten Verbündeten, mit denen Sie später, falls die Isolation drohen sollte, gerne zusammenkommen werden.

Hebammen

Nicht nur wenn der Verlauf Ihrer Schwangerschaft nach Aussagen Ihres Arztes oder Ihrer Ärztin Anlass zur Sorge bereitet, haben Sie die Möglichkeit, eine Hebamme zu Rate zu ziehen. Als Fachfrau wird sie Ihren Zustand von einem anderen Ansatz her beurteilen und möglicherweise nicht-invasive Vorschläge machen, um eine Besserung zu erreichen. Für die Hebammen sind Schwangerschaft, Geburt und die Zeit danach natürliche Vorgänge, die normalerweise keine medizinischen Eingriffe oder Unterstützung durch Medikamente erfordern. Die Kontaktaufnahme und das Gespräch mit der Hebamme, die Sie im Wochenbett besuchen wird, ist sicher dazu geeignet, Ihnen ein gutes Gefühl zu vermitteln. Erkundigen Sie sich frühzeitig, welche Hebammen diese Aufgabe an Ihrem Wohnort übernehmen.

Beratung und Gespräche

Oft sind Gespräche mit einer Pädagogin, einer Psychologin oder Geburtsvorbereiterin dazu geeignet, eine Linderung von Beschwerden zu erreichen. Sie kann Ihnen zum Beispiel dabei helfen, die Ursache Ihrer Vorwehen zu erkennen. Zusammen mit ihr können Sie die zu Grunde liegenden Verhaltensweisen oder Konflikte besprechen, bevor Ihr Zustand einen stationären Aufenthalt im Krankenhaus nötig macht. Dabei geht Ihnen das Gefühl nicht verloren, selbst aktiv zu sein. Die deprimierende Erfahrung der Hilflosigkeit bleibt Ihnen erspart.

Therapie

Wenn Sie vor der Schwangerschaft unter Depressionen gelitten haben und sich auch während der Schwangerschaft ähnliche Symptome zeigen, gehören Sie zu der Gruppe von Frauen, die mit einer erhöhten Wahrscheinlichkeit an PPD leiden werden. Das gleiche gilt für Frauen, die schon einmal eine Psychose hatten. Diese Information sollte Sie nicht im vorhinein beunruhigen. Sie können sich aber mit dem Gedanken an eine Therapie auseinandersetzen und auch mit einem Arzt, einer Ärztin oder einer Psychologin Ihrer Wahl das Thema besprechen.

Vorsorge

Die Vorsorgeuntersuchungen können Sie bei einer Hebamme oder bei einem Arzt/einer Ärztin vornehmen lassen. Diese Entscheidung können *Sie* treffen. Höchste Zeit ist es, die Person, die die Vorsorge durchführt, zu wechseln, wenn Sie bemerken sollten, dass Sie bestimmte Untersuchungen machen lassen, weil Sie Ihren Arzt, Ihre Ärztin nicht enttäuschen möchten. Die Untersuchungen sind Dienstleistungen, die bezahlt werden und die Sie nutzen können – oder auch nicht. Lassen Sie sich nicht die Entscheidung darüber abnehmen, was mit Ihnen und mit Ihrem Kind geschieht. Vertrauen Sie Ihrer Intuition, holen Sie eine zweite Meinung und die nötigen Informationen ein. »Wenn Ärzte Sie in der Schwangerschaft und in der Perinatalzeit kontrollieren können, dann werden sie Macht über Ihren Körper haben, ein Leben lang«, sagte der Arzt und Epidemiologe Marsden Wagner, vormals Direktor der Abteilung für die Gesundheit von Frauen und Kindern bei der WHO, anlässlich seines Vortrages in Gießen 1992. Macht über den Körper bedeutet auch Macht über den Geist.

Beziehung zur eigenen Mutter

Manchmal steigen intensive Gefühle der Traurigkeit in Ihrem Herzen auf. Wenn es Ihnen möglich ist, sollten Sie diese in Verbindung mit Ihrer eigenen Kindheit und mit Ihrer Mutter bringen und ihnen noch vor der Geburt Ihres Kindes mutig begegnen. Sprechen Sie mit Ihrer Mutter über die Zeit ihrer Schwangerschaft und darüber, wie Ihre Geburt verlaufen ist. Wissen Sie, wie und wo Sie geboren wurden? Gibt es dazu Fotos, die das Gespräch unterstützen können? Sind Sie gestillt worden? Welche Lieder hat man Ihnen vorgesungen? Was war Ihre Lieblingsmelodie? Summen Sie sie zusammen! Sind noch Gegenstände oder Kleidungsstücke bei Ihren Eltern in einer Kiste verstaut, die Sie für Ihr Baby mitnehmen möchten? Eine Wiege, in der Sie gelegen haben? Ihre Mutter hat sie damals für Sie vorbereitet, und nun können Sie sie neu beziehen, um daraus ein Nest für Ihr eigenes Kind zu machen. Suchen Sie das Gespräch auch mit anderen Familienmitgliedern, wenn Sie meinen, dass es Ihnen dabei helfen könnte, zu erfahren, wie sie Sie als Säugling in Erinnerung haben. Vielleicht ist auch noch ein Vorsorgeheft vorhanden, woraus Sie ersehen können, welche Krankheiten und welche Entwicklungsschritte Sie wann durchgemacht haben. Sie werden die Gefühle der Verantwortung und die

Sorgen Ihrer Eltern dadurch besser verstehen. Ihr Platz in der Geschwisterfolge ist ebenso wichtig. Waren Sie die Erstgeborene und damit für Ihre Mutter diejenige, mit der sie die Mutterschaft entdeckt hat? Wenn Sie als zweites oder drittes Kind der Familie geboren wurden, dann war Ihre Mutter erfahrener und entspannter, dafür aber müder ... Verständnis für die Unvollkommenheiten und positive Gefühle für die erfahrene Liebe und Zuwendung helfen, die Mängel Ihrer Eltern zu verzeihen und die eigenen Mängel selbst besser zu ertragen. Wenn Ihre Mutter nach Ihrer Geburt unter PPD gelitten hat, ist es an der Zeit, dass Sie es erfahren. Dieser Zustand wird nicht vererbt, doch ist er an Ihnen damals als Baby nicht einfach vorbeigegangen. Und umso mehr müssen Sie für sich sorgen, damit Ihre postpartale Zeit eine gute Wachstumszeit wird.

Wasser

Wasser gilt überall auf der Erde als weibliches Element. Ohne Wasser kein Leben. Fühlen Sie sich in der Schwangerschaft vom Wasser angezogen? Wenn ja, dann gehen Sie schwimmen. Wasser trägt und lässt Sie eine Zeitlang die Schwere Ihrer Last vergessen. Es geht hier nicht um Sport, sondern darum, etwas zu tun, wozu Sie Lust haben. Und mit ein paar anderen werdenden Müttern zusammen macht das Ganze noch mehr Spaß! Die Delphine machen es Ihnen vor. Einige Schwimmbäder haben gesonderte Öffnungszeiten nur für Frauen. In immer zahlreicheren Städten wird Geburtsvorbereitung im Wasser angeboten.

Die Zusammenhänge von Wasser, Liebe, auch Selbstliebe und Wohlbefinden erfahren Frauen in der Schwangerschaft noch deutlicher als in anderen Lebensphasen. In Übergangsstadien, wie beispielsweise in der Schwangerschaft, treten Regressionsmomente auf. Das Wasser in der Badewanne lädt Sie dazu ein, wie das Baby in Ihrem Bauch, im Wasser zu verweilen. Stellen Sie sich vor, wie es Ihrem Baby geht, und schaffen Sie sich eine ähnliche Umgebung, im Dämmerlicht in der Wanne liegend. Die Emotionen fließen wie das Wasser; manchmal rauscht es und nimmt schließlich die Form des Gefäßes an. Sie sind ebenfalls im

Übergang, in Umformung begriffen, die erwachsene Frau wird zur Mutter; Ihre Gefühle, Ängste und Gedanken überfluten Sie zuweilen. Ebbe und Flut, Welle um Welle findet die Metamorphose statt. Lassen Sie sich bis über die Ohren ins Wasser hineingleiten, damit wird ein zusätzliches Kontrollorgan (das Mittelohr und damit der Gleichgewichtssinn) ausgeschaltet. Schließen Sie die Augen, und hören Sie, wie sich die Geräusche im Wasser verändern. Was mag Ihr Baby jetzt wahrnehmen? Ebenso wie das Baby können auch Sie das Pochen Ihres Herzens laut hören. Auch Ihre eigene Stimme klingt anders. Hören Sie auf die innere Stimme ... Hören Sie sich atmen, fühlen Sie, wie Ihre Seele atmet. Gönnen Sie sich diesen Ausnahmezustand, so oft Sie wollen. Dabei können Sie die emotionale Nähe zu Ihrem Baby intensivieren, neue Energie tanken, Ihren Schlaf fördern, Ihre Muskeln entspannen und seelische Spannungen abgeben. Musik kann zusätzlich bei der Entspannung helfen (Vorsicht, Strom!).

Mit 10 bis 15 Tropfen ätherisches Öl im Badewasser können Sie die wohltuende Wirkung noch verstärken. So wirken Lavendel und Bergamotte erfrischend und entspannend, Rose und Jasmin wirken depressiven Gefühlen entgegen und beruhigen. Düfte haben die Eigenschaft, die verschiedenen Wahrnehmungsebenen zu stimulieren. Verwöhnen Sie sich des öfteren mit einem sinnlichen Bad.

Ihr Geburtsort

Die Wahl des Geburtsorts steht Ihnen nur bedingt frei zu. Die Anzahl der Geburtshäuser ist innerhalb der letzten Jahre von drei auf 30 angestiegen. Trotz großer Schwierigkeiten gelingt es Hebammen und Vereinen immer öfter, Frauen diese Möglichkeit anzubieten. Die Zufriedenheit der Mütter ist groß; ihre Zufriedenheit mit den Geburtsumständen bestärkt sie für die Zeit danach in einem unglaublichen Maße. Eine Frau schreibt: »Bei der Wahl des Geburtsorts bzw. des Geburtsverlaufs sich auf das eigene Gefühl verlassen und sich frei machen von Einwänden von außen, sei es pro oder contra Geburtshaus. Durch Schwangerschaft und Geburt habe ich mich sehr intensiv mit Selbst-

und Fremdbestimmung auseinandergesetzt und bin froh, mit der Geburt im Geburtshaus einen selbstbestimmten Weg gefunden zu haben.« Oder: »Ich kann nur allen Schwangeren eine selbstbestimmte Geburt wünschen, empfehle das Geburtshaus, wo ich kann.« Eine Geburt im Geburtshaus will geplant sein, Sie müssen sich dafür anmelden.

Die Hausgeburtsrate steigt wieder an, nachdem sie fast den Nullpunkt erreicht hatte. Die Hebammen, die zur Hausgeburt kommen, sind nicht sehr zahlreich und meistens voll ausgelastet. Erkundigen Sie sich deshalb frühzeitig. Sie legen sich damit nicht fest; die endgültige Entscheidung kann erst am Ende der Schwangerschaft getroffen werden. Der Grad der Zufriedenheit der Frauen wurde durch einen umfangreichen, sorgfältig ausgearbeiteten Fragebogen belegt.[2] 70 Prozent der Frauen, die zu Hause geboren hatten, sahen die Geburt als Eigenleistung an, doch nur 48 Prozent der Frauen, die im Krankenhaus geboren hatten, konnten diese Gewissheit teilen.

Falls für Sie eine dieser Möglichkeiten in Frage kommt, werden Sie eine Wahl treffen können und dabei auch die postpartale Zeit gleich nach der Geburt Ihres Kindes bewusst gestalten. Die frühzeitige Auseinandersetzung und die Organisation der Hilfe sind wichtige Faktoren, die die Umstellungs- und Anpassungsprozesse günstig beeinflussen werden.

In Deutschland werden die Babys jedoch meist noch in Kliniken geboren. Obwohl inzwischen von jeder Station Informationsabende angeboten werden, sollte man wissen, dass es sich dabei meist um »Werbeveranstaltungen« handelt. Wenn Sie sich ein genaueres Bild machen möchten, dann sprechen Sie mit Frauen, die dort geboren haben. Es gibt Hebammen, Ärzte und Ärztinnen, die sich wirklich darum bemühen, der Gebärenden die Umgebung so förderlich und schön zu gestalten wie möglich und ihnen eine persönliche optimale Geburtsbegleitung anzubieten. Die Informationen, die Sie z.B. in Gruppen, die Sie besuchen, erhalten, sind jedoch mehr wert als jede Hochglanzbroschüre, und sie sagen weit mehr zu der tatsächlichen Situation in dem jeweiligen Krankenhaus aus. Trotzdem ist es wichtig, den Ort der Geburt, den Sie sich aussuchen, zu besichtigen, damit er

Ihnen vertraut wird. Die vorangegangenen Kapitel haben Ihnen deutlich gezeigt, wie wichtig die ersten Tage mit dem Baby sind. Davon ausgehend und mit Hilfe der im Anhang aufgeführten Texte werden Sie die Fragen, die Sie vorab klären möchten, noch besser formulieren können. Eine Geburt im Krankenhaus kann stationär oder ambulant sein. Wenn Sie sich für eine ambulante Geburt entscheiden, gelten die gleichen Vorkehrungen wie für eine Hausgeburt oder Geburt im Geburtshaus. Überlegen Sie, wie Sie, wenn Sie wieder zu Hause sind, die Hilfe erhalten, die Ihnen zusteht.

Die Frage nach dem Geburtsort hat auch eine politische Dimension, die zwar nicht außer Acht gelassen werden darf, für Sie aber zur Zeit nicht im Vordergrund steht. In Diktaturen ist die Wahlfreiheit in allen Lebenslagen auf ein verschwindend geringes Maß eingeschränkt. Die Frauen sind gezwungen, sich für die Geburt in einem bestimmten Krankenhaus einzufinden. In Demokratien ist die Wahlfreiheit der Einzelnen am größten. Ist die Geburtshilfe ein autoritäres System, das den Frauen vorschreibt, für die Geburt ihres Kindes an einem bestimmten Ort vorstellig zu werden? Übt ein Großteil der Ärzteschaft mit dem dazugehörigen gesellschaftlichen System Druck auf Frauen aus, die dann als Individuen verschwinden? Wahlmöglichkeiten bezüglich des Ortes der Geburt sind inhärente Komponenten einer Demokratie, die die Frauen nicht ausnimmt. Schwangere als mündige Bürgerinnen sind sehr wohl in der Lage, ihre eigene Wahl zu treffen.

Hinweise für die Wochenbettzeit

❍ Hebamme für die Nachsorge anrufen und treffen.

❍ Arzt/Ärztin für die Vorsorgeuntersuchungen Ihres Babys ausfindig machen (Kinder- oder Hausarzt). Wenn Sie Ihr Kind ambulant oder zu Hause bekommen wollen, wird Ihnen Ihre Hebamme Namen von Ärzten oder Ärztinnen nennen, die die ersten Untersuchungen zu Hause durchführen.

❍ Mit dem Vater des Kindes über Ihre Vorstellungen und Erwartungen für die Rückkehr nach Hause sprechen (z.B.: Ich wünsche mir eine aufgeräumte Wohnung, Blumen auf dem Tisch und weder Freunde noch Familienangehörige zu Hause).

○ Haushaltshilfe suchen und mit der Krankenkasse und dem Arzt klären, inwieweit die Kosten übernommen werden können.

○ Zuverlässige Freundinnen verbindlich um Hilfe bitten und konkrete Aufgaben und Erwartungen deutlich beschreiben (z.B. Einkaufen in den ersten zwei Wochen).

○ Formulare für Kindergeld, Erziehungsurlaub, Mutterschaftsgeld schon vorher abholen und soweit wie möglich ausfüllen, damit Sie nach der Geburt mit dem lästigen »Papierkram« wenig zu tun haben und nur noch das Geburtsdatum und den Namen Ihres Kindes einzutragen brauchen.

○ Schreiben Sie eine Liste von Themen, auf die man Sie während der Wochenbettzeit nicht ansprechen soll, weil sie Sie zu sehr belasten und sie unmittelbar keiner Lösung bedürfen (z.B. die Frage: Soll das Baby getauft werden?). Teilen Sie dies Ihrer näheren Umgebung mit.

○ Besorgen Sie die Programme von Einrichtungen, die Kurse für junge Mütter anbieten, und suchen Sie Angebote aus, die in Ihrer Nähe stattfinden. Frauengesundheitszentren, Familienbildungsstätte, Volkshochschule, Mütterzentren, Beratungsstellen, Caritas und andere Einrichtungen bieten eine breite Palette von Möglichkeiten.

○ Melden Sie sich für einen Kurs an, am besten mit einer Freundin.

Hilfe im Wochenbett

In diesem Abschnitt werden all jene, die sich überlegen, wie sie einer jungen Mutter am besten helfen könnten, einige Hinweise finden. Diejenigen, die schon Mutter geworden sind, brauchen sich nur zu erinnern, wie Unausgeschlafensein, Müdigkeit und körperliches Unwohlsein sich anfühlen. Ihre Hauptaufgabe besteht darin, die junge Mutter bei der Erfüllung von drei Bedürfnissen zu unterstützen: Sie braucht Ruhe und Schlaf, Mahlzeiten und Zeit und nochmals Zeit, um sich mit ihrem Baby zu beschäftigen.

- Die Mutter soll sich so viel wie möglich erholen, deshalb empfangen Sie die Besucher und halten den Besucherstrom in Grenzen, Sie nehmen Nachrichten entgegen und gehen ans Telefon. Sie können in Ihrer Abwesenheit die Telefonklingel leiser stellen. Bevor Sie das Haus verlassen, bringen Sie, nach Rücksprache natürlich, ein Schild mit der Aufschrift »Mutter und Kind schlafen« an der Tür an.

- Bereiten Sie vitaminreiche Mahlzeiten zu. Reichen Sie Zwischenmahlzeiten.

- Gehen Sie einkaufen, nachdem Sie eine Einkaufsliste mit dem Vater besprochen haben. Fragen Sie die Mutter nach Sonderwünschen.

- Reichen Sie der Mutter unaufgefordert Getränke, die sie gerne zu sich nimmt, auch Milchbildungstee, wenn notwendig.

- Während sie schläft oder duscht, versichern Sie ihr, dass Sie sowohl auf das Baby als auch ggf. auf die größeren Geschwister aufpassen werden.

- Wünscht sich die Mutter eine ruhige Stunde mit ihren älteren Kindern, so sind Sie für das Neugeborene zuständig, und umgekehrt.

- Wenn jüngere Geschwister da sind, versuchen Sie, deren normalen Tagesablauf (Schlaf- und Essenszeiten) beizubehalten.

- Wenn Sie eine erfahrene Mutter sind, seien Sie mit Ihrem Können zurückhaltend. Sie gehen beispielsweise beim Baden des Babys ganz langsam vor, so dass die Mutter von Ihnen lernen kann, und geben ihr die Chance, es auszuprobieren, wenn sie sich dafür bereit fühlt.

- Loben Sie die Mutter, und ermuntern Sie sie, so oft es geht. Entwickeln Sie Achtung und Respekt für ihre Art, mit ihrem Kind umzugehen, auch wenn sich diese von Ihrer persönlichen Vorgehensweise unterscheidet.

- Folgen Sie der Entscheidung der Mutter, was die Ernährung des Kindes betrifft. Bei Unsicherheiten ihrerseits seien Sie mit Ratschlägen zurückhaltend und taktvoll.

- Sie können allgemeine Hinweise zur Pflege der Brustwarzen und zu guter Körperhaltung beim Stillen geben. Bei Bedarf können Sie die Telefonnummer von Stillberaterin, Hebamme, Arzt, Ärztin bereithalten.

○ Haben Sie ein offenes Auge für Haushalt, Wäsche usw., so dass diese Gedanken die Mutter nicht beschäftigen.

○ Vergessen Sie nicht, die Zimmerpflanzen, die Goldfische ..., und holen Sie die Geschwister vom Kindergarten ab, wenn es erwünscht ist.

○ Seien Sie nie sparsam mit Lob, und bleiben Sie eine gute ausdauernde Zuhörerin.

○ Empfehlen Sie der Mutter, auf ihren Instinkt zu vertrauen.

○ Erinnern Sie sie daran, dass am Anfang jeder Tag anders ist und sie geduldig mit sich sein soll.

○ Gönnen Sie sich auch mal eine Pause.

In der Beratungsstelle für Natürliche Geburt und Eltern-Sein e.V., München, ist ein soziales Netz rund um die Geburt entstanden. Die Mitarbeiterinnen des Projektes haben 1987 ihre Tätigkeit aufgenommen und seitdem viele Erfahrungen gesammelt: »Als gefühlsmäßig lohnend werden Wochenbetteinsätze natürlich vornehmlich dann von den Pflegerinnen erlebt, wenn sie die Hauptbezugsperson der Wöchnerin und als solche gut ausgelastet sind.«[3]

Fragebogen zur PPD-Selbsteinschätzung

Der Edinburgh-Postnatal-Depression-Scale-(EPDS)-Fragebogen[4] wurde 1980 entwickelt und wird als »Werkzeug« gebraucht, um ein erstes Bild vom Befinden der Mutter zu erhalten. Weitere Schritte sind möglicherweise notwendig, um eine genauere Diagnose zu erstellen und eine entsprechende Behandlung zu planen. Dieser Fragebogen dient als »Screening«. Er kann in zweiwöchigen Abständen wiederholt werden. Der Test ist nicht geeignet, um Angstneurosen, Phobien und Störungen der Persönlichkeit herauszufinden.

Nachdem Sie kürzlich ein Baby bekommen haben, würden wir gerne wissen, wie Sie sich fühlen. Bitte unterstreichen Sie die Antwort, die am ehesten beschreibt, wie Sie sich in den letzten sieben Tagen gefühlt haben, nicht nur, wie Sie sich heute fühlen:
Bei einer Gesamtpunktzahl von 12 und darüber liegt die Vermutung nahe, dass Sie an einer Depression leiden.

IN DEN LETZTEN SIEBEN TAGEN

I.   Ich konnte lachen und die komische Seite von Dingen sehen:
[0]   So viel wie bisher
[1]   Nicht ganz so wie früher
[2]   Entschieden nicht so sehr wie bisher
[3]   Überhaupt nicht

II.   Ich habe mich auf Dinge im voraus gefreut:
[0]   So viel wie bisher
[1]   Wohl weniger als gewöhnlich
[2]   Entschieden weniger als bisher
[3]   Kaum

III.   Ich habe mich unnötigerweise schuldig gefühlt, wenn Dinge schief gingen:
[3]   Ja, meistens
[2]   Ja, gelegentlich
[1]   Nicht sehr oft
[0]   Nein, niemals

IV.   Ich war ängstlich oder besorgt ohne guten Grund:
[0]   Nein, gar nicht
[1]   Kaum
[2]   Ja, gelegentlich
[3]   Ja, sehr oft

V. **Ich habe mich gefürchtet oder geriet in Panik ohne guten Grund:**

[3]   Ja, sehr häufig
[2]   Ja, gelegentlich
[1]   Nein, kaum
[0]   Nein, überhaupt nicht

VI. **Dinge wurden mir zu viel:**

[3]   Ja, meistens konnte ich die Situation nicht meistern
[2]   Ja, gelegentlich konnte ich die Dinge nicht so gut meistern wie sonst
[1]   Nein, meistens konnte ich die Situation meistern
[0]   Nein, ich bewältigte die Dinge so gut wie immer

VII. **Ich war so unglücklich, dass ich nur schlecht schlafen konnte:**

[3]   Ja, meistens
[2]   Ja, gelegentlich
[1]   Nein, nicht sehr häufig
[0]   Nein, gar nicht

VIII. **Ich habe mich traurig oder elend gefühlt:**

[3]   Ja, meistens
[2]   Ja, gelegentlich
[1]   Nein, nicht sehr häufig
[0]   Nein, gar nicht

IX. **Ich war so unglücklich, dass ich weinte:**

[3]   Ja, den größten Teil der Zeit
[2]   Ja, sehr häufig
[1]   Nur gelegentlich
[0]   Nein, nie

X. **Der Gedanke, mir etwas anzutun, ist in mir aufgestiegen:**

[3]   Ja, recht häufig
[2]   Gelegentlich
[1]   Kaum jemals
[0]   Niemals

Wenn Sie unter PPD leiden oder meinen, darunter zu leiden, wenn Sie das Gefühl haben, dass etwas nicht stimmt, haben Sie keine Angst, sich diese Gefühle einzugestehen und zu bestätigen. Suchen Sie sich die Hilfe, die Ihnen zusteht.

12 Betroffene Mütter

Die letzten Kapitel haben Ihnen die Gelegenheit gegeben, über schmerzliche Erfahrungen nachzudenken. Sie beinhalten die Aufforderung, den Erlebnissen in Ihrer frühen Kindheit, während der Schwangerschaft und der gesamten Geburt sowie in der Wochenbett- und der postpartalen Zeit offen und ehrlich gegenüberzustehen. PPD hat eine vielseitige Entstehungsgeschichte, ein gemeinsamer Nenner scheint aber immer eine Form von Liebesdefizit zu sein mit dem dazugehörigen hormonellen Ungleichgewicht. Die Gefühle, die Sie bis dahin in sich versteckt hielten, sind an die Oberfläche gekommen, so dass Trauer, Wut und Schmerz deutlich spürbar geworden sind. Es kann sehr heilsam sein, sich damit zu beschäftigen und die reinigende Kraft der Tränen zuzulassen. Je schneller, desto besser. Die Erleichterung wird aus dem Loslassenkönnen kommen; lange genug haben Sie versucht, Ihre Gefühle und Emotionen zu kontrollieren und sie damit unterdrückt. Trifft folgende Aussage dieser Frau, die unter PPD gelitten hat, auch auf Sie zu? »Ich hatte Angst vor einem Gefühlsausbruch, die Gefühle waren wie in einem Dampfkochtopf unter Druck eingefangen.« Auf Grund der Informationen, die Sie jetzt haben, können Sie die verschiedenen Aspekte Ihrer Biographie noch besser einschätzen. »Ich wusste nicht, was das ist, wie es heißt, und so habe ich keine Hilfe erhalten. Als ich erfahren habe, was es war, dass es eine Krankheit ist, konnte ich die Orientierung und die Richtung finden, die ich gehen wollte.«

Das neue Wissen über Zusammenhänge, die Sie vielleicht schon geahnt haben, aber nicht ganz wahrhaben wollten, wird Ihnen dabei helfen, Ihr Selbstwertgefühl zu stärken und darauf aufbauend zu einem neuen Bewusstsein und einem guten Lebensgefühl zu gelangen. »Jede Minute, jeden Tag, jede Möglichkeit genießen, mit dem eigenen Kind zu leben, erleben, was es alles Schönes bzw. schon Vergessenes gibt«, könnte Ihr erklärtes Ziel sein. Genießen heißt, den Endorphinfluss wieder in Gang zu bringen. Sie sollen wissen, dass Sie aus dieser Krise herauskommen werden. Der graue Schleier scheint alle Farben und Freuden des Lebens zu bedecken, das bedeutet aber auch, dass die Farben und Freuden noch vorhanden sind. Es gilt also, allmählich den Schleier zu lüften. Dazu gibt es zahlreiche Möglichkeiten, und eine Reihe davon wird im Folgenden beschrieben. Ihre Aufgabe bleibt es, sie auszuprobieren und für sich das Geeignete zu finden.

Große Veränderungen geschehen nicht von heute auf morgen, und deshalb wäre es ratsam, sich dafür eine große Zeitspanne zu gönnen, um nicht so schnell wieder enttäuscht zu sein. Neun Monate lang waren Sie schwanger, zusätzliche neun Monate oder mehr brauchen Sie eventuell für die Umstellung! Haben Sie schon beobachtet, wie mühsam Libellen aus ihrer steifen Puppe schlüpfen? Verwundbar und zerbrechlich halten sie sich lange in der Sonne und an der Luft auf, um zu trocknen und um ihre Flügel zu stärken. Erst nach der anstrengenden Metamorphose sind sie frei und können dann schimmernd durch die Luft schwirren.

Was sagen und machen Frauen, die unter PPD leiden? Gefragt nach den Maßnahmen, die ihnen aus der Depression geholfen haben, und was sie anderen betroffenen Frauen raten würden, antworteten Frauen bei einer Studie in der folgenden Reihenfolge:[1]

○ Eine/n Gesprächspartner/in finden, mit der ich mich austauschen konnte.
○ Zeit für mich organisieren.
○ Unter Leute kommen.
○ Eine Beratungsstelle aufsuchen.

Bei dieser australischen Studie wurden die Frauen, die eine professionelle Hilfe bei Fachleuten im Gesundheitswesen in Anspruch genommen hatten, nicht schneller gesund als diejenigen, die dies nicht taten. Die Frauen, die sich an die Fachleute gewandt hatten, waren sozial besser gestellt und hatten einen höheren Schulabschluss, was zu der Annahme führt, dass sie eher in der Lage waren, die Komplexität ihrer

Gefühle zu verbalisieren. Als weitere Faktoren, die zu einer Besserung ihres emotionalen Zustandes beigetragen haben, nannten die Frauen dieser Studie: das Baby wird älter; der Partner beteiligt sich mehr; die Wiederaufnahme des Berufes; nicht mehr so müde sein. Diese Faktoren sind zum größten Teil vom Alter des Kindes abhängig und bedingen sich.

Besuch von Kursen oder Gruppen

Die Teilnehmerinnen der Kurse, die Sie in der Schwangerschaft besucht haben, bieten eine Anknüpfungsmöglichkeit, um ab der zweiten oder dritten Woche nach der Geburt mit Unternehmungen, die sie mit dem Baby gemeinsam machen können, langsam anzufangen. Von den Geburtsvorbereiterinnen werden oft Nachtreffen organisiert. Sie sind sozusagen der Grundstein für die neue Etappe. Gemeinsam mit den Ihnen bereits vertrauten Frauen können Sie an Kursen teilnehmen, die genau an diesem Punkt ansetzten und sich zum Ziel gesetzt haben, den Grundbedürfnissen der gerade gewordenen Mütter zu entsprechen. Wenn Sie vor der Geburt keinen Kurs besucht haben, können Sie sich natürlich ebenfalls anmelden. Eine baldige Teilnahme erscheint unter den heutigen Lebensbedingungen empfehlenswert. Auch wenn Sie der Überzeugung sind, dass Ihre traurigen Gefühle bald verschwinden werden, ist es ratsam, nicht tatenlos abzuwarten. Ihr momentaner Optimismus bezüglich der voraussichtlichen Dauer Ihres Tiefs wird Ihnen die nötige Energie geben, um sich für einen Kurs anzumelden. In Gruppen werden Sie ein Gefühl der Zugehörigkeit empfinden, das es erleichtert, durch die Krise zu gehen.

Besonders, wenn Sie die Wochenbettzeit als extrem belastend erlebt haben, sollten Sie nicht lange mit der Teilnahme an einem Kurs warten, denn die Intensität des Tiefs lässt die begründete Vermutung zu, dass Sie PPD-gefährdet sind. Hier gilt es, eine Sofortmaßnahme zu ergreifen, nämlich die noch vorhandene Gesundheit zu pflegen. In den Kursen und Gruppen werden Sie das finden, was betroffene Frauen als Hilfe empfohlen haben: Gesprächspartnerinnen, Zeit für sich (zuerst einmal mit dem Kind), unter Leute kommen. Nur Sie können die Entscheidung treffen!

Rückbildung und Neufindung

Im Frauengesundheitszentrum in der Neuhofstraße in Frankfurt und in der Beratungsstelle für natürliche Geburt und Eltern-Sein in München haben die Mitarbeiterinnen ein Kurskonzept entwickelt, das junge Mütter als sehr hilfreich erleben und das eine Erweiterung der traditionellen Rückbildungsgymnastik darstellt. Durch zahlreiche Fortbildungen ist dieses Konzept an viele Fachfrauen weitervermittelt worden, die jetzt in Ihrer Nähe hoffentlich einen ähnlichen Kurs anbieten.
»Nach der Geburt Ihres Kindes haben Sie viele Fragen. Diese Gruppe bietet Ihnen die Möglichkeit, sich über Schlafrhythmen, Schreien des Babys, Stillprobleme und Ernährung auszutauschen, die körperlichen Veränderungen nach der Geburt besser zu verstehen und zu akzeptieren, über das Leben zu dritt und die veränderte Partnerschaft zu sprechen, die neue Rolle als Mutter zu reflektieren und vieles mehr. Die Frauen werden angeleitet zu Körperübungen, die Bauch- und Beckenmuskeln kräftigen und den Energiefluss im Becken fördern, die bei Verspannungen im Rücken ausgleichen und die den gesamten Körper kräftigen«.[2]
Einmal in der Woche, zwei Stunden lang, trifft sich die Gruppe mit den Babys, meistens ab der zweiten oder dritten Lebenswoche, eventuell auch später. Die Termine, die zuerst scheinbar schwer einzuhalten sind, weil es in dieser Zeit für jede Mutter kompliziert ist, überhaupt Termine einzuhalten, werden sofort zu einem wichtigen Angelpunkt in der Zeiteinteilung der Frauen. Die Aussicht, sich wöchentlich aussprechen zu können, für sich etwas zu tun und darüber hinaus Spaß mit Gleichgesinnten zu haben, hilft, die Schwierigkeiten zu überwinden. Es geht dabei nicht darum, »so schnell wie möglich wieder die Alte zu sein«, sondern zu spüren und wahrzunehmen, wie das Leben, das neue Leben als Mutter bereichert und verändert. Die Frauen

verlängern gerne die Treffen im Café oder im Freien und zögern nicht mehr, in der Öffentlichkeit zu stillen. Nach Beendigung des Kurses wollen sich die Gruppen häufig eigenständig weitertreffen. Wenn die Belegung der Räumlichkeiten es zulässt, finden weitere Treffen in Eigenregie statt, oder die Frauen treffen sich privat.

Selbsthilfegruppen

Wenn soeben beschriebene Kurse an Ihrem Wohnort nicht angeboten werden, können Sie sich nach einer Selbsthilfegruppe erkundigen oder jemanden damit beauftragen. Ohne Leiterin treffen sich Frauen in regelmäßigen Abständen in privaten oder öffentlichen Räumen (Gemeinde oder Pfarrgemeinde), um über ihre aktuelle Situation zu sprechen und um gemeinsam etwas für sich zu tun. Frauen, die über spezielle Kenntnisse verfügen, nehmen abwechselnd die Rolle als Leiterin wahr, beispielsweise für Entspannungsübungen, für Wiegenlieder und vieles andere mehr. Bei solchen Treffen können Audiokassetten gut Anwendung finden (es gibt zahlreiche Kassetten mit Anleitungen für Entspannungsübungen, Yoga, Rückbildungsgymnastik, Wiegenlieder ...).

Stillgruppen – Stillcafé

Die Stillberaterinnen und die stillenden Mütter kommen wöchentlich zusammen. Das Thema Stillen steht zwar im Mittelpunkt, aber alles, was auch im weitesten Sinn damit zu tun hat, kann in diesem Rahmen ebenfalls angesprochen werden. Zu dem sozialen Aspekt solcher Treffen kommen auch Informationen und klärende Gespräche dazu, die eine entlastende Funktion haben können: Medikamente, Abstillen, Beruf und weiter stillen, Sexualität ... (Hier sei nochmals darauf hingewiesen, dass das Abstillen ein PPD-Auslöser sein kann, deshalb ist es ratsam, den Zeitpunkt bewusst auszusuchen.)

Kaiserschnitt und andere Enttäuschungen

Die ersehnte natürliche Geburt hat nicht stattgefunden! Ihr Kind ist mit Kaiserschnitt geholt worden. Hauptsache, es geht dem Kind gut, und ich komme auch zurecht, haben Sie zuerst gedacht. Frauen hadern manchmal Jahre mit sich, bevor sie sich eingestehen, dass dem nicht so ist. Es bedarf so viel Energie, sich selbst etwas vorzumachen. Diese Energie brauchen Sie jetzt aber für Ihr Leben. Wenn Sie die leiseste Vermutung haben, dass Sie die Umstände der Geburt doch nicht verarbeiten konnten, dann lassen Sie nicht noch weiterhin wertvolle Zeit vergehen. Die Enttäuschung, die Sie verspüren, und Ihre damit verbundenen Versagensgefühle lohnen sich, ernst genommen zu werden. Ein Beratungsgespräch mit einer kompetenten Frau wäre eine Möglichkeit, dieses Erlebnis besser zu verarbeiten. Vielleicht ist es die Erfahrung des unerträglichen Schmerzes, die, auch wenn die akute Schmerzempfindung vorbei ist, nicht ausradiert werden kann und die in Ihnen so starke Versagensgefühle auslöst, dass daraus eine Depression entsteht. Langanhaltende Todesangst während der Geburt oder Trombosegefahr nach einem Kaiserschnitt sind Grenzerfahrungen, die lange brauchen, um verarbeitet zu werden.

Beratung nach der unerwarteten Geburt

Eine Frühgeburt, die Geburt eines behinderten Kindes, eine Fehlgeburt und auch der Tod eines Neugeborenen können große Trauer auslösen. Trauer aus diesen Gründen ist nicht mit der Depression gleichzustellen. Die Gefahr, in die Depression abzugleiten, ist aber vielfach vorhanden. Gespräche und Beratung bieten mit Körperübungen und geeigneten Wahrnehmungsübungen die Möglichkeit, diese Erlebnisse allmählich zu verarbeiten. Einige Initiativen haben sich auf Grund eigener Betroffenheit gegründet und bieten ihre Hilfe an.

Nehmen Sie die Angebote wahr, die Sie dabei unterstützen werden, vielleicht auf Umwegen Ihre Mutteridentität zu finden und aufzubauen.

Babymassage

Die traditionelle indische Babymassage oder eine andere Methode wird Ihnen an zwei oder drei Terminen vermittelt. Dadurch können Sie körperliche Nähe und Entspannung mit dem Baby gemeinsam erfahren und genießen. Es wird Ihnen auch erklärt, wie Sie diese Massage in den Alltag integrieren können, ohne sich eine zusätzliche Belastung aufzubürden. Wenn Sie sich dafür Zeit nehmen, werden Sie für sich selbst Zeit gewinnen: Ihr Baby wird ausgeglichener, die Berührungen haben biochemische Auswirkungen (Ausschüttung von Endorphinen), die Beruhigung und Schlaf fördern. Babys, die berührt und massiert werden, entwickeln sich besser und bauen Vertrauen auf. Die liebevolle Berührung ist eine biologische Nahrung, die auch die Mutter nähren kann.

PEKiP (Prager-Eltern-Kind-Programm)

Die Selbstsicherheit und das Selbstvertrauen, die Sie brauchen, können Sie in der Gruppe gemeinsam mit anderen Eltern und ihren Kindern im ersten Lebensjahr erlangen. Die Babys genießen die Zuwendung der Erwachsenen, und diese erhalten Hintergrundwissen über die Entwicklung und die Bedürfnisse Ihrer Kleinen. Dadurch fühlen sie sich sicherer in Entscheidungen im Familienalltag und finden Kontakt zu Familien, die sich in der gleichen Lebenssituation befinden.

Beckenbodengymnastik

Schwangerschaft und Geburt, Dammschnitt und Anästhesie bewirken manchmal, was allgemein als »Stressinkontinenz« bezeichnet wird. Die Schwäche des Beckenbodens verursacht mit seinen seelischen, sozialen, körperlichen und hygienischen Aspekten Probleme, die viel Leid mit sich bringen. Durch Beckenbodentraining können Sie diese beheben und dadurch mehr Sicherheit und Lebensqualität zurückgewinnen.

Sind Sie Mitglied eines Chors? Es ist Zeit, dieser Beschäftigung wieder aktiv ein Mal in der Woche nachzugehen. Nachdem Sie Ihr Baby gestillt und vorsichtshalber eine Flasche mit abgepumpter Muttermilch vorbereitet haben, können Sie mit gutem Gewissen Vater (oder Babysitter) und Kind allein lassen. In ungefähr zwei Stunden sind Sie wieder da. Dies gilt natürlich für alle Aktivitäten, die Sie vor der Schwangerschaft gepflegt haben. Indem Sie sich mit alten Bekannten treffen, um zusammen mit ihnen etwas zu unternehmen, was Sie schon immer gern getan haben, werden Sie sich wiederfinden. »Wieder die Alte, aber mit einer Menge neuer Erfahrungen *und einem Kind*.«

Eine Vielfalt von Angeboten steht Ihnen zur Auswahl. Sie möchten vielleicht etwas Neues ausprobieren, wie z.B. Autogenes Training, Bauchtanz, Feldenkrais, Tai-Chi, Shiatsu ... Meistens werden zuerst zehn Treffen angeboten, danach können Sie sich dann für eine Fortführung entscheiden. Durch die Übungen wird der Energiefluss im Körper wiederhergestellt, Spannungen werden zugunsten einer inneren Ruhe abgebaut. Es wird Ihnen ermöglicht, die eigene Lebendigkeit aufzuspüren und Ihren eigenen Körper bewusster zu erleben und neue Methoden, sich selbst zu entdecken, zu erlernen.

Den Endorphinfluss wieder in Gang bringen

Bedeutungsvolle Veränderungen geschehen meist nicht dann, wenn es denjenigen, die sie brauchen, am schlechtesten geht. Sie werden bemerken, dass es gute und weniger gute Tage gibt, es gibt auch schlechte und extrem schlechte Tage. Sie werden auch feststellen, dass es manchmal nicht viel bedarf, um – wenn auch nur vorübergehend – Glücksmomente zu erleben: Eine Freundin treffen, einen Spaziergang mit dem Baby im Tragetuch oder im Kinderwagen unternehmen, ein Lächeln Ihres Kindes, einen freundlichen Anruf entgegennehmen, sich einen Blumenstrauß kaufen oder einen verschenken, können wie Wunder wirken. In Zeiten, in denen eine leichte Besserung Ihres Zustands Ihnen zusätzliche Hoffnung und Energie verleiht, werden Sie eher die Kraft finden, aktiv an einer dauerhaften Heilung zu arbeiten. Es muss Ihnen bewusst sein, dass Ihre Selbstmotivation, aus der PPD herauszukommen, die entscheidende Rolle bei Ihrer Heilung spielen wird. Nicht so sehr, was Sie unternehmen, sondern vielmehr Ihr Motor, also der Grund, warum Sie etwas unternehmen, ist wichtig. Sie sind die einzige, die wirklich spürt, wie die PPD Sie verändert hat, also sind Sie auch die einzige, die die neue Identität, Ihre eigene angemessene Mutteridentität, erschaffen kann.

Möglicherweise wird Ihnen beim Lesen schon angst und bange. Die Aufgabe, die Sie sich selbst auferlegen, erscheint Ihnen zu groß und für Sie nicht zu bewältigen. Doch keine Sorge: Allein die Tatsache, dass Sie dieses Buch lesen, sollte für Sie ein überzeugender Beweis Ihres Willens sein, an Ihrer Situation etwas zu verändern. Keine noch so guten Ratschläge werden je jemanden, der es nicht will, dazu bringen, für sich und sein Wohlergehen etwas zu tun oder über sich nachzudenken. So ist Ihre innere Entscheidung mindestens so effektiv wie die Unterstützung, die von außen kommen kann, sei es von Gruppen oder von Freunden. Die Hilfe, die von außen kommt, anzunehmen ist an sich schon Ausdruck Ihrer Entscheidung. Sie haben wahrscheinlich bereits bemerkt, dass es entgegen der weitverbreiteten Meinung nicht nur Probleme gibt, die es zu lösen gilt – als ob sich das Leben darauf beschränken würde, nach vorhandenen Lösungen zu suchen –, sondern dass es Herausforderungen gibt, denen Sie sich stellen sollten. »Ich kann die Raserei meiner Gedanken nicht stoppen, vor dem Aufstehen fängt es schon an, wem werde ich heute mein Kind abgeben, wie werden sie mich beurteilen, ich schäme mich, ich kann nicht, manchmal musste ich regelrecht laut ›STOP‹ ausrufen, um nicht vor lauter Raserei verrückt zu werden.«

Planen Sie etwas für den nächsten Tag oder für die kommende Woche, wenn Sie sich momentan in der Lage fühlen, dies auch durchzuführen, und halten Sie an Ihrem Vorhaben fest. Sie können einen Babysitter organisieren oder mit einer Freundin planen, dass diese Sie abholt, damit Sie eine Stütze haben und nicht ohne weiteres einen Rückzieher machen können. Sie brauchen Aufmunterung!

Ein unterstützender Partner und Freunde sind notwendiger denn je zuvor. Schlagen Sie dieses Buch auf, und lassen Sie sie darin lesen. Laden Sie für ein oder zwei Stunden eine Freundin ein. Wenn Ihnen die Energie zum Aufräumen fehlt und der desolate Zustand der Wohnung Sie betrübt, können Sie wenigstens für die Besuchszeit einen Raum teilweise in Ordnung bringen. Alles, was Ihnen im Wege steht, wird im anderen Zimmer verstaut und die Tür zugemacht. Zögern Sie nicht, um Hilfe zu bitten, der Besuch wird vielleicht mit Enthusiasmus für Sie einkaufen, aufräumen oder Ihr Baby versorgen. In der Zeit können Sie sich ein ausgedehntes Bad mit Öl und Duft gönnen. Sie werden immer wieder zögern, weil Sie der tiefen Überzeugung sind, so vieler Hilfe nicht würdig zu sein. Dieser Gedanke ist ein Zeichen der Depression, aber auf keinen Fall eine gültige Aussage über Sie selbst. Depressive Menschen empfinden sich als sehr negativ, aber all jene, die bereitstehen, um zu helfen und zu entlasten, sind ein Beweis dafür, dass sie Sie wertschätzen.

Die Aktionshemmung, die Trägheit, die Sie verspüren, können dem Gefühl entspringen, dass, wenn Sie um Hilfe bitten und diese Hilfe auch erhalten würden, sich etwas verändern könnte. Da jede Aussicht auf Veränderung an sich eine zusätzliche Bedrohung darstellen kann, wollen Sie vielleicht lieber in Ihrer Situation verharren. Depressive fühlen sich dem Tod nahe, Tod in dem Sinn, dass sich am besten nichts verändern soll, alles so bleibt, wie es ist. Jedes Zeichen von Lebendigkeit trägt eine Dynamik in sich, die bedrohlich wirken kann und deshalb vermieden wird. Dieses Gefühl wird sich bei Ihnen möglicherweise auch in den dunklen Farben Ihrer Kleidung äußern!

Farbenwechsel

Orange gilt als *die* Farbe gegen depressive Zustände, sie regt an, fördert Wohlbefinden und Optimismus und begünstigt die Milchproduktion bei stillenden Frauen. Orange wirkt gegen Müdigkeit psychischen oder physischen Ursprungs.

Gelb wirkt anregend auf das Nervensystem und auf die Muskulatur. Blau erhöht das Empfinden von Mitgefühl und schärft die intuitiven Fähigkeiten. Damit können Empfindsamkeit und das Bedürfnis nach Harmonie mit anderen Menschen und mit der Welt gefördert werden.

Farben wirken auf unsere Psyche. Hier gilt es, die Farbe einzusetzen, deren Wirkung Ihnen gerade gut tun könnte, und diese Farbe möglichst oft zu sehen, als Tischtuch, als Schal, Blume, Obst oder Bild an der Wand. Vielleicht macht es Ihnen Freude, Ihre kleinen Erfolge in Ihrem Kalender aufzuzeichnen: »22.3.19.., orangenes Tuch um den Hals gebunden, Baby in die gelbe Decke eingewickelt, Mandarinen und Karotten gegessen! ...« Ein zaghafter erster Schritt!

Niemand verlangt, dass Sie sich im Handumdrehen völlig verändern. Keiner kann das erwarten und Sie am allerwenigsten. Die Besserung kommt nur allmählich und meistens in unregelmäßigen Etappen, die oft von Rückfällen gefolgt werden. Seien Sie darauf gefasst, und vermeiden Sie Schuldgefühle nach einem erneuten Tief. Sie gehören zum Bild der PPD. »15.4.19.., sonniger Tag, es hat mich viel Überwindung gekostet, aus dem Haus zu gehen, dann jedoch fühlte ich mich besser.«

Schlaf und nochmals Schlaf

»Ich bin chronisch müde« gehört zu den Aussagen der Mütter, ob sie unter PPD leiden oder nicht. Die Dauermüdigkeit erschwert den Zustand der an PPD leidenden Frauen. Daher wäre es wichtig, beispielsweise die Fragen nach dem Schlafmodus, den Prioritäten, die Sie sich gesetzt haben, Ihrem Anspruchsniveau, was den Haushalt betrifft, und Ihren Erwartungen an sich selbst zu klären.

Viele Paare kommen zu einer »Nachtdienstlösung«. Eine Nacht ist die Mutter für das Kind zuständig, die nächste der Vater. Wenn Sie Ihr Baby stillen, lässt sich das auch praktizieren, bis auf die Brustmahlzeiten. Entscheidend ist, wer aufsteht und das Baby herumträgt und versorgt, solange es weint und Blähungen hat, bis es wieder einschläft. Der Kurzzeiteffekt solcher Nachtwanderungen ist natürlich unangenehm, der Langzeiteffekt ist möglicherweise eine engere Vater-Kind-Beziehung und eine Paarbeziehung, die sich durch diese Herausforderung festigt. Jeder ist bereit einzusehen, dass ein Vater, der im Beruf steht, ausgeschlafen sein muss. Dass eine Mutter, die unter Depressionen leidet, einer enormen Belastung ausgesetzt ist, müssen Sie wahrscheinlich erst erklären. Erklären Sie auch, dass Sie den Schlaf, den Sie brauchen, unbedingt bekommen müssen; er ist eine Bedingung für Ihre Genesung, denn Schlafmangel kann Ihre Depression noch verstärken. Übrigens, Babys, die im Elternbett zwischen Vater und Mutter schlafen, sind zufriedener, werden nicht erdrückt und beruhigen sich schnell. Alle drei genießen die Geborgenheit und die Körperwärme.

Wer schläft, tut nichts! Wenn Sie stillen und Ihr Kind versorgen, tun Sie sehr wohl viel, eigentlich müsste das ausreichen. Wenn Sie wüssten, wie viel Energie Ihr Körper für die Herstellung der nötigen Milchmenge umsetzt, hätten Sie sicher keine Hemmungen, sich hinzulegen, wenn Ihnen danach ist.

Welche Prioritäten haben Sie sich gesetzt? Welches Bild wollen Sie von sich aufrechterhalten? Wie viel Energie verschwenden Sie damit, den Schein zu wahren? Eine blanke Küche, gebügelte Wäsche, geputzte Fenster? Wenn Sie sich selbst helfen wollen, müssen Sie sich lieben und einsehen, dass Sie die Zeit für diese Aufgaben nicht erübrigen können. Seien Sie Ihre eigene beste Freundin! Würde diese Ihnen Vorwürfe für unerledigte Hausarbeiten machen? Vielmehr würde sie Sie dazu ermutigen, das alles sein zu lassen. »Ich bin eine Versagerin«, denken Sie? Schreiben Sie auf, was Sie heute alles getan haben, wie lange Sie gestillt haben, wie oft gewickelt, gekocht, eingekauft, spazieren gegangen ...

Ist es die berühmte deutsche Genauigkeit, die Sie so hohe Erwartungen an sich selbst hat stellen lassen, Ihre Erziehung, die dem Schein mehr Wert beigemessen hat als den Bedürfnissen und dem Lustgewinn? Denken Sie manchmal, dass es jetzt nach soundsoviel Monaten an der Zeit wäre, bestimmte Dinge in Ordnung zu bringen? Ob die

Zeit für etwas gekommen ist, sagt Ihnen nicht der Kalender, sondern nur Ihr Körper und Ihr Gefühl. Wenn Sie sehr früh aufgestanden sind, können ein Vormittagsschlaf *und* ein Mittagsschlaf noch Monate nach der Geburt nötig sein. Oft reichen 20 Minuten aus, um wieder neue Energie zu tanken.

Wenn Ihr Arzt Ihnen ein Attest schreibt, können Sie eine Haushaltshilfe engagieren, die Sie für eine Weile bei der Hausarbeit entlasten kann. Fragen Sie Ihre Krankenkasse auf jeden Fall vorher, für welchen Zeitraum sie die Kosten dafür übernimmt. Meistens müssen Sie die Person selbst finden, die Ihnen helfen wird. Erkundigen Sie sich in Ihrem Bekanntenkreis, oder wenden Sie sich an die Wohlfahrtsverbände, die meistens weiterhelfen können.

Es hat sich für betroffene Frauen als hilfreich erwiesen, einen Stundenplan aufzustellen. Die äußere Ordnung bietet den Halt, den Sie brauchen, und entspricht Ihrem Wunsch nach Orientierung. Lernen Sie, mit diesem Plan und mit sich selbst liebevoll umzugehen, nicht stur und verkrampft. So könnten Sie beispielsweise in den Stundenplan schreiben: »Immer ruhen, wenn mein Baby schläft, und nicht erst einmal dies und das in Ordnung bringen.« Zusätzlich könnten Sie die Aktivitäten planen, die Sie sich aus der folgenden Sammlung aussuchen, weil Sie sie für sich als geeignet erachten.

Ich möchte eine Reihe von Vorschlägen aufführen, die, wenn Sie sie aufgreifen, zu den Erfolgen gehören, die Sie mit gutem Gefühl in Ihrem Kalender eintragen können. Beim Zurückblättern werden Sie dann Anhaltspunkte finden, um positiv über sich zu denken. Weil Sie sich für eine Besserung Ihres Zustandes entschieden haben, können Sie, ohne die Komplexität der Wechselwirkungen zwischen Gefühlen, Gehirn, Nerven und Hormonen im Detail zu verstehen, sich die daraus gewonnenen Erkenntnisse zugute kommen lassen. Diese erlauben, folgende Aktivitäten vorzuschlagen, deren Effekte sich positiv auf das Gemüt auswirken und die Heilung vorantreiben werden. Alles, was dem Genuss und der Sinnlichkeit dienlich ist, kann Ihren Zustand verbessern. Die wohltuende Wirkung der aufgeführten Tätigkeiten basiert immer wieder auf der Ausschüttung der wertvollen Liebeshormone, den Endorphinen, die, wie Sie mittlerweile wissen, gleichzeitig schmerzlindernd und angstlösend sind und dem Stress entgegenwirken. Vielleicht möchten Sie gelegentlich die Seiten des Kapitels »Mutterliebe mit allen Sinnen« wieder aufschlagen, um die dort ausgeführten Erklärungen nachzulesen. Egal, welche Aktivität Sie auswählen, und auch unabhängig davon, über wie viel Zeit Sie verfügen, nehmen Sie sich vor, bewusster, genussvoller zu leben. Indem Sie die täglichen Automatismen in Frage stellen, werden Sie den sinnlichen Gehalt vieler Tätigkeiten neu entdecken. Wenn Sie sich auf eine Tätigkeit konzentrieren, schieben Sie dem »mentalen Wiederkäuen« der fixen Ideen und dem emotionalen Durcheinander einen Riegel vor.

Singen

»Ja aber ... Ich habe keine schöne Stimme, ich singe falsch, ich kenne keine Lieder, ich kann nicht ...« Die Ausreden sind bekannt. Die einzige relevante Frage ist, ob Sie sich das Singen erlauben wollen und in welchem Umfang. Haben Sie ein Klavier, eine Gitarre, einen Kassettenrekorder und Kassetten im Hintergrund als Stütze? Wiegenlieder, Liebeslieder, Lieder von früher, alle sind geeignet. Die Emotionen werden kommen, atmen Sie tief ein und aus. Haben Sie Mut, nehmen Sie Ihr Kind in die Arme, und singen Sie für sich selbst, für das Baby, singen Sie sich Ihren Schmerz aus der Seele, Ihre Sehnsucht, und wenn Tränen fließen sollten, so spüren Sie, wie sie langsam Ihre Wangen hinunterkullern. Wenn es Ihnen gelingt, können Sie sich dafür loben. Sie haben gerade ein Stück Befreiung erlangt.

»Nein, ich habe nie gesungen, ich hatte Angst davor.« Wenn Sie sich das Singen verbieten, dann fragen Sie sich, was andernfalls passieren könnte, was Sie davon abhält.

»A« öffnet das Herz. Setzen Sie sich aufrecht (ohne Hohlkreuz!) auf den Rand Ihres Stuhls, so dass Ihre Füße flach den Boden berühren. Ihr Kopf ist dabei leicht nach vorn gebeugt und Ihr Mund entspannt. Ihre Hände ruhen auf Ihrem Schoß. Lassen Sie sich atmen. Mit dem

Ausatmen tönen Sie auf »a«. Wiederholen Sie diese sehr einfache Übung einige Male. Finden Sie die Tonlage, die zu Ihnen passt. Danach bleiben Sie noch eine Weile in der gleichen Körperhaltung und spüren nach. Ganz nach innen gerichtet, nehmen Sie das wahr, was die Klänge und Vibrationen bei Ihnen ausgelöst haben. »Aaaa...« ist der Schrei, den Mütter beim Durchtritt des Köpfchens ausstoßen. Es ist auch das Stöhnen des Loslassens, das Herz weitet sich, Leiden und Leidenschaft klingen ähnlich. Es ist vielleicht ein Weg, der zu jener Öffnung führt, die Sie noch nicht vollbringen konnten.

Musik hören

Hier ist nicht die Rede von Hintergrundmusik. Im Gegenteil, achten Sie darauf, Radio und Fernseher nicht als Dauergeräuschkulisse laufen zu lassen. Eine Tätigkeit, mit Aufmerksamkeit durchgeführt, genügt! Musik kann beruhigend, dynamisierend, enthemmend, angstlösend wirken. Wenn Sie ein Gefühl von »Durcheinander« haben, sei es, Sie fühlen sich völlig genervt oder am Boden zerstört, spielen Sie zuerst ein Musikstück, das Ihrem Zustand nahe kommt. Wenn Sie eine Musik wählen würden, die zu weit von Ihrem momentanen Gefühl entfernt ist, würde sie nicht ihr Ziel erreichen, sondern Sie noch nervöser machen. Gehen Sie stufenweise vor, indem Sie allmählich eine andere Musik als die, die Ihrer Verfassung entspricht, wählen, um schließlich das Stück abzuspielen, das Sie in die gewünschte Stimmung versetzen wird, z.B. die *Ode an die Freude* von Beethoven. Stellen Sie aus Ihren vorhandenen Musikstücken eine kleine Auswahl zusammen, so dass Sie bei Bedarf die entsprechende Musik parat haben. Neben den Klassikern wie Vivaldi, Chopin, Mozart, Händel und Bach, aus deren Werken Sie sowohl beruhigende als auch anregende Ausschnitte abspielen können, gibt es zeitgenössische Musik von Keith Jarrett (*The Köln Concert*), Deuter (*Cicada*), Clannad (*Macalla*), Theodorakis (*Lieder*) und Angelo Branduardi (*La pulce d'acqua*) usw. Die letztgenannten sind folkloristisch gefärbt und dadurch vielleicht eindeutiger den eigenen Gefühlen entsprechend einzuordnen.

Tanzen

Da ist Ihr Körper gefordert. Eine dynamische Musik, die Ihrem Geschmack entspricht, ein bisschen lauter gestellt als sonst, ein paar zögernde Schritte mitten im Zimmer deuten schon den Anfang an. Der Rhythmus hat Sie fast überzeugt, vielleicht wollen Sie sich erst einmal nur wiegen, auf der Stelle drehen oder hüpfen oder mit den Fersen das Tempo betonen. Kommen Sie sich komisch vor? Legen Sie Ihren Stolz beiseite, er steht Ihrer Intuition im Weg. Was sagt Ihre innere Stimme? »Niemand schaut dir zu.« Während Sie Ihren Körper den Bewegungen des Tanzes überlassen, kommen Sie mit Ihrer inneren Kraft in Kontakt. Tiefgreifende körperliche, emotionale und spirituelle Heilungsprozesse lassen sich dadurch einleiten. Nur zu, die Energie, die Sie aus der Musik und der Bewegung gewinnen, steigt. Sie kommen außer Atem, Ihnen wird schwindelig. Schauen Sie in den Spiegel, und lächeln Sie sich an. Wie lange ist es her, dass Sie sich nicht mehr angelächelt haben? Sie haben den Anfang gewagt, morgen können Sie dies wiederholen und dabei vielleicht mit Ihrem Baby, fest an sich gedrückt, herumwirbeln. Wenn Ihr Tanz eines Tages zu heftig werden sollte, nehmen Sie Ihr Kind vorsichtshalber nicht in die Arme. Spätestens wenn das Musikstück zu Ende ist, werden Sie zur Ruhe kommen und wahrscheinlich erschöpft, aber befreit aufatmen. »Ich habe mich gegen das Tanzen gewehrt, ich hatte Angst, etwas aus meiner Kindheit wieder zu erleben, was, weiß ich nicht.« Nach Freud wird eine Depression immer von einer Trauer, deren Ursprung weit zurückliegen kann, ausgelöst. Wie wir heute wissen, steht diese Feststellung nicht im Widerspruch zu den physiologischen Erklärungen.

Spazieren gehen

Ein solcher Vorschlag klingt langweilig! Manchmal aber ist ein Spaziergang die Rettung. Das Kind schreit, Sie sind erschöpft und könnten es an die Wand werfen. Ihre Bewegungen sind brüsk und zackig. Vielleicht haben Sie das Baby schon geschüttelt. Es ist höchste Zeit für eine Luftveränderung, sonst geschieht noch etwas! »Dieses Kind schreit, und ich kann sein Geschrei nicht unterbrechen. Doch, ich kann! Ich könnte ... Entsetzliche Gedanken!« Sorgen Sie dafür, dass Sie und Ihr Kind der Witterung entsprechend angezogen sind, verzichten Sie auf das erneute Trockenlegen, und ziehen Sie los. Mit Baby im Kinderwagen oder im Tragetuch gehen Sie schnellen Schrittes in den Park oder einfach die Straße entlang. Die Energie, die sich angestaut hat, droht sich unheilvoll zu entladen; sie muss verbraucht werden. Die frische Luft und die Bewegung werden Sie beruhigen. Statt sich auf die unglaubliche Wut auf das Baby zu konzentrieren, stellen Sie fest, wie viel Kraft in Ihnen steckt, wie viel Energie Sie haben. Nach einer Weile wird sich Ihr Tempo verlangsamen, und wahrscheinlich werden Sie nun erneut die warme Liebe für Ihr Kind spüren.

Auf Kinderspielplätzen stehen oft Schaukeln. Setzen Sie sich darauf, und schaukeln Sie, hin und her, immer höher. Ihr Atem wird sich darauf einpendeln, wohltuend großzügig werden. Sie geben sich keine Blöße, wenn Sie dabei lächeln oder gar lachen sollten. Spielplätze sind im Allgemeinen für Kinder bis zu 14 Jahren zugelassen. Entdecken Sie, dass Sie sich als Mutter wie ein Kind benehmen dürfen, sogar was das Lachen angeht. Wenn Ihr Baby sich schon an Sie klammern kann oder im Tragetuch fest liegt, können Sie das Vergnügen teilen.

Spazieren gehen kann die Gelegenheit sein, die Natur mit den Augen eines Kindes zu entdecken. Das noch nie gesungene Lied eines Vogels kann Freude auslösen, die Sonnenstrahlen Wärme im Herzen entfachen ... Die täglichen Wunder bringen, wenn wir uns dafür öffnen, unsere Lebenssäfte in Fluss, Lebenslust kann daraus fließen.

Sind Sie früher gerne gejoggt? Die euphorisierende Wirkung dieser und ähnlicher Sportarten, die eine körperliche Anstrengung bedeuten, ist untersucht und als Heilmittel gegen Depression und Lustlosigkeit erfolgreich angewandt worden.

Diese Aktivitäten und ihre Wirkungen könnten in die Sprache der Physiologie übersetzt werden. Für Sie ist es wichtig zu wissen, dass Staunen, Singen, Tanzen, Laufen oder andere Sportarten Stimulationen darstellen, die das aus dem Gleichgewicht geratene vegetative Nerven-system braucht, damit der Sympatikus und der Parasympatikus die notwendige Anregung erhalten, um eine neue biochemische Balance herzustellen. Sie entscheiden selbst darüber!

Wechselbäder

Eine ähnliche Anregung können Wechselbäder oder Saunabesuche bewirken. Warm, kalt, die Biochemie des Körpers wird angeregt. Ihr Herz schlägt schneller, Ihre Atmung verändert sich, und Ihre Gedanken sausen schnell und klar durch Ihren Kopf. Ein belebendes Duschen oder Baden können Sie in Ihrer Wohnung jederzeit genießen! Wollen Sie es wagen, die Wirkung auszuprobieren?

Duftlampenmischung

Um den Geist anzuregen, können Sie je einen Tropfen Wacholder, Rosmarin, Douglasfichte und Grapefruit oder eine fertige Mischung mit Wasser verdünnt in die Lampe geben. Die Wirkung kann sich auch bei Ihrem Baby zeigen. Beobachten Sie Ihre und seine Reaktionen.

Licht

Die Intensität der häuslichen Beleuchtung ist im Allgemeinen nicht dazu geeignet, die chemischen Reaktionen des Hypothalamus anzure-gen. Das Licht geht durch die Augen und schickt Botschaften in den Bereich des Gehirns, der Schlaf, Appetit, Temperatur, Laune und Libido kontrolliert (Primärhirn). Damit wir wach, energiegeladen und aktiv bleiben, braucht unser Gehirn mehr Licht. Dies gilt besonders für die langen dunklen Monate, dann, wenn die Tage immer kürzer werden. Überprüfen Sie, ob Ihre Lampen mit stärkeren Birnen bestückt werden können. Sorgen Sie dafür, dass wenigstens der Raum, in dem Sie sich am häufigsten aufhalten, für eine muntere Stimmung hell genug ist (1000 Lux). Nehmen Sie im Freien Ihre Sonnenbrille ab, und erfreuen Sie sich der Helligkeit. Das Sonnenlicht hat für die Psyche eine unbestritten positive Wirkung.

Essen

Damit Ihr Blutzuckerniveau nicht zu sehr absinkt, sollten Sie ergänzend zu den Mahlzeiten viele kleine zusätzliche Portionen essen. Spannung und Reizbarkeit sind bekannte Nebenwirkungen, wenn der Blutzuckerspiegel abgesunken ist. Einmal am Tag wenigstens, auch wenn Sie alleine sind, decken Sie den Tisch, setzen sich erst hin, wenn Sie alles parat haben, und genießen langsam die einfachen Speisen, die Sie vorbereitet haben. Wollen Sie abnehmen (wovon, wenn Sie stillen, abzuraten ist)? Ist der Zeitpunkt richtig gewählt, um zusätzlich auf die Freuden des Essens zu verzichten? Nehmen Sie Medikamente gegen Depressionen ein? Diese nehmen oft Einfluss auf die Synthese der Fette, die das »Dickwerden« fördern. Essen Sie gerne Schokolade? Das trifft sich gut, denn Schokolade – auch in kleinen Mengen – hat therapeutische Wirkungen (die aus ihrer Zusammensetzung erklärt werden können), wenn sie genussvoll gegessen wird, d.h., wenn Sie sich Zeit nehmen, sie langsam auf der Zunge zergehen zu lassen und sie dann an Ihrem Gaumen zu spüren, bevor Sie sie hinunterschlucken. So kann der Genuss von Schokolade Psyche und Libido unterstützen, gute Laune fördern und durch die Endomorphine (schon wieder!) einen euphorisierenden Effekt haben. »Wenn ich deprimiert bin, esse ich lieber einen Riegel Schokolade oder gleich eine ganze Tafel, statt Medikamente einzunehmen.«

Trinken

Die kräuterkundige Autorin Susun Weeds empfiehlt eine Teemischung gegen Depressionen nach der Geburt. Himbeerblätter, Rosmarinblätter und Hopfenblüten (je 30 g) mit 15 g Süßholzwurzel gut vermischen. Davon für eine Tasse zwei Teelöffel mit kochendem Wasser übergießen. Die Tagesdosis von mindestens zwei Tassen sollten Sie über mehrere Wochen, bis zu zwei Monaten, zu sich nehmen.[3] Es ist auch nichts gegen ein Glas Sekt ab und zu einzuwenden, aber die vorübergehende euphorisierende Wirkung von Alkohol darf Sie nicht darüber hinwegtäuschen, dass Alkohol wichtige Stoffe, die für Ihren Stoffwechsel und Ihre gute Stimmung unentbehrlich sind, verbraucht. Depressionen können zu Alkoholismus führen; der löst aber keine Probleme, sondern erschwert Ihren Zustand. Zum Schamgefühl kommen Momente der Selbstverachtung hinzu, die Ihre Lage zusätzlich belasten. Sie sind dann jedoch nicht primär Alkoholikerin, sondern es ist die Krankheit PPD, die Sie dazu bringt.

Briefe schreiben

Eine Frau schrieb folgenden Brief:

Herr X,
vor fünf Monaten wurde unser Sohn geboren. Fünf Monate lang habe ich gehofft, die Kraft zu finden, um Ihnen das zu sagen, was ich am 18.5. nicht habe sagen können. Fünf Monate lang war es mir unmöglich, so sehr schmerzte es, mir die Ereignisse, die ein Fest hätten sein müssen, in Erinnerung zu bringen: die Geburt von A. Seitdem trage ich eine Verletzung in mir, die jedesmal, wenn ich an die Geburt denke, erneut schmerzt.
[Es folgt die Beschreibung der Entbindung, des zunehmenden Einsatzes von Techniken, die ohne Erklärung angewendet wurden, und des Mangels an menschlicher Wärme.]
Schließlich wurde A. geboren. Das Pressen war sehr anstrengend, aber nur in dieser Phase habe ich die Geburt aktiv erlebt. Zehn Minuten später zog ein Gewitter auf. Für mich war es so, als ob sich die Natur gemeinsam mit mir gegen Ihre Methoden aufbäumen würde. Aber das können Sie sicher nicht verstehen.
Jetzt kann ich Ihnen sagen, wie sehr ich Sie gehasst habe. Wie hätte es mir möglich sein können, mich auf die erste Begegnung mit dem ersehnten Kind innerlich vorzubereiten und loszulassen, während ich dabei von Ihnen so misshandelt wurde? Der Gedanke war da: »Nie wieder.« Wie sollte ich mich bei dem Hass, den Sie in mir geweckt haben, dem Liebesrendezvous mit meinem Kind nähern?

Seit fünf Monaten will ich Ihnen das mitteilen. Ich will hoffen, dass nie wieder eine Frau es nötig haben wird, Ihnen einen solchen Brief zu schreiben. Ich will aber auch hoffen, dass alle Frauen, die es für nötig halten, sich trotz allem dazu aufraffen werden. Ihre Praxis der Geburtshilfe führte dazu, dass es nur durch eine intensive geduldige Arbeit an meiner Trauer, meiner Depression und meinen Ängsten vielleicht eines Tages möglich sein wird, unserem Sohn ein Geschwisterchen zu schenken.

Kopie des Briefes an die Verwaltung der Klinik.

Das Schreiben eines Briefes kann eine therapeutische Wirkung haben. Die Wut oder die Traurigkeit, die Sie nicht herauslassen konnten, sind Ihnen im Weg. Diese Gefühle niederzuschreiben und – falls Sie möchten – den Brief denjenigen zu schicken, die Ihrer Meinung nach dafür verantwortlich sind, kann auch lange Monate später eine willkommene Entlastung und Befreiung bedeuten.

Eheberatung oder Therapie

Eine Psychotherapie könnte im schlechtesten Fall dazu dienen, die Frau genau an die Bedingungen anzupassen, gegen die sie mit ihrer Depression rebelliert. Wenn Sie und Ihr Partner gewillt sind, gemeinsam eine Beratung in Anspruch zu nehmen, kann diese aber auch helfen, die unbefriedigende Beziehung zu verbessern. Die Unzufriedenheit in der Beziehung ist vielfach als ein mitauslösender Faktor von PPD erkannt worden, kann aber auch die Folge von PPD sein. Diese Art von Beratung oder Therapie hat den Vorteil, dass sich die Frau dabei nicht mehr als allein verantwortlich für die Elternschaft und für ihre Krankheit versteht. Sie wird von der Last befreit, sie allein sei die »Patientin«. Bei den Sitzungen wird sie die Gelegenheit haben, ihre Vorwürfe und angestaute Trauer und ihren Ärger ihrem Partner gegenüber loszuwerden, so dass sie es nicht mehr nötig haben wird, diese gegen sich selbst oder gegen das Baby zu richten.

Betroffene Frauen versuchen im gesamten Bundesgebiet, Selbsthilfegruppen zur Bekämpfung der PPD zu gründen. Ähnliche Initiativen
wurden vor einiger Zeit in Großbritannien, Australien, USA und
Kanada gestartet und sind inzwischen miteinander vernetzt.[4] Die Frau-
en möchten die schwer erträgliche Anonymität der Betroffenen durch-
brechen helfen. Die Schweigepflicht der Ärzte verkompliziert die
Kontaktaufnahme der Frauen unter sich. Die ersten Schritte sind
unternommen worden, um eine offensivere Strategie zu entwickeln,
damit Kontaktadressen von Selbsthilfegruppen bekannt werden (siehe
Anhang). In vielen Fällen werden Telefonnummern von Frauen vermittelt, die selbst unter PPD gelitten haben. Sie sind die Expertinnen,
die Ihr Vertrauen verdienen. Sie sind diejenigen, die Ihnen via Telefon
die Hand reichen, wenn Sie die Vorstellung haben, dass Sie in einen
Sumpf absinken, die Ihnen »Halte dich fest« zurufen und Ihnen die
Kraft zu kämpfen geben werden, um dem Untergang zu entrinnen. Bei
akuten Krisen und Extremzuständen, aber auch im Vorfeld, können
diese Frauen als Beraterin angerufen werden.

Falls in Ihrer Nähe keine solche Gruppe existiert, können Sie im
Notfall die Telefonseelsorge anrufen. Rund um die Uhr, auch nachts
und am Wochenende wird jemand mit Ihnen sprechen, um die Krise
punktuell zu entschärfen. Es kann manchmal schon helfen, das Telefon
in die Hand zu nehmen und die Nummer zu wählen.

Diese genannten Maßnahmen helfen, die »seelische Verstopfung«
zu beseitigen. Sie machen den Weg frei für andere Emotionen, für
Freude und Ärger, für Wut und Glück. Sie helfen Ihnen dabei, zu Ihren
Gefühlen zu stehen. Indem Sie Initiative ergreifen, werden Sie wieder
fähig sein, etwas zu verspüren. Liebe oder Hass, Hauptsache, spüren
und wieder lebendig werden. Wenn nach einem vierwöchigen Selbst-
hilfeprogramm keine Besserung festgestellt werden kann, sollte eine
medikamentöse Behandlung in Betracht gezogen werden.

Unser Gehirn ist ein Teil unseres Körpers. Wenn wir uns ein Bein brechen, wird der Bruch versorgt, behandelt, ein Gips angelegt. Nach einer gewissen Zeit wird dieser entfernt und Krankengymnastik kann verschrieben werden. Bei der Depression ist unser Gehirn krank, es muss unter Umständen behandelt werden, manchmal auch mit Medikamenten. Viele Tabus wollen uns daran hindern, dabei ist es der Sitz unserer seelischen und mentalen Gesundheit. Weil in unserem Gehirn auch Gefühle, Gedanken und Vorstellungen entstehen, ist es verständlich, dass diese nicht gesund sein werden, solange das Gehirn nicht gesund ist. Vorurteile gegenüber Psychopharmaka können uns zusätzlich davon abhalten, diese chemische Hilfe anzunehmen. »High sein« sollte nicht auftreten; nur die richtige Dosierung gibt dem Gehirn die nötigen Substanzen, um wieder normal zu funktionieren. Auch Abhängigkeit wird gefürchtet. Bei einer guten Behandlung, die auch lange andauern kann, wird sich jedoch keine Abhängigkeit entwickeln. Die richtige Behandlung und eine individuell abgestimmte Dosierung werden Ihnen helfen, sich wieder als Sie selbst zu fühlen. Frauen berichten von verschiedenen Versuchen, unterschiedlichen Dosierungen, bis das für sie richtige Mittel gefunden wurde. Als Richtlinie gilt: Wenn nach zwei Wochen Anwendung keine deutliche Besserung bemerkbar ist, müssen Mittel und Dosierung neu überlegt werden.

Angesichts der vielfältigen Faktoren, die Mütter nach der Geburt in die Depression führen können, ist eine medikamentöse Behandlung allein sicher nicht befriedigend. Sie würde bedeuten, die Frauen funktionsfähig zu machen, ohne deren Not zu berücksichtigen. Es gibt keine wirklichen »Glückspillen«, aber es gibt Mittel, die Wunder wirken. Manchmal verschreiben Ärzte Antidepressiva, und diese können vorübergehend eine richtige Antwort sein; überprüfen Sie, ob diese Mittel in der Stillzeit eingenommen werden dürfen. Das Dilemma bleibt zwischen Abstillen und mentaler Gesundheit. Wenn die Verschreibung, die Sie erhalten haben, Sie nicht befriedigt, suchen Sie nach einer zweiten Meinung und nach Alternativen. Den guten Seiten von

Antidepressiva stehen schlechte gegenüber, die Sie möglicherweise als nicht erwünscht empfinden würden: herabgesetzte Wachsamkeit, Gedächtnisstörungen, Entspannung der Muskulatur, Verhaltensänderungen, Gewichtszunahme. Diese Nebenwirkungen könnten Ihre Trägheit vergrößern und Ihre Aktionshemmung begünstigen. Eine relativ frühe Behandlung kann den Schweregrad der Depression lindern helfen.

Lassen Sie zuerst einige Untersuchungen vornehmen, beispielsweise den Blutdruck messen. Niedriger Blutdruck führt zu Müdigkeit, Schwindelgefühlen, Ängsten und begünstigt unter Umständen Depressionen und Schreianfälle. Bevor Sie auf Medikamente zurückgreifen, können Sie Ihre tägliche Speisesalzaufnahme steigern und sich körperlich betätigen (spazieren gehen, tanzen).

Auch ein eventuell niedriges Schilddrüsenhormonniveau kann festgestellt werden. Nach einer Studie, die im Middlesex Hospital von William Hague durchgeführt wurde, haben sechs bis neun Prozent der Mütter, die an PPD leiden, einen solchen Mangel. In milden Fällen bessert sich dieser Zustand von selbst, in schweren Fällen könnte eine Behandlung erwogen werden.

Kaliummangel kann ebenfalls durch eine Blutuntersuchung erkannt werden. Erschöpfungszustände, die darauf zurückzuführen sind, lassen sich durch kaliumreiche Kost (reife Bananen, Tomaten, Orangensaft) oder Kaliumtabletten beheben.

Desgleichen können Eisenmangel und Anämie zu Erschöpfungszuständen führen.

Die Einnahme von Oralkontrazeptiva, »die Pille«, bedeutet für den Organismus eine erneute tiefgreifende hormonelle Umstellung. Falls Sie früher schon depressive Zustände mit der Pille in Zusammenhang gebracht haben, wäre es ratsam, vorläufig wenigstens eine andere Form der Verhütung zu wählen, falls überhaupt notwendig. Wäre es vielleicht denkbar, dass Ihr Partner Kondome benutzt?

Homöopathie und Bachblüten

Die Naturheilkunde bietet weitere Möglichkeiten, depressive Zustände zu lindern. Lassen Sie sich von einer Heilpraktikerin oder anderen erfahrenen Menschen beraten, es bedarf weder eines Arztes noch eines Rezepts. Diese Mittel sind als Kügelchen oder als Tropfen erhältlich, die regelmäßig über einen längeren Zeitraum hinweg eingenommen werden müssen. Die Wirkung dieser Heilmethoden lässt manchmal auf sich warten, sie haben aber dafür keine Nebenwirkungen und sind für das Stillbaby unbedenklich. In einer Apotheke können Sie nach homöopathischen Mitteln fragen, die gegen depressive Zustände helfen. Lösungen auf der Basis von Johanniskraut (das auch »Sonne von innen« genannt wird) und Mönchspfeffer gehören dazu.

Spurenelemente und Vitamine

Erhöhen Sie, ohne zu zögern, Ihre tägliche Aufnahme an Zink (Zinkpräparate im Reformhaus), Vitamin B6 (Bierhefe) und Vitamin C sowie Ihre Tagesdosis an mehrfach ungesättigten Fettsäuren (Olivenöl kalt gepresst, Fischöl- und Nachtkerzenölkapseln). Diese Spurenelemente und Vitamine sind grundlegend für einen gesunden Stoffwechsel und für die Herstellung einer gesunden Balance. Ein Gleichgewicht stellt sich jedoch nicht von heute auf morgen ein. Sie sollten vorerst die Aufnahme von tierischen Fetten und raffinierten Ölen vermeiden (Margarine, Pommes frites, Kekse usw. enthalten viele gesättigte Fettsäuren); sie sind dazu geeignet, die positiven Wirkungen auf Ihren Stoffwechsel zunichte zu machen.[5]

Vermeiden Sie die Ausschüttung von Cortisol! Was heißt das? Machen Sie sich eine entspanntere Haltung zum Leben zu Eigen. Zur Zeit brauchen Sie sich die schlechten Fernsehnachrichten nicht anzusehen. Unternehmen Sie etwas, entscheiden Sie. Vermeiden Sie Situationen, in denen Sie sich der Hilflosigkeit ausgeliefert fühlen. Auch auf die Gefahr hin, als Egoistin zu gelten, ist es für Sie jetzt nicht die richtige Zeit, sich um Kranke, Trauernde und andere Depressive zu kümmern. Jetzt nicht. Spätestens wenn Sie von Ihrer Krankheit geheilt sein werden, werden Sie diesen Aufgaben mit neuem Einfühlungsvermögen gewachsen sein. Cortisol verbraucht alle Ihre Reserven und bringt den labilen Stoffwechsel immer wieder ins Ungleichgewicht.

Lachen

Ein Gegengift! Das ist keine Provokation. Sie haben richtig gelesen. Schon in der Antike hat man die therapeutischen Eigenschaften des Lachens gekannt. Jeder König hatte seinen Narren. Heute kann man nachweisen, wie sich das Lachen auf die menschliche Physiologie und dadurch auf die Emotionen auswirkt. Lachen kann den ganzen Körper mit einbeziehen: alle Muskeln von Kopf bis Fuß, die Atmung, den Kreislauf, den Blutdruck, alle Organe. Biochemische Prozesse bremsen die Ausschüttung von Stresshormonen wie Cortisol und Adrenalin, dafür werden glücksbringende und schmerzlindernde Hormone produziert. Ein paar Sekunden lang lachen lässt Sie locker und entspannt werden. Lachtherapie ist vielfach gegen Depressionen angewandt worden.

Lachen geht einher mit dem Loslassen von Kontrolle. Wann haben Sie das letzte Mal gelacht? So wie die Tränen, die nicht geweint worden sind, verhärtet das Lachen, das nicht herausplatzen konnte, Seele und Körper. Um das Lachen in unserem Körper neu zu beleben, brauchen wir Auslöser. Lachen ist ansteckend. Suchen Sie die Gesellschaft humorvoller Menschen, lassen Sie sich Witze erzählen, schauen Sie mit anderen ein Video mit humorvollem Inhalt an. Politiker haben oft die Eigenschaft, Komik und Absurdität zu vereinen. Sie könnte interpretiert werden als ihr höchst notwendiger Beitrag zur öffentlichen Gesundheit, nachdem sie die Gesundheitsreform mit all ihren Nachteilen für junge Familien durchgesetzt haben.

Diese Vorschläge werden Sie mit Ernst zurückweisen! Wollen Sie länger darüber nachdenken? Lachen bringt die Lebensenergie zurück, und wenn es Ihnen heldenhaft erscheint, jetzt zu lachen, dann ist es vielleicht das einzige Mal, wo es sich wirklich lohnt, eine Heldentat zu vollbringen. Brechen Sie in Lachen aus, um aus der Depression auszubrechen! Der Kloß im Hals, das Stechen im Herzen, der Knoten im Magen werden sich lösen.

Kreativ sein

Haben Sie schon einmal daran gedacht, Ihre Gefühle künstlerisch auszudrücken? Negative Regungen wirken sich weniger schädlich aus, wenn schöpferische Kräfte mobilisiert werden, um sie an die Oberfläche kommen zu lassen. Die Kreativität entspringt der Quelle der Emotionen, und daraus können Erneuerung und Veränderungen fließen. »Ein Bild entsteht in mir«, erzählte mir eine Frau. Eine andere hatte angefangen, mit Ton zu experimentieren. »Werde ich je wieder malen können, fehlt mir nur die Zeit, oder bin ich jetzt unfähig geworden?« Die blauen Flecken an Körper und Seele suchen ihren Platz auf dem Papier oder der Leinwand. Großes Leid ist von der Kunst nicht wegzudenken. Die Mühen, die für die Anpassung notwendig sind, führen oft zu schöpferischen Tätigkeiten. Ob Dichterin, Malerin, Komponistin, Bildhauerin, viele haben die Höhen ihrer Kunst erreicht, als sie Schmerzvolles durchlebten.

Der bedingungslosen Liebe auf der Spur

In jeder von uns schlummert ein kleiner Buddha, ein kleiner Gott, der sich in der Stille offenbaren wird. Das Alleinsein (mit dem Baby) birgt dieses geheimnisvolle Potential in sich.

Alleinsein in der Natur mit dem Kind und sich als Teil des Ganzen erfahren: »Schwester Sonne und Mutter Erde und ich, Mutter meines Kindes – wie so viele Mütter vor mir und heute, die die Gesten der Liebe, der Zärtlichkeit erfinden, die Tag für Tag das junge Leben pflegen, heilen und tragen und manchmal flehend die Hände hoch strecken.«

Allein mit dem Kind ein Danklied erfinden, das Ihnen vielleicht noch nicht über die Lippen kommen will, aber umso mehr Ihr Herz öffnet.

»... und der Orgelklang, und die Kinderstimmen im Chor tönten so herrlich. Der klare Sonnenschein strömte so warm durch die Fenster in den Kirchenstuhl hinein, wo Karen saß; ihr Herz wurde so voll von Sonnenschein, von Friede und Freude, dass es brach; ihre Seele flog auf Sonnenstrahlen zu Gott, und da war niemand, der nach den roten Schuhen fragte«, schrieb Hans Christian Andersen in dem Märchen *Die roten Schuhe*. Wir wissen, dass im Märchen der Tod eines guten Menschen nie sein Ende bedeutet, sondern immer als notwendiger Übergang zur nächsten Etappe verstanden wird.

Allein mit dem Kind einen Ort der Stille besuchen, vielleicht eine Kirche betreten, wenn gerade der Organist übt. Sie brauchen nicht zu denken, sondern nur zu spüren ... Die Offenbarung der Liebe geschieht oft in der Abgeschiedenheit, wenn wir am wenigsten damit rechnen.

Sie, Mutter, gehören der Verschwörung an, die im Verborgenen den Einlass der nächsten Generationen zum Fest des Lebens vorbereitet. Bedingungslose Liebe schenkt Vertrauen, schützt aber nicht vor Herausforderungen.

> Dann wird die junge Frau sich erfreuen am Tanz
> Und jung und alt wird fröhlich sein zusammen.
> Und Trauer wird verwandeln sich in Freud
> Denn ich will trösten sie im Leid
> Und sie soll'n sich freuen nach ihren Sorgen.
>
> *Jüdisches Lied nach einem Psalm*

Anhang

Neigen Frauen, die im Geburtshaus gebären, seltener dazu, an PPD zu erkranken?

Ergebnisse einer Umfrage

Ziel:

Als ich anfing, mich mit dem Thema dieses Buches zu beschäftigen, war das Geburtshaus in Frankfurt gerade seit einem Jahr in Betrieb. Ich nahm mir vor zu untersuchen, ob Frauen, die in diesem Geburtshaus gebären, weniger dazu neigen, an PPD zu erkranken, als Frauen, die in einer Klinik gebären.

Untersuchungsmethode, Aufbau und Durchführung:

Mittels eines selbst entworfenen an J.L. Cox angelehnten Fragebogens wurde der postpartale emotionale Zustand der Frauen, die sich ursprünglich für eine Geburt im Geburtshaus entschieden hatten, abgefragt. Alle 120 Frauen, die bis zum 31.1.94 geboren hatten, wurden vom Hebammenteam angeschrieben. Diesem Brief lag eine Anfrage mit Erklärungen bezüglich meines Projekts bei. Die Frauen, die sich auf Grund dieser Anfrage bei mir meldeten, erhielten den Fragebogen zugeschickt.

Dieses Verfahren wurde aus Datenschutzgründen angewandt. Dadurch entstand eine selbstgewählte Gruppe, in der bereits eine gewisse Selektion stattgefunden hatte. Allgemeingültige Schlussfolgerungen lassen sich aus einer solchen Gruppe nicht ziehen, dennoch verdienen die Ergebnisse, genauer betrachtet zu werden.

Zusammenstellung der Studiengruppe:

Auf 120 Anfragen meldeten sich 80 Frauen, die dazu bereit waren, den Fragebogen auszufüllen – bis zum Zeitpunkt der Auswertung kamen 65 zurück. Schließlich konnten 50 Fragebögen verwendet werden. Diese wurden in der Zeitspanne zwischen dem dritten und sechsten Lebensmonat des Kindes ausgefüllt. Den später eingereichten Bögen konnte nicht mehr Rechnung getragen werden.

Schlussfolgerung:

Die Frauen, die eine Geburtshausgeburt im ersten Betriebsjahr des Geburtshauses Frankfurt gewählt hatten, erkrankten deutlich weniger an PPD als Frauen im Allgemeinen.

Die steigende Anzahl der Geburtshäuser in Deutschland kann als ein Hinweis auf die Bewusstseinsveränderungen in der Geburtsszene betrachtet werden. Frauen, die sich für diese noch neue Option entscheiden, müssen bestimmte Kriterien erfüllen. Diese Kriterien wurden vom Hebammenteam ausgearbeitet. Das Europäische Netzwerk zur Förderung der Idee der Geburtshäuser in Europa e.V. hat sich der Erfahrung des Geburtshäuser-Netzwerks in den USA (NACC) bedient und den hiesigen Verhältnissen angepasst.

Die Ausgangshypothese war, dass Frauen, die sich für eine Geburtshausgeburt entscheiden, weniger dazu neigen, unter PPD zu leiden.

Das Durchschnittsalter der befragten Frauen bei der Geburt war 30,4 Jahre. Von den 50 Teilnehmerinnen waren fünf Frauen Zweitgebärende. Bis auf eine betrachteten alle Frauen Ihre Partnerbeziehung während der Schwangerschaft und zum Zeitpunkt der Geburt als positiv. 37 Frauen hatten Geburtsvorbereitungskurse für Paare besucht und fünf besuchten Frauenkurse. Bis auf vier Mütter hatten alle schon einmal ein neugeborenes Baby versorgt.

Alle Frauen waren zur Geburt ins Geburtshaus gekommen. Vier von ihnen wurden während der Geburtsarbeit ins Krankenhaus verlegt (zwei davon erhielten eine PDA); eine Frau blieb sieben Tage, eine andere 15 Tage stationär (bis zur Entlassung ihres Kindes), zwei haben ambulant entbunden. Bei 14 Frauen blieb der Damm unverletzt, bei 21 wurden ein paar Stiche notwendig, bei den anderen wurden ein Dammschnitt und eine Dammnaht vorgenommen.

Als Begleitperson wird der Vater des Kindes 49-mal genannt, eine Freundin und eine Schwester jeweils einmal zusätzlich. Die Frau ohne Partner hatte ihre Mutter gewählt. Alle Geburten im Geburtshaus verliefen ohne Hinzuziehung einer Ärztin, so dass zusätzlich zu den auserwählten Personen zwei Hebammen anwesend waren.

Bewegungsfreiheit und freie Wahl der Geburtsposition waren bei allen Frauen, die nicht ins Krankenhaus verlegt wurden, gegeben. Dauer-CTG bei der Austreibung wurde fünfmal im Geburtshaus angewandt, aber stets im Krankenhaus. Keine Frau im Geburtshaus erhielt medikamentöse Schmerzmittel.

49 Frauen konnten unmittelbar nach der Geburt mit ihrem Kind Kontakt aufnehmen. Die Dauer des Zusammenseins wird in 45 Fällen mit den Worten »Wir blieben so lange zusammen, wie wir wollten« beschrieben.

Das erste Anlegen geschah in 45 Fällen spontan, »sobald das Baby wollte«, wobei eine Zeitangabe in Minuten nach der Geburt den Frauen schwerfiel. Die Frauen aber, die ihr Kind nicht auf diese Weise anlegen konnten, erinnern sich genau an die Zeitspanne (1 Tag, 2 Tage, 12 Stunden, 2 Stunden, 1 Stunde). Vier Babys wurden zwischen Geburt und sechsten Lebenstag in die Kinderklinik verlegt (vorbeugende Maßnahme, Infektion, Gelbsucht). Alle Mütter stillten weiter.

Die Frauen konnten ihr Gefühl bezüglich der Geburt auf einer angegebenen Liste ankreuzen, wobei Mehrbenennungen möglich waren. Die Frauen des Geburtshauses kreuzten folgende Angaben an: Ich bin stark, stolz, zufrieden und hilfebedürftig. Eine beschrieb die Geburt als »Horrortrip«. Bei den vier Frauen, die verlegt wurden, wurde für die Krankenhauszeit dreimal »entmündigt, ausgeliefert« und jeweils einmal »vergewaltigt, ohnmächtig, enttäuscht und unfähig« genannt.

Die PPD-Selbsteinschätzung auf einer Skala von 1 (gutes Befinden) bis 10 (schlechtes Befinden) für die erste Woche nach der Geburt (s.a. S. 193ff.) ergab einen Durchschnitt von 2,7 Punkten für die Frauen, die weder ins Krankenhaus eingeliefert wurden, noch deren Kind verlegt wurde. Zwei Frauen trugen auf Grund von Ereignissen, die nichts mit der Geburt zu tun hatten (schwere Erkrankung einer geliebten Person [5 Punkte], psychotherapeutische Behandlung schon längere Zeit vor der Geburt [8 Punkte]) höhere Punktzahlen ein, bei einer anderen bewirkte eine Brustentzündung eine höhere Punktzahl (9).

Bei den Frauen, die selbst oder deren Kind im Krankenhaus gewesen sind, ergab sich ein Durchschnitt von 4,4 Punkten für die erste Woche.

30 Mütter gaben an, im ersten Monat nach der Geburt unter Müdigkeit und Erschöpfung gelitten zu haben, wobei dazu noch 32-mal Besorgnis und erhöhte Wachsamkeit und 28-mal oberflächlicher Schlaf genannt wurden. Dagegen wurde Schlaflosigkeit nur einmal genannt.

Von 50 Frauen fanden 28 im ersten Monat nicht genug Zeit zum Essen. 33 Mütter konnten vor Rührung weinen, was sich von Weinkrämpfen unterscheidet (dreimal genannt). »Das Kind nervt mich manchmal« kreuzten 35 Frauen an, 28 hatten das Gefühl, unentbehrlich zu sein, zwei fühlten sich inkompetent und hilflos.

28 Frauen gaben an, genug Hilfe in der ersten Woche erhalten zu haben, etwas weniger als die Hälfte hat sich mehr Unterstützung praktischer und emotionaler Natur gewünscht, und das am häufigsten vom Vater des Kindes,

von der eigenen Mutter, der Hebamme, von Verwandten, von Freundinnen. Was ihnen am meisten gefehlt hat, lässt sich in zwei Kategorien einteilen:

1. Entspannung, Gelassenheit, körperliche Stärke und Selbstvertrauen als Anspruch an sich selbst;

2. Zuneigung, Einfühlungsvermögen, emotionale Unterstützung, Anteilnahme, Verständnis, Hilfe im Haushalt seitens des Partners, und das länger als nur eine Woche nach der Geburt.

Die PPD-Selbsteinschätzung der Frauen auf einer Skala von 1 bis 10 für den ersten Monat nach der Geburt ergab einen Durchschnitt von 2,7 mit oder ohne Berücksichtigung des Geburtsortes.

Im Laufe des ersten Monats besuchten drei Frauen eine Stillgruppe. Nach dem ersten Monat besuchte die Hälfte der Frauen Gruppen verschiedener Art (Rückbildung/Neufindung, Stillgruppe, Babymassage, PEKiP, Gymnastik). Von den neun Frauen, die keine Gruppe besuchten, sind zwei mehrgebärende dabei. Fünf Frauen litten zeitweise unter Isolation (zwei hatten keine Gruppe besucht).

Für die Zeitspanne vom zweiten bis sechsten Monat beträgt der PPD-Selbsteinschätzungsdurchschnitt 3 Punkte. Auf die Frage: »Konntest du in dieser Zeit Begeisterung, Freude, positive Lebensgefühle empfinden?« antworteten alle mit Ja.

Zum Zeitpunkt der Umfrage hatten alle Frauen bis auf eine Ausnahme (drei Wochen Stillzeit) wenigstens drei Monate lang gestillt, mit sechs Monaten wurden noch 32 Babys gestillt. 27 Mütter gaben an, beim Stillen Lust und Wonne verspürt zu haben, zehn verneinten diese Frage.

Fünf Frauen nahmen drei Wochen nach der Geburt den Geschlechtsverkehr auf, eine davon hätte gern länger gewartet, bei zehn Frauen fand die Wiederaufnahme des Geschlechtsverkehrs zwischen der vierten und sechsten Woche statt, zwei davon hätten lieber länger gewartet. Bei zwölf Frauen betrug die Zeitspanne mehr als sieben und bis zu zwölf Wochen (eine Frau hätte lieber nicht so lange gewartet). Sechs Frauen hatten auch nach sechs Monaten noch keinen Geschlechtsverkehr.

Die Verhütungsfrage war für sechs Frauen ein Problem. Die Pille nahm eine Frau. Zwölf gaben an, im Bereich Partnerschaft, Zärtlichkeit und Sex starke Konflikte gehabt zu haben. Eine Frau betonte, dass ihr Partner mit Sex Probleme hatte. Eine Frau trennte sich von ihrem Partner in dieser Zeit.

Die Frauen, die in diesem Bereich Probleme hatten, stillten alle länger als sechs Monate, bis auf eine, die nach drei Wochen abgestillt hatte.

In zwölf Fällen wurden die Wohnverhältnisse als problematisch empfunden. Die Abhängigkeit und die finanzielle Situation bezeichneten neun Frauen als belastend. Neun Mütter stellten fest, dass ihr Erinnerungsvermögen herabgesetzt war; diese Frauen stillten länger als sechs Monate.

Alle Frauen möchten über mehr Zeit verfügen, zuallererst, um ausschlafen zu können, dann, um eigenen Aktivitäten und Hobbys nachzugehen.

Trotz des Psychoterrors der Nachbarn litt eine Frau nicht unter Depression. Ein gutes Gespräch mit der Hebamme, die Klärung der Situation durch den Ehemann mit einer Psychologin und einem Rechtsanwalt waren ausreichend.

Sechs Frauen haben die Frage bejaht: »Hast du den Verdacht, an Depressionen gelitten zu haben?« Weil es so wenige sind, möchte ich die einzelnen Fälle kurz beschreiben:

Frau A fühlte sich in den ersten vier Wochen depressiv, Hilfe bekam sie durch Kontakte in der Rückbildungsgruppe und durch die Entlastung durch ihren Mann.

Frau B trauerte eher darüber, dass alles so schnell vorüberging (bei den drei PPD-Selbsteinschätzungen hatte sie sich mit 1 bewertet!). Sie stillte drei Wochen lang und wünschte sich ihre Familie um sich (Ausländerin).

Frau C leidet unter Winterdepression, im fünften und sechsten Monat (November und Dezember) nach der Geburt war sie depressiv. Frau C ist seit längerer Zeit in therapeutischer Behandllung. Sie stillte in dieser Zeit weiter. Hilfe erfuhr sie durch ihren Mann, ihre Therapeutin und ihre Freundinnen.

Frau D hat »kurz« unter Depressionen gelitten. Sie ist schon länger in therapeutischer Behandlung. Hilfe erfuhr sie durch ihre Therapeutin. Sie stillte länger als sechs Monate.

Frau E gab an, sechs Wochen lang unter Depressionen gelitten zu haben. Sie besuchte keine Gruppe, und die Isolation belastete sie zusätzlich zu der Finanz- und Wohnungssituation. Sie gab an, dass ihr Mann und ihr Kind ihr aus der Depression geholfen haben.

Frau F ist die einzige, die nach der Geburt als depressiv bezeichnet werden kann. Die lange Erkrankung einer geliebten Person und deren Tod im sechsten Monat nach der Geburt belasteten sie sehr. Ein starkes Schuldgefühl plagte sie noch drei Jahre nach der Geburt des ersten Kindes. Das schlechte Gewissen, dieses Kind unter so »schrecklichen« Umständen in einer Klinik geboren zu haben, wurde nach der »idealen Geburt im Geburtshaus« nochmals deutlicher. Eine wirkliche Besserung war im sechsten Monat, als sie abstillte, noch nicht absehbar. Sie half sich selbst, und ihr Mann unterstützte sie dabei.

Charta der Rechte der Wöchnerin

Das Europäische Parlament,

A. in der Erwägung, dass der Geburt in den meisten Fällen durch Rückgriff auf unnötige medizinische Maßnahmen Spontaneität und Natürlichkeit genommen wurde;

B. in der Erwägung, dass die traditionelle Medizin bisher nicht immer in der Lage war, sich mit der Geburt als natürlichem physiologischem Vorgang zu befassen;

C. in der Erwägung, dass durch diese verfälschte Betrachtungsweise der Geburt Betreuungsmodelle entwickelt wurden, die zwar den Erfordernissen der medizinischen Organisation, aber nicht immer denen von Mutter und Kind entsprechen;

D. in dem Bewusstsein, dass die derzeitige Struktur des Gesundheitswesens in vielen Fällen die Komplikation von Geburt und Geburtswehen und dadurch die vermehrte Notwendigkeit ärztlicher Hilfe zur Folge hat;

E. in Kenntnis der Tatsache, dass infolgedessen den Frauen häufig die Möglichkeit genommen wird, den Geburtsvorgang und die Begegnung mit dem Kind aktiv mitzuerleben;

1. fordert, dass jede Geburt – vom Beginn der Schwangerschaft bis zur Geburt – von einer *Charta der Rechte der Wöchnerin* geschützt wird;

2. fordert schließlich, dass die Kommission unverzüglich einen Vorschlag in diesem Sinne vorlegt, in dem folgendes vorgesehen ist:

a) die Erstellung eines obstetrischen Berichts mit den Schwangerschaftsdaten, der der Frau und den Geburtshelfern, die sie während und nach der Geburt betreuen, zur Verfügung steht;

b) die Teilnahme an Kursen zur Geburtsvorbereitung zusammen mit dem Partner, um den Verlauf der Schwangerschaft und der Geburt in seinen physischen und psychischen Aspekten sowie die gebräuchlichen Geburtstechniken und -methoden kennenzulernen;

c) die Aufnahme von Klauseln – im Rahmen der gewerkschaftlichen Vereinbarungen –, durch die ermöglicht wird, dass die Frauen und ihre Partner während der Arbeitszeit an solchen Kursen teilnehmen können;

d) die Wahl des Ortes (zu Hause, im Krankenhaus), der Art und Weise (Position) des Geburtsablaufs und der Art der Säuglingsernährung;

e) eine Betreuung zu Hause im Falle einer Hausgeburt;

f) die Möglichkeit, zum gegebenen Zeitpunkt zu gebären, d.h. ohne dass die Wehen beschleunigt oder verzögert werden, und folglich auch außerhalb der Arbeitszeiten des Personals, am Sonntag, nachts und während der Feiertage;

g) die Anwesenheit einer von der Gebärenden bestimmten Person und möglichst des Partners während der Wehen und der Geburt;

h) die Möglichkeit, über Therapien und durchgeführte Behandlungen sowie über die Risiken möglicher alternativer Therapien konsultiert zu werden;

i) die Möglichkeit, dass die Mutter – während des gesamten Klinikaufenthalts – das Neugeborene bei sich hat und es entsprechend seinen Bedürfnissen und nicht entsprechend dem Zeitplan der Krankenhäuser ernähren kann;

j) die Möglichkeit, dass der Vater und/oder andere Familienangehörige die Wöchnerin und das Neugeborene jederzeit sehen können;

3. fordert ferner, dass die zuständigen medizinischen Einrichtungen:

a) Kenntnisse über die Praktiken der Hausgeburt fördern und verbreiten;

b) die Betreuungsniveaus überprüfen und den Wöchnerinnen eine individuelle und angemessene medizinische Behandlung garantieren;

c) das Personal im Hinblick auf die Möglichkeit der Hausgeburt oder entsprechend der von den derzeitigen medizinischen Strukturen nicht vorgesehenen Praktiken fortbilden und neu einsetzen;

d) während des Krankenhausaufenthalts Treffen zwischen den Wöchnerinnen und den Geburtshelfern fördern, bei denen über Fragen der Säuglingsernährung, der Säuglingspflege, der Wochenbetthygiene und der Verhütung informiert wird;

e) ggf. durch Umstrukturierung die Einrichtung von Säuglingskrankenstationen angrenzend an die Entbindungsstationen und Gemeinschaftsräume für die Aktivitäten gemäß Punkt 2b und 3d einrichten;

f) regelmäßig Daten über die Erkrankungs- und Sterblichkeitsraten von Säuglingen und Wöchnerinnen, über die Geburtsmethoden, über die Verwendung von Medikamenten während der Wehen und ferner statistische Angaben über die betreuten Personen zur Verfügung stellen;

4. beauftragt seinen Präsidenten, diese Entschließung den Regierungen der Mitgliedstaaten, der UNICEF und der WHO zu übermitteln und sie aufzufordern, sie an die zuständigen Gesundheitsverbände und -einrichtungen zu verteilen.

Das babyfreundliche Krankenhaus

Zehn Schritte zum erfolgreichen Stillen
(UNICEF/WHO)

Alle Einrichtungen, in denen Entbindungen stattfinden und Neugeborene betreut werden, sollten folgende zehn Anforderungen erfüllen:

1. Schriftliche Richtlinien zur Stillförderung haben, die dem gesamten Pflegepersonal in regelmäßigen Abständen nahegebracht werden.
2. Das gesamte Mitarbeiter-Team in Theorie und Praxis so schulen, dass es diese Richtlinien zur Stillförderung mit Leben erfüllen kann.
3. Alle schwangeren Frauen über die Vorteile und die Praxis des Stillens informieren.
4. Müttern ermöglichen, ihr Kind innerhalb der ersten halben Stunde nach der Geburt anzulegen.
5. Den Müttern das korrekte Anlegen zeigen und ihnen erklären, wie sie ihre Milchproduktion aufrechterhalten können, auch im Falle einer Trennung von ihrem Kind.
6. Neugeborenen Kindern weder Flüssigkeiten noch sonstige Nahrung zusätzlich zur Muttermilch geben, wenn es nicht aus gesundheitlichen Gründen angezeigt scheint.
7. »Rooming-in« praktizieren – Mutter und Kind erlauben zusammenzubleiben – 24 Stunden am Tag.
8. Zum Stillen nach Bedarf ermuntern.
9. Gestillten Säuglingen keinen Gummisauger oder Schnuller geben.
10. Die Entstehung von Stillgruppen fördern und Mütter bei der Entlassung aus der Klinik oder Entbindungseinrichtung mit diesen Gruppen in Kontakt bringen.

Dies ist die von der WHO in Kopenhagen offiziell anerkannte Übersetzung.

»Bedarfsgerechte Technologie nach der Geburt«

Auszüge aus einem Kurzbericht zum Symposium der WHO in Triest, 7.-11. Oktober 1986

(...) Es gibt bestimmte grundlegende Rechte in Bezug auf die Konzepte und Ansätze in der Schwangerschaftsnachsorge. Dazu gehören beispielsweise das Recht auf: a) freie Wahl des Entbindungsortes und des primären Geburtshelfers, b) Erhaltung der körperlichen Unversehrtheit und Wahrung der Privatsphäre von Mutter und Kind, c) Respektierung der Geburt als ganz individuelle, sexuelle und familiäre Erfahrung, d) Wärme, Ernährung und Unterkunft, speziell während des ersten Monats nach der Geburt, e) Sicherung einer angemessenen finanziellen Unterstützung für die Betreuung der Familie, f) angemessene Gesundheitsversorgung nach der Geburt und g) Schutz des Kindes vor Misshandlung und Vernachlässigung. (...)

Mutterschaft ist ein einschneidendes Lebensereignis. Die Familie und ihr stützendes Netz von Verwandten und Freunden müssen die Veränderungen nach der Geburt verstehen und darauf vorbereitet sein. (...)

7. Was menschliche Ressourcen anbelangt, so sind die Mütter primär und kontinuierlich in der Position, wesentlich zur optimalen Entwicklung des Säuglings beizutragen. Sie müssen allgemeine und spezielle praktische Unterstützung erhalten, damit sie ihrer maßgeblichen Rolle gerecht werden können.

8. Jede berufstätige Frau sollte vor und nach der Entbindung einen bezahlten Mutterschaftsurlaub von angemessener Dauer erhalten. Die Sozialversicherungssysteme sollten Frauen nicht wegen ihrer Mutterschaft finanziell benachteiligen. Auch in Bezug auf die nicht mit einer Erwerbstätigkeit zusammenhängenden Arbeiten sollten Frauen nach der Geburt eines Kindes entlastet werden, und es sollten Haushaltshilfen zur Verfügung stehen. Nach der Geburt eines Kindes sollte der Vater bezahlten Urlaub erhalten, um die Beziehung zu dem Baby zu intensivieren und um die Mutter unterstützen zu können.

9. Selbsthilfegruppen sollten gefördert und von der Gemeinde finanziert werden, um es Eltern zu ermöglichen, ihren Verpflichtungen zur Säuglingsbetreuung nachzukommen. (...) So bieten (...) Aktionsgruppen (...) eine wertvolle Möglichkeit zum Informationsaustausch und für Hilfeleistungen unter Frauen. (...)

13. Alle Eltern und Neugeborenen haben das Recht, vom Zeitpunkt der Geburt an in engem Kontakt zu sein. Auf jeden Fall sollte ein enger Kontakt zwischen der Mutter und dem Säugling gefördert werden, das gilt auch für die Zeit nach einer Kaiserschnittgeburt oder nach einem sonstigen medizinischen Eingriff bei der Frau oder dem Neugeborenen. Die Frauen und Babys sollten nicht getrennt werden und sollten, so oft die Mutter dies wünscht, zusammen sein können. (...)

16. Iatrogene Schädigungen (Gesundheitsschäden bei der Frau oder dem Säugling durch diagnostische oder therapeutische Maßnahmen) sollten vermieden werden. (...)

19. (...) Im Idealfall wäre es so, dass Personen, die bei der Geburt und der anschließenden Betreuung (...) mitgewirkt haben, den ersten häuslichen Kontakt mit der Mutter und der Familie herstellen, um sich über deren Wohlbefinden zu informieren (...) Leistungserbringer im Rahmen der häuslichen Krankenpflege sollten die Gesundheitsvorsorge für Mutter und Baby verbessern. (...)

34. (...) Für jeden nicht gesunden Säugling müssen auch Transportmöglichkeiten zur Verfügung stehen (...) Wenn die Mutter dies wünscht, sollte sie ihr Baby begleiten können. (...)

41. Zwei Forschungsbereiche, denen Priorität beigemessen werden sollte, sind: 1. Fetuswachstum und Retardierung sowie Verhinderung eines niedrigen Geburtsgewichts und 2. Gesundheitsprobleme bei Frauen in der postnatalen Periode einschließlich Depressionszustände nach der Geburt. (...)

48. In Gesellschaften, in denen Jugendliche wenig Gelegenheit haben, etwas über die Geburt von Kindern, Säuglingspflege und die Verantwortung im Zusammenhang mit Elternschaft zu lernen, ist Aufklärung vonnöten, um sie auf diese Erfahrung vorzubereiten.

49. Auf breiter Basis sollten an Eltern, Schulkinder, Lehrer, Angehörige von Gesundheitsberufen sowie Politiker genaue, klare attraktiv präsentierte, qualitativ hochstehende und widerspruchsfreie Informationen über die postnatale Periode verbreitet werden. (...)

ICP/MCH 116 (S), 7106V (Original: englisch)

Bezugsadresse: WHO, Regional Office for Europe, Scherfigsvej 8, DK-2100 Copenhagen

Anmerkungen

1 Die Gummi-Mutter

1 Carlsen, B. et al., »Evidence of decreasing quality of semen during the past 50 years«, New Eng., *Med. Editional*, 332, 281-852, 1995.
2 Gélis J., *Die Geburt. Volksglaube, Rituale und Praktiken von 1500-1900*, Diederichs 1989.
3 ebd.
4 Fisher, J.A., *Die Medizin von morgen. Krankheiten werden heilbar. Ein Report*, Heyne 1993.
5 Haig, D., »Genetic conflicts in human pregnancy«, *Quarterly Review of Biology*, 68, 495-532, 1993.
6 Morgan, E., *The Descent of the Child. Human evolution from a new perspective*, Souvenir Press Ltd., 1994.
7 Cox, J.L. et al., »Prospective study of the psychiatric disorders of Childbirth«, *British Journal of Psychiatry*, 140, 111-117, 1982.
8 Oakley, A./Chamberlain, G., »Medical and social Factrors in postpartum depression«, *Journal of obstetrics and gynaecology*, 1, 182-187, 1981.
9 Alder, E.M./Cox, J.L., »Breastfeeding and post-natal depression«, *Journal of psychosomatic research*, 27(2), 134-139, 1983.
10 Marks, J., »Maternal Depression – who is at risk?«, *Health visitor*, 53, 7-9, 1980.

2 Ich bin kein Muttertier

1 Jordan, W., *Wenn Möwen auseinandergehen oder: Benehmen wir uns wie Tiere? Die menschliche Natur aus ungewöhnlicher Perspektive*, Kabel 1993.
2 Odent, M., *Von Geburt an gesund. Was wir tun können, um lebenslange Gesundheit zu fördern*, Kösel 1989.
3 Mütter gegen Atomkraft e.V., Frohschammerstr. 14, 80807 München

3 Die Geburt der Mutter

1 Schindele, E., *Gläserne Gebärmütter*, Fischer 1990.
2 Berkowitz, R.L., »Should every pregnant women undergo Ultrasonography?«, New Eng., *Med. Editorial*, 329, 821-827, 1993.
3 *Postnatal Depression*, a review, EUR/ICP/MCH 128, WHO Regional office for Europe, Copenhagen 1991.
4 Lier, L./Houd, S. et al., »Depressed Mood on the Weeks following Childbirth«, in: WHO Bericht *Postnatal Depression*, 1991.
5 Haselbacher, G., *Der Frauenarzt*, 33, 78-82, 1992.
6 Mills, G.H., *Anaesthesia*, 49, 249-250, 1994.
7 WHO, Gemeinsame interregionale Konferenz über bedarfsgerechte Geburtstechnologie, April 1985.
8 Notzon, F.C., »International differences in the use of obstetric interventions«, *JAMA*, 24, 3286-3291, 1990.
9 Lagercrantz, H./Slotkin, T.A., »Der Stress der Geburt«, übersetzt in: *Spektrum der Wissenschaft*, 96-104, Juni 1986.
10 Garel et al., »Psychological consequences of ceaserean childbirth in primiparas«, *Psychosomatic Obstetrics Gynaecology*, 6, 197-209, 1987.
11 Raine, A., Vortrag auf der Konferenz der American Association for the Advancement of Science, 1994.
12 *Tu bebe*, 93, August 1995.
13 Haig, D., »Genetic conflicts in human pregnancy«, *Quarterly Review of Biology*, 68, 495-532, 1993.
14 Harris, B./Lovett, L. et al., »Maternity blues and major endocrine changes: Cardiff puerperal mood and hormone study II«, *BMJ*, 308, April 1994.
15 Dix, C., *Depressionen nach der Geburt*, Rowohlt 1991.
16 Dalton, K., »Progesterone Prophylaxis for Postnatal Depression«, *Prenatal and Perinatal Psychology and Medicine*, 7, 447-450, 1995.
17 Harris, B./Lovett, L. et al., a.a.O.
18 Newton, N., Vortrag auf dem Kongress für Gynäkologie und Geburtshilfe, Amsterdam 1987.

4 Die mütterlichen Liebeshormone

1 Carmichael, M.S./Humber, R. et al.,»Plasma oxytocin increase in the human sexual response«, *Clin. Endocrinol. Metab.*, 64, 27, 1978.

2 Odent, M.,»Preventing Violence or Developing the Capacity to Love«, *Primal Health Research*, Newsletter 2, 1995.

3 Pert, E.B./Snyder, S.H.,»Opiate receptor: a demonstration in nervous tissue«, *Science*, 179, 1011-1014, 1973.

4 Jacobson, B.,»Opiate addiction in adult offspring through possible imprinting after obstetric treatment«, *BMJ*, 301, 1067-1070, 1990.

5 Krebhiel, D./Poindron, P. et al.,»Peridural aneasthesia distrubs maternal behavior in primiparous and multiparous ewes«, *Physiology and Behavior*, 40, 463-472, 1987.

6 Goubelly, C.A., *Connaissances nécessaires sur la grossesse, sur les maladies laiteuses et sur la cessation*, Paris 1785.

7 Kitzinger, S., *Frauen als Mütter. Mutterschaft in verschiedenen Kulturen*, Kösel 1980.

8 Howson, C.P./Fineber, H.V.,»Adverse events following pertusis and rubella vaccines«, *JAMA*, 267, 392-396, 1992.

9 Odent, M./Culpin, E./Kimmel, T.,»Pertusis vaccination and asthma: Is there a link?«, *JAMA*, 272, 592-593, 1994, und »Atopic eczema«, *Lancet*, 334, 140, 1994.

10 Newton, N.,»The Fetus Ejection Reflex Revisted«, *Birth*, 14, 106-108, 1987 und Odent, M.,»The Fetus Ejection Reflex«, *Birth*, 14, 104-105, 1987.

11 Ivell, R., Universität Stade/Hamburg, Vortrag bei dem Kongress »Das Hormon Oxytozin«, Hamburg, Mai 1995.

5 Mutterliebe mit allen Sinnen

1 Raphael-Leff, J., *Psychoanalytical Processes of Childbearing*, Chapman and Hall 1994.

2 Aucher, M.-L.,»Les maternités chantantes«, *L'aube des sens – cahiers du nouveau né*, 5, Stock 1981.

3 Tournier, M., *Das Liebesmahl. Novellen einer Nacht*, Fischer 1993.

4 Dröscher, V.T., *Nestwärme. Wie Tiere Familienprobleme lösen*, dtv 1984.

5 Cyrulnik, B., *Les nourritures affectives*, Ed. Odile Jacob 1993.

6 Wessen Kind ist es überhaupt?

1 Wagner, M., *Pursuing the birth machine. The search for appropriate birth technology*, ACE Graphics 1994.
2 Acolet, D./Sleath, R./Whitelaw, A., »Oxygenation, heart rate and temperature in very low weight infants during skin to skin contact with their mothers«, *Acta Peadiatrica Scand,* 78, 189-93, 1989.
Ludington-Hoe, S./Golant, S., *Liebe geht durch die Haut. Eltern helfen ihrem frühgeborenen Baby durch die Känguruh-Methode*, Kösel 1994.
3 Schmidt, E./Wittreich, G., »Care of abnormal newborn: a random controlled trial study of kangoroo method of care for low birth weight newborns«, WHO Consensus conference, Triest 1986.
4 Haselbacher, G., *Der Frauenarzt,* 33, 78-82, 1992.
5 Lier, L., »Depressed mood in the week following childbirth«, in: *Postnatal Depression*, WHO Report, 1991.
6 Klaus, M.H./Kennel, J.H., *Maternal infant bonding*, Mosby 1976.
7 Bourgeois, L., *Le récit véritable de la naissance de Messeigneurs et Dames les Enfants de France*, Paris 1624.

7 Mutterersatzmittel

1 Saint-Exupéry, A. de, *Der kleine Prinz*, K. Rauch 1992.
2 Lionetti, R., *Latte di padre*, Grafo Edizioni 1984.
3 Hiller, F./Reiter, M., *AG Gesundheitsförderung*, Ärztekammer Berlin 1990.
4 Odent, M./Culpin, E./Kimmel, T., »Pertusis vaccination and asthma: Is there a link?«, *JAMA*, 1994, 272, 592-593. Siehe auch »Breastfeeding and Primal Health Research«, *Primal Health Research*, Newsletter 3, 1996.
5 Delamothe, T., »Melatonin«, *BMJ*, 312, Mai 1996.
6 Uvnäs-Moberg, K., »Hormone Release in Relation to Physiological and Psychological Changes in Pregnant and Breastfeeding Women«, aus: »Proceedings of the Ninth International Congress of Psychosomatic Obstetrics and Gynaecology«, Parthenon 1989, übersetzt in *Spektrum der Wissenschaft*, September 1989.
7 Statistiken von INSERM (Institut national de la santé et de la recherche médicale), Paris 1993.

8 Die Bemutterung der Mutter

1 Paykel, E.S./Emms, E.M. et al., »Life events and social support in puerperal depression«, *British Journal of Psychiatry*, 136, 339-347.

2 Lefèber, Y., *Midwives without Training. Practices and Beliefs of Traditional Birth Attendants in Africa, Asia and Latin America*, Van Gorcum 1994.

3 Odent, M., *Genèse de l'homme écologique*, Epi 1979.

4 Bardon, D., *Puerperal depression. Psychosomatic medicine in obstetrics and gynaecology*, 3rd. International Congress, London 1971.

5 Raphael-Leff, J., *Psychoanalytical Processes of Childbearing*, Chapman and Hall 1991.

6 Pop, V.J./Wijnen, H.A. et al., »Blues and depression during early puerperium: home versus hospital deliveries«, *British Journal of Obstetrics and Gynaecology*, 102, 701-706, September 1995.

7 Post Partum Suizide, eine häufige Ursache von Müttersterblichkeit, *International Journal of Childbirth Association*, 10, 1995.

8 Klaus, M./Kennel, J./Berkowitz, G./Klaus, P., »Maternal assistance and support in labour: father, nurse, midwife or doula?« in: *Clinical Consultations in Obstetrics and Gynaecology*, 4, 211-217, 1992.

9 Vater und Mutter – Mann und Frau

1 Fueß, R., *Am Eingang von Kotor*, Rowohlt 1984.

2 Lier, L./Houd, S. et al., »Depressed Mood in the week following childbirth«, in: WHO-Bericht *Postnatal Depression*, 1991.

3 Paysel, E.S. et al., »Life events and social support in puerperal depression«, *British Journal of Psychiatry*, 136, 339-346, 1980.

4 Harvey, I./Mc.Grath, G., 1988 »Psychiatric morbidity in spouses«, in: Raphael-Leff, J., *Psychoanalytical Processes of Childbearing*, Chapman and Hall 1991.

5 Strouk, G., Interview in: *La Vie*, 2603, Juli 1995.

6 Gelis, J., *Die Geburt. Volksglaube, Rituale und Praktiken von 1500-1900*, Diederichs 1989.

7 ebd.

8 *Midwifery Today*, 25, 1993.

9 Rosfelter, P., *Bébé Blues*, Calmann-Lévy 1993.

10 Strouk, G., Interview in: *La Vie*, 2603, Juli 1995.

10 Muttererde – ein Ausblick

1 Weissmann, M./Olfson, M., »Depression in Women: Implications for Health Care Research«, *Science*, 11, 269, August 1995.

2 UNICEF, WHO, Second Report on the World Nutrition Situation, ACC-SCM, Genf 1992.

3 Jacobson, B./Eklund, G. et al., »Perinatal Origin of Selfdestructive Behavior«, *Acta Psychiatr. Scand.*, 76, 364-371, 1987.

4 Salk, L./Lipsitt, L. et al., »Relationship of maternal and perinatal conditions to eventual adolescent suicide«, *Lancet*, 624-627, März 1985.

5 Jacobson, B./Nyber, K./Gröndlahb, L. et al., »Opiate Addiction in Adult Offspring through possible Imprinting after Obstetric Treatment«, *BMJ*, 301, 1067-1070, 1990.

6 Odent, M., »Birth under Water«, *Lancet*, 11, 1476-1477, 1983, und Nightingale, C., »Water birth in practice«, *Modern Midwife*, Januar 1994.

7 Raine, A., Vortrag auf der Konferenz der American Association for the Advancement of Science, 1994.

8 Cohen Solal, J., *Rapport pour la Sécurité Sociale*, Dezember 1993.

9 *La Vie*, 2479, März 1994.

10 Nuß, S., OFM, in: Nell-Breuning, O. von, *Den Kapitalismus umbiegen*, Patmos 1990.

11 Dokumentations- und Informationsstelle für Umweltfragen, Kinderhospital, Osnabrück, November 1992.

12 Bobin, C., *Le Très-Bas*, Gallimard 1992.

13 Zaehner, R.C., in: Pyrrinder, G. *Sexualität in den Religionen der Welt*, Walter 1991, S. 266ff.

14 Theresia von Avila, *Ich bin ein Weib und obendrein kein gutes*, Herderbücherei (5 M 1,9-10) (CV 25 1-3).

15 Zaehner, R.C., a.a.O.

11 Mütter treffen ihre Wahl

1 Informationen und Kontaktadressen für werdende Mütter und Väter, Heft zu bestellen bei der GfG, siehe Adressen.

2 Zürcher Studie, Voegeli, T. et al., *Haus- oder Spitalgeburten?*, Bern, Dezember 1993. Die Studie kann bezogen werden bei: Schweizerischer

Nationalfonds zur Förderung der wissenschaftlichen Forschung, Wildhainweg 20, Postfach, 3001 Bern.

3 GfG-Rundbrief 4/94, S. 11ff.

4 Edinburgh Postnatal Depression Scale (EPDS), *British Journal of Psychiatry*, 150, Juni 1987; Cox, J.L./Holden, J.M./Sagovsky, R., in: *Perinatal Psychiatry, Use and Misuse of the EPDS*, John Cox, Jenis Holden (Hrsg.), Gaskell 1994.

12 Betroffene Mütter

1 Small, R./Brown, S./Lumley, J., *Journal of Reproductive and Infant Psychology*, 12, 59-103, April-Juni 1994.

2 Programmheft des Frauengesundheitszentrums Neuhofstraße (FGZN) 1995.

3 Weed, S.S., *Naturheilkunde für schwangere Frauen und Säuglinge. Ein Handbuch*, Orlanda Frauenverlag 1989.

4 Postpartum Support, International, Jane Honigmann, 927 North Kellogg Avenue, Santa Barbara, CA 93111, USA, Tel.: 805/967 76 36.

5 Graham, J./Odent, M., *Le Zinc et la Santé*, Payot 1986.

Literatur

Adam, Michael/Daimler, Renate/Korbei, Volker, *Rund ums Kinderkriegen. Das Wichtigste auf einen Blick*, Kösel 1997.

Albrecht-Engel, Ines (Hrsg.), *Geburtsvorbereitung. Handbuch für werdende Mütter und Väter*, Rowohlt TB 1993.

Albrecht-Engel, Ines/Albrecht, Manfred, *Kaiserschnitt-Geburt. Vorbereitung, Eingriff, Nachsorge*, Rowohlt TB 1995.

Albrecht-Engel, Ines, *Wo bringe ich unser Kind zur Welt? Geburtshaus, Klinik, zu Hause: Vorteile und Risiken*, Rowohlt TB 1996.

Allwinn, Sabine, *Entdecken, was guttut. Sich wohl fühlen im Alltag*, Kösel 1996.

Balaskas, Janet, *Fit durch die 9 Monate – Fit durch die Geburt. Leichte Übungen, die Spaß machen*, Kösel 1997.

Balaskas, Janet, *Yoga für Schwangere. Übungsprogramm mit Tonkassetten* (zwei Tonkassetten mit Begleitheft), Kösel 1996.

Balaskas, Janet, *Yoga für werdende Mütter*, Kösel 1995.

Balaskas, Janet/Gordon, Yehudi, *Alles über die Wassergeburt. Der umfassende Ratgeber für werdende Eltern*, Kösel 1996.

Blume, Angelika/Bopp, Annette (Hrsg.), *Das erste Jahr. Das umfassende Handbuch für die junge Familie*, Kösel 1993.

Borelius, Maria, *So geht's mir gut nach der Geburt. Was junge Mütter für ihr körperliches und seelisches Wohlbefinden tun können*, Kösel 1996.

Brückner, Heinrich/Brückner, Helga, *Richtig stillen*, Sport und Gesundheit, 1996.

Bullinger, Hermann, *Wenn Männer Väter werden. Schwangerschaft, Geburt und die Zeit danach im Erleben von Männern. Überlegungen – Informationen – Erfahrungen*, Rowohlt TB 1983.

Bullinger, Hermann, *Wenn Paare Eltern werden. Die Beziehung zwischen Frau und Mann nach der Geburt ihres Kindes*, Rowohlt TB 1986.

Cadalbert-Schmid, Yolanda, *Sind Mütter denn an allem schuld?*, Kösel 1993.

Chamberlain, David, *Woran Babys sich erinnern. Die Anfänge unseres Bewusstseins im Mutterleib*, Kösel 1994.

Charlish, Anne, *Gesund und entspannt in der Schwangerschaft. Sanfte Heilmethoden*, Kösel 1996.

Dörpinghaus, Eva, *Mütter zwischen Familie und Beruf*, Knaur TB 1994.

Fischer-Rizzi, Susanne, *Himmlische Düfte. Aromatherapie: Anwendung wohlriechender Pflanzenessenzen und ihre Wirkung auf Körper und Seele*, Hugendubel 1995.

Fritsch, Julie/Ilse, Sherokee, *Unendlich ist der Schmerz... Eltern trauern um ihr Kind*, Kösel 1995.

Gmür, Pascale, *MutterSeelenAllein. Erschöpfung und Depression bei Müttern von Kleinkindern*, Pro Juventute 1995.

Graf, Friedrich P., *Ganzheitliches Wohlbefinden – Homöopathie für Frauen. Ein Begleitbuch für die wichtigsten Lebensphasen*, Herder 1995.

Gratkowski, Marion von, *Zwillinge. Mit ihnen fertig werden, ohne selbst fertig zu sein*, Trias 1991.

Gratkowski, Marion von (Hrsg.), *Zwillingsmütter berichten... über Schwangerschaft, Geburt und Alltag mit Zwillingen*, M. von Gratkowski 1993.

Hilsberg, Regina, *Körpergefühl. Die Wurzeln der Kommunikation zwischen Eltern und Kind*, Rowohlt TB 1985.

Höfler, Heike, *Atemtherapie und Atemgymnastik* (Buch und Tonkassette), Trias 1995.

Jong, Theresia M. de/Kemmler, Gabriele, *Kaiserschnitt – Narben an Seele und Bauch. Ein Ratgeber für Kaiserschnittmütter*, Fischer TB 1996.

Kitzinger, Sheila, *Geburt ist Frauensache. Leitfaden für eine selbstbestimmte Geburt*, Kösel 1993.

Kitzinger, Sheila, *Hausgeburt. Ein Ratgeber für werdende Eltern*, Kösel 1994.

Kitzinger, Sheila, *Mütter sind das Salz der Erde*, Econ 1993.

Leboyer, Frédérick, *Atmen und Singen.* (Übungskassette mit Begleitheft), Kösel 1984.

Leboyer, Frédérick, *Geburt mit Leboyer. I Geburt* (Video), Kösel 1987.

Leboyer, Frédérick, *Geburt mit Leboyer. II Sanfte Hände* (Video), Kösel 1987.

Leboyer, Frédérick, *Geburt mit Leboyer. III Wellen des Lebens* (Video), Kösel 1987.

Leboyer, Frédérick, *Geburt ohne Gewalt*, Kösel 1995.

Leboyer, Frédérick, *Sanfte Hände. Die traditionelle Kunst der indischen Baby-Massage*, Kösel 1996.

Leibold, Gerhard, *Depressionen*, Humboldt TB.

Lothrop, Hannah, *Gute Hoffnung – jähes Ende. Ein Begleitbuch für Eltern, die ihr Baby verlieren, und alle, die sie unterstützen wollen*, Kösel 1996.

Lothrop, Hannah, *Das Stillbuch*, Kösel 1997.

Ludington-Hoe, Susan M./Golant, Susan K., *Liebe geht durch die Haut. Eltern helfen ihrem frühgeborenen Baby durch die Känguruh-Methode*, Kösel 1994.

Lutz, Gottfried/Künzer-Riebel, Barbara, *Nur ein Hauch von Leben. Eltern berichten vom Tod ihres Kindes und von der Zeit ihrer Trauer*, E. Kaufmann 1989.

Middendorf, Ilse, *Der erfahrbare Atem. Eine Atemlehre* (mit zwei Tonkassetten), Junfermann 1993.

Montague, Ashley, *Körperkontakt. Die Bedeutung der Haut für die Entwicklung des Menschen*, Klett-Cotta 1995.

Mühlratzer, Eva/Horkel, Wilhelm, *Kaiserschnitt. Ein praktischer und psychologischer Ratgeber*, Kösel 1992.

Müller, Else, *Du spürst unter deinen Füßen das Gras. Autogenes Training in Phantasie- und Märchenreisen. Vorlesegeschichten*, Fischer TB 1996.

Müller, Else, *Du spürst unter deinen Füßen das Gras. Autogenes Training mit Phantasiereisen und Musik* (CD oder Tonkassette), Kösel 1995.

Müller, Else, *Inseln der Ruhe. Ein neuer Weg zum Autogenen Training für Kinder und Erwachsene*, Kösel 1996.

Müller, Else, *Inseln der Ruhe. Ein neuer Weg zum Autogenen Training* (Tonkassette), Kösel 1995.

Nispel, Petra, *Mutterglück und Tränen. Depression nach der Geburt verstehen und überwinden*, Herder 1996.

Odent, Michel, *Geburt und Stillen. Über die Natur elementarer Erfahrungen*, Beck 1994.

Odent, Michel/Johnson, Jessica, *Wir alle sind Kinder des Wassers*, Kösel 1995.

Olbricht, Ingrid, *Was Frauen krank macht. Der Einfluss der Seele auf die Gesundheit der Frau*, Goldmann TB 1997.

Peterson, Gayle, *9 Monate ... und viele Fragen. Wie ich mich emotional auf die Geburt vorbereite*, Kösel 1995.

Pikler, Emmi, *Friedliche Babys – zufriedene Mütter. Pädagogische Ratschläge einer Kinderärztin*, Herder 1996.

Prekop, Jirina, *Schlaf, Kindlein – verflixt noch mal! Ein Ratgeber für genervte Eltern*, Kösel 1996.

Preuschoff, Gisela, *Ich weiß nicht, wo mir der Kopf steht. Hilfe für gestresste Mütter*, Kösel 1993.

Preuschoff, Gisela, *Ganz entspannt mit Kind und Kegel. Meditationen für gestresste Mütter*, Kösel 1997.

Przyklenk, Andrea, *Liebe und Sex junger Eltern. Ein Ratgeber für die Schwangerschaft und die Zeit danach*, Kösel 1996.

Sauer, Birgit, *Postpartale Depression. Die Geburt eines Kindes als kritisches Lebensereignis bei Frauen*, Lit. Münster 1993.

Scheffer, Mechthild, *Bach-Blütentherapie. Theorie und Praxis*, Hugendubel 1995.

Schneider, Regine, *Oh, Baby... Das hatte ich mir ganz anders vorgestellt: Erfahrungen von Frauen beim ersten Kind*, Goldmann TB 1995.

Seiler, Susanne G., *Die richtige Therapie finden. Ganzheitliche Methoden für Körper, Geist und Seele*, Kösel 1995.

Sichtermann, Barbara, *Leben mit einem Neugeborenen. Ein Buch über das erste halbe Jahr*, Fischer TB 1995.

Solter, Aletha J., *Warum Babys weinen. Die Gefühle von Kleinkindern*, Kösel 1996.

Solter, Aletha J., *Wüten, Toben, Traurigsein. Starke Gefühle bei Kindern*, Kösel 1995.

Stern, Daniel N., *Tagebuch eines Babys. Was ein Kind sieht, spürt, fühlt und denkt*, Piper 1996.

Stillerman, Elaine, *Wohltuende Massagen in der Schwangerschaft*, Kösel 1996.

Straube, Rudolf, *Lebensfreude. Regeln für den Lebenserfolg*, Gabal 1991.

Stukane, Eileen, *Träume in der Schwangerschaft. Eine Hilfe für werdende Eltern, sich selbst und ihr Baby besser zu verstehen*, Kösel 1996.

Teusen, Gertrud/Henschel, Eberhard, *Freundin Ratgeber – Das erste Kind verändert alles. Was Paare wissen müssen*, Falken TB 1995.

Thurer, Shari, *Mythos Mutterschaft. Wie der Zeitgeist das Bild der guten Mutter immer wieder neu erfindet*, Knaur TB 1997.

Tomatis, Alfred: *Klangwelt Mutterleib. Die Anfänge der Kommunikation zwischen Mutter und Kind*, Kösel 1996.

Trienekens, Frauke, *Das Still-Video*, Kösel 1997.

Wanderer, Barbara, *Heile, heile Segen. Massagen für Ihr Kind*, Kösel 1995.

Windsor-Oettel, Veronika, *Angst und Selbstwert von Frauen vor und nach der Entbindung in Abhängigkeit von der Entbindungsform. Eine vergleichende Untersuchung Den Haag–Hamburg unter Einbeziehung gesellschaftlicher Rahmenbedingungen*, Peter Lang 1992.

Adressen

Deutschland

GfG – Gesellschaft für Geburtsvorbereitung Bundesverband e.V.,
Dellestr. 5, 40627 Düsseldorf

WIR SIND:

○ Mitglieder der Gesellschaft für Geburtsvorbereitung e.V. (GfG), ein Zusammenschluss von Fachfrauen und Fachmännern aus verschiedenen Berufen rund um Schwangerschaft, Geburt und Familienanfang. Wir setzen uns ein für eine frauen-, kinder- und familienfreundliche Betreuung und gesellschaftliche Unterstützung der Menschen in dieser Lebensphase;

○ eine interdisziplinär arbeitende Initiative. Wir tragen dazu bei, die fachspezifischen Fähigkeiten der verschiedenen Berufsgruppen zusammenzutragen und weiterzuentwickeln im Sinne einer umfassenden Kooperation zum Wohle von Mutter, Kind und Familie;

○ ein gemeinnütziger Verein mit ca. 850 Einzelmitgliedern und Verbandsmitgliedschaften. Wir arbeiten bundesweit und existieren seit 1980.

WIR WOLLEN:

○ Frauen und Männer unterstützen, sich körperlich und emotional auf die Geburt und das Leben mit dem Baby einzustellen und ihre Identität als Eltern zu finden;

○ Geburtsvorbereitung lebensnah an den Interessen der KursteilnehmerInnen orientieren;

○ die Entscheidungsfähigkeit und Selbständigkeit von Frauen und Männern unterstützen. Wir messen dem große Bedeutung zu, denn in dieser Lebensphase werden viele Weichen für den weiteren Lebensweg gestellt;

○ eine präventive Gesundheits- und Bildungsarbeit im Sinne der Weltgesundheitsorganisation (WHO – Gesundheit 2000) fördern.

WIR BIETEN AN:

für Eltern:

○ Informationen zu Kursangeboten im lokalen/regionalen Bereich;

○ die Vermittlung zu Kontakt- und Beratungsstellen sowie Selbsthilfegruppen.

für Fachfrauen und Fachmänner:

○ einen Rundbrief (dreimal jährlich) mit fachlichen Informationen zu aktuellen Fragen der Geburtsvorbereitung und zu Themen rund um die Geburt und Elternschaft;

○ einen Fortbildungskalender (zweimal jährlich) unserer bundesweiten und regionalen Fortbildungskurse sowie der Angebote unserer Mitgliedsorganisationen;

○ eine berufsbegleitende Aus- und Weiterbildung zur Geburtsvorbereiterin [2 Jahre] in verschiedenen Städten Deutschlands.

Schatten & Licht – Krise nach der Geburt e.V.,
Bianca Dietrich, In den Bellen 6, 67360 Lingenfeld
(*Vermittelt Fachleute, Kliniken, Selbsthilfegruppen*)

Spezialambulanz mit Selbsthilfegruppe, Psychiatrische Klinik und Poliklinik, Nußbaumstr. 7, 80336 München

Mütterzentrum Bundesverband e.V., Geschäftsstelle,
Müggenkampstr. 30 a, 20257 Hamburg

Pro Familia, Deutsche Gesellschaft für Familienplanung,
Sexualpädagogik und Sexualberatung e.V., Bundesverband,
Stresemannallee 3, 60596 Frankfurt

Bundeszentrale für gesundheitliche Aufklärung (BZgA),
Postfach 91 01 52, 51071 Köln
(*Verschickt u.a. kostenlos Informationsmaterial für junge Eltern, auch Arbeitsmappe »Eltern helfen Eltern«*)

AFS – Arbeitsgemeinschaft Freier Stillgruppen, Bundesverband e.V.,
Geschäftsstelle, Gertraudgasse 4 R, 97070 Würzburg
(*Über diese Adresse werden Anfragen weitergeleitet, Informationen über nahe gelegene Stillgruppen [z.Zt. ca. 800 Gruppen bundesweit] gegeben. Ein monatlich erscheinender Rundbrief kann abonniert werden; Broschüren zu verschiedenen Themen, z.B. Stillen, Stillen von Frühgeborenen, Stillen nach Kaiserschnitt, Stillen von Zwillingen, Ernährungsratgeber für Stillende, Beikost, Empfängnisverhütung, Stillprobleme etc.*)

La Leche Liga Deutschland e.V.,
Postfach 65 00 96, 81214 München
(Die LLL-Beraterinnen leisten Hilfe durch monatliche Gruppentreffen und telefonische Beratung. Mit einem adressierten und frankierten Rückumschlag kann über das Postfach die LLL-Stillberaterinnenliste und die LLL-Publikationsliste bestellt werden. Anfragen zu akuten Stillproblemen werden umgehend an die zuständige Stillberaterin weitergeleitet.)

Bund freiberuflicher Hebammen Deutschlands e.V., Geschäftsstelle,
Am Alten Nordkanal 9, 41748 Viersen

Netzwerk zur Förderung der Idee der Geburtshäuser in Europa e.V.,
c/o Catherine Korset, Fröhnerstr. 22 a, 13595 Berlin
(Informationen über Geburtshäuser, Adressenvermittlung)

Arbeitsgemeinschaft für Haus- und Praxisgeburt,
Goethestr. 9, 75217 Birkenfeld

ABC-Club e.V., Internationale Drillings- und Mehrlingsinitiative,
Strohweg 55, 64297 Darmstadt

Verband alleinerziehender Mütter und Väter – Bundesverband e.V. (VAMV),
Beethovenallee 7, 53173 Bonn

Interessensgemeinschaft Tagesmütter, Bundesverband für Eltern,
Pflegeeltern und Tagesmütter e.V.,
Bödekerstr. 85, 30161 Hannover
(Vermittelt Kontaktadressen in Ihrer Nähe gegen DM 2,— in Briefmarken)

Notmütterdienst, Familien- und Altenhilfe e.V.,
Sophienstr. 28, 60487 Frankfurt
(Vermittelt Ersatzmütter für die Zeit des Wochenbetts)

PEKiP e.V. (Prager-Eltern-Kind-Programm),
Heltorfer Str. 71, 47269 Duisburg
(Verein für Gruppenarbeit mit Eltern und ihren Kindern im ersten Lebensjahr)

Berufsverband Deutscher Psychologen (BDP),
Heilsbachstr. 20-24, 53123 Bonn
(Vermittlung von Therapeuten)

Anonyme Eltern,
Sabine Grollmann-Westphal, Wilhelm-Wulf-Weg 15, 59494 Soest
(Hilfe bei Problemen mit Gewalt in der Erziehung)

Deutscher Kinderschutzbund, Bundesverband e.V.
Schiffgraben 29, 30159 Hannover

Arbeitsgemeinschaft Kinder mit psychisch erkrankten Eltern, Dr. Fritz Mattejat, Klinik für Kinder- und Jugendpsychiatrie der Philipps Universität, Hans-Sachs-Str. 6, 35039 Marburg

Kindernetzwerk e.V.,
Hanauer Str. 15, 63739 Aschaffenburg
(Informiert u.a. über Elternselbsthilfegruppen für kranke und behinderte Kinder)

Frühförder- und Beratungsstelle der Lebenshilfe e.V.,
Hohenstaufenstr. 8, 60327 Frankfurt

Verein zur Förderung wahrnehmungsgestörter Kinder e.V.,
Büdingerstr. 17, 60437 Frankfurt

Bundesverband »Das frühgeborene Kind« e.V.,
Eva Vonderlin, Von-der-Tann-Str. 7, 69126 Heidelberg

Förderverein für Früh- und Risikogeborene e.V., Oberarzt Dr. Friedrich Porz, Kinderklinik am Zentralklinikum Augsburg,
Stenglinstraße, 86156 Augsburg

Initiative Regenbogen »Glücklose Schwangerschaft e.V.«,
Hauptstelle: Barbara Künzer-Riebel,
Burgstr. 6, 73614 Schorndorf
Adressenvermittlung: Constanze Tofahrn-Lange,
Charlottenstr. 39, 26486 Wangerooge

Gesellschaft zur Erforschung des Plötzlichen Säuglingstods Deutschland e.V.
GEPS – Elternselbsthilfeorganisation –,
Postfach 1126, 31501 Wunstorf

Nationale Kontakt- und Informationsstelle zur Anregung und Unterstützung von Selbsthilfegruppen,
Albrecht-Achilles-Str. 65, 10709 Berlin
(Gegen Rückporto – DM 3,— in Briefmarken – Informationen zur Gründung von Selbsthilfegruppen und Versand von Grüne Adressen, *einer Broschüre mit Anschriften von Selbsthilfevereinigungen und relevanten Institutionen)*

Österreich

La Leche Liga Österreich, Vereinigung stillender Mütter,
Postfach, 6340 Rattenberg

Österreichisches Hebammengremium,
Postfach 584, 1061 Wien

NANAYA – Beratungsstelle für natürliche Geburt und Leben mit Kindern,
Zollergasse 37, 1070 Wien

Anonyme Eltern, c/o NANAYA, Adresse s.o.

Verein WEGE – Beratungsstelle für natürliche Geburt, Elternschaft und ganzheitliches Wachstum,
Eva und Roman Schreuer, Rankar 12, 4692 Niederthalheim

Eltern-Kind-Zentrum,
Hauptstr. 20, 2340 Mödling

Initiative Regenbogen, »Verein zur Hilfestellung bei glückloser Schwangerschaft«,
Ulrike Kern, Zirkusgasse 28/9, 1020 Wien

Berufsverband österreichischer Psychologinnen und Psychologen,
Garnisonsgasse 1, 1090 Wien

Schweiz

Schweizerischer Hebammen-Verband, Zentralsekretariat,
Flurstr. 26, 3000 Bern 22

La Leche Liga Schweiz,
Postfach 197, 8053 Zürich

Maria Meierhofer-Institut für das Kind,
Schulhausstr. 64, 8002 Zürich

SMV/ASISP Schweizerischer Verein der Mütterberatungsschwestern,
Postfach 173, Seehofstr. 15, 8024 Zürich

Dachverband Schweizerischer Mütterzentren,
Muristr. 27, 3006 Bern

Regenbogen Schweiz – Selbsthilfevereinigung von Eltern, die um ein
verstorbenes Kind trauern,
Rosengasse 14, 8555 Müllheim

Förderation der Schweizer Psychologinnen und Psychologen (FSP),
Choisystr. 11, Postfach, 3000 Bern 14

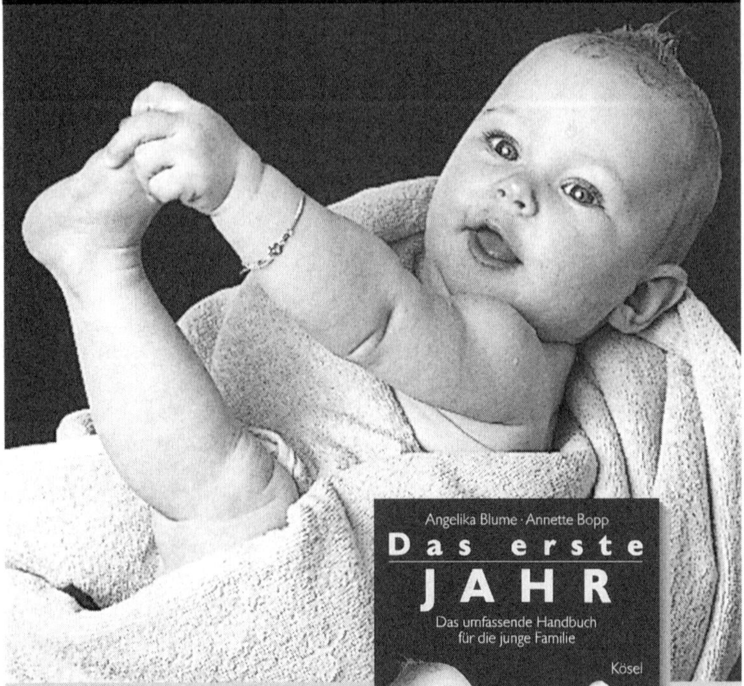

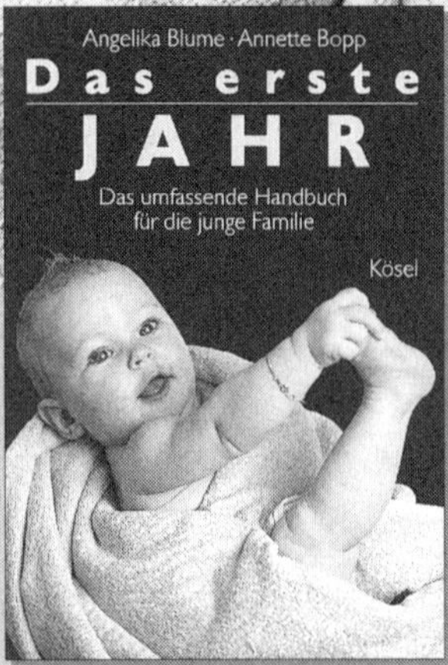

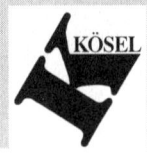

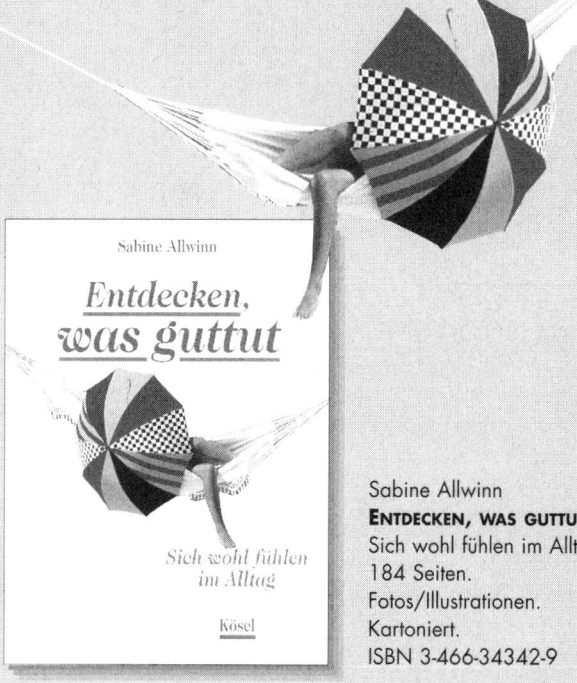 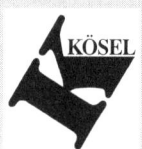